Psychologie sociale de l'environnement

Collection « Didact Psychologie sociale »

Pascal MARCHAND (dir.),
Psychologie sociale des médias, 2004, 328 p.

Pascal MOLINER, Patrick RATEAU et Valérie COHEN-SCALI,
Les représentations sociales. Pratique des études de terrain, 2002, 230 p.

Stéphane LAURENS et Nicolas ROUSSIAU (dir.),
La mémoire sociale. Identités et représentations sociales, 2002, 310 p.

Jean-Claude DESCHAMPS et Alain CLÉMENCE,
L'explication quotidienne. Perspectives psychologiques, 2000, 192 p.

Anne-Marie COSTALAT-FOUNEAU,
Identité sociale et dynamique représentationnelle, 1997, 142 p.

Sous la direction de
Karine Weiss
et Dorothée Marchand

Psychologie sociale de l'environnement

Collection « Didact Psychologie sociale »
Presses Universitaires de Rennes
2006

UHB Rennes 2 – Campus de La Harpe
2, rue du doyen Denis-Leroy
35044 Rennes Cedex

www.pur-editions.fr

Mise en page : Anne Guénégan pour le compte des PUR

Imprimé en France

Dépôt légal : 2e semestre 2006
ISBN : 2-7535-0312-5

Karine Weiss, Dorothée Marchand

PRÉFACE

Depuis Lewin (1936), le débat sur la place de l'environnement en psychologie, et plus particulièrement en psychologie sociale, reste entier. Si l'opposition laboratoire/terrain n'est plus de mise aujourd'hui, dans la mesure où chacune de ces approches a fait les preuves de sa complémentarité avec l'autre (on parle même sans tabou de « laboratoires naturels »), la question de la valeur de l'environnement dans la problématisation de la recherche reste entière : doit-on le considérer comme une possibilité nouvelle d'interprétations de résultats ? Comme une variable explicative ? Comme l'élément d'un système ? Plus encore, dès que l'on aborde le champ de la psychologie environnementale ou même celui d'une « psychologie sociale de l'environnement », chaque chercheur soutient « son » point de vue, renvoyant à sa conception de l'environnement, s'appuyant sur des aspects aussi variés que ceux illustrés par les éléments d'un environnement physique, social, idéologique, médiatique, un contexte temporel, etc. En outre, l'environnement peut être traité à travers une vision déterministe, interactionnelle ou transactionnelle. Mais dans ces conditions, comment définir la place de l'environnement en psychologie ? Quels sont les liens entre la psychologie sociale et la psychologie environnementale ? Loin de chercher à réveiller de vieilles querelles, ces interrogations soulèvent la question du point de vue à privilégier pour comprendre au mieux l'être humain et ses fonctionnements.

D'un côté, les tenants du courant de la psychologie sociale défendent des orientations centrées sur la construction sociale de l'objet. L'environnement apparaît comme un objet social et son statut en fait un objet d'étude de la psychologie sociale. Il s'agit dès lors d'une psychologie sociale de l'environnement dans laquelle ce dernier est soumis à l'histoire des rapports sociaux. Elle est considérée comme inscrite dans le présent et, comme le précise Rouquette (cf. introduction), est soumise à une demande sociale. Les tenants de la psychologie environnementale défendent quant à eux un statut différent pour l'environnement, ainsi que d'autres orientations de recherche, dans lesquelles la dimension sociale intervient dans la définition même d'un environnement spécifique. Dans ce cas, parler d'une « psychologie sociale de l'environnement » pourrait paraître une aberration puisque « la notion d'environnement n'est pas objectivable sans la présence humaine » (Moser, 2003, p. 11). Or, cette présence humaine définit en elle-même le caractère social de l'environnement : « Le cadre au centre duquel se trouve l'individu est partagé avec d'autres individus qui ont, eux aussi un rapport avec l'individu et l'environnement en question. [...] Ce sont les différents modes de partage de cet environnement qui vont, autant que les aspects matériels, avoir une incidence sur les perceptions, les représentations, les émotions et les comportements de l'individu » (*ibid.*). Cependant, l'approche développée ici, en mettant l'accent à la fois sur ces interactions sociales qui concourent à la définition de l'environnement, et sur les constructions sociales telles qu'entendues plus haut, nous semble parfaitement correspondre à une psychologie sociale de l'environnement (cf. Rouquette, introduction).

Nous sommes, en outre, persuadées de l'importance de l'environnement, aussi bien social que physique, nécessaire à prendre en compte pour une approche holistique, visant à rassembler les morceaux, parfois bien éparpillés, de la connaissance en psychologie. Avec cet ouvrage, nous avons donc souhaité regrouper ces différents points de vue qui, ailleurs, auraient pu s'affronter, afin de mettre en évidence les liens théoriques et empiriques entre ces deux champs de la psychologie (sociale et environnementale), reflétant des préoccupations scientifiques conjointes sur des objets de recherche communs. Le courant des représentations sociales, très présent dans plusieurs chapitres, illustre parfaitement cette complémentarité : représentations sociales et environnement reflètent les modes de vie et de pensée, marquent et sont marqués par les valeurs et les rapports sociaux. Ainsi, l'étude des représentations sociales vise à comprendre comment différents groupes appréhendent le monde qui les entoure. Or, ces groupes évoluent dans des environnements chargés de significations, qui font eux-mêmes l'objet de représentations. De son côté, la psychologie environnementale, en mettant l'accent sur les interactions individu-environnement, s'intéresse à la fois à l'environnement susceptible de moduler nos perceptions et nos comportements, et à l'environnement en tant que cadre de vie, vecteur de sens. Ainsi, il est, du niveau le plus local au plus global, objet de représentations, et l'analyse de ces représentations permet de comprendre les relations des groupes avec leur cadre de vie.

À travers les différentes analyses proposées au cours de cet ouvrage, l'objectif est de mettre l'accent sur les relations aux espaces de vie et aux problématiques environnementales marquant ce début de XXIe siècle, et leur lien avec le vécu quotidien et la pensée sociale : comment se construisent les relations au territoire et comment contribuent-elles à l'appropriation et à l'identité environnementale ? Quel est le rôle de l'environnement social dans l'élaboration et l'évolution des représentations de l'environnement ? Comment passe-t-on de la notion de risque à celle de menace ? L'ouvrage se base sur des cas concrets et montre comment la psychologie sociale et environnementale permettent, ensemble, de comprendre à la fois leur ancrage social et les réponses des différents acteurs sociaux face aux questions soulevées.

Michel-Louis Rouquette

INTRODUCTION

Lorsqu'il est question d'une *psychologie sociale de l'environnement*, il y a trois façons de comprendre les choses :

a) on peut d'abord considérer que l'environnement désigne en l'occurrence un objet très général de représentation sociale ou collective (comme ont pu être étudiées, par exemple, la culture, la santé, la maladie, la folie, la science, la nature, l'entreprise, etc.) ;

b) on peut aussi entendre que le terme renvoie à un vaste champ thématique d'études particulières (sur l'eau, l'air, le bruit, le climat, les catastrophes, les transports, la ville, l'habitat, l'équipement, bref n'importe quel aspect du « milieu de vie »), ce qui est sans doute l'acception naïve la plus répandue ;

c) on peut enfin penser qu'il s'agit d'une catégorie épistémologique définitoire, susceptible de caractériser une manière particulière de « faire », de produire, de la psychologie sociale. Ainsi, par exemple, parlait-on de « psychologie de la forme » au siècle dernier, non pour désigner une étude spécifique des formes, mais pour singulariser une approche originale des phénomènes perceptifs et des activités intellectuelles.

Tout cela ne revient pas au même. Bien entendu, on peut trouver dans la littérature dite de psychologie environnementale des recherches empiriques ou des prises de position, certes plus ou moins nombreuses selon le cas, qui correspondent à ces trois acceptions. Au fil des revues et des actes de congrès, on passe ainsi d'une étude de l'idéologie (Qu'entendons-nous par « nature » aujourd'hui ?) à un rapport technique (Comment faire accepter l'introduction des énergies renouvelables dans une commune rurale ?) et d'un point de vue purement utilitaire (économiser, optimiser, éduquer, convaincre) à une sorte de critique de la connaissance, faite pour augmenter notre lucidité par la subversion des croyances quotidiennes et des idées reçues. Or cette diversité n'est pas forcément un signe de richesse ; elle formerait plutôt, en matière de science, un symptôme d'immaturité et une source de confusion. Si l'on veut intégrer dans le cadre d'une seule et même discipline l'ensemble, tellement éclaté, des travaux disponibles, on finit par ne plus savoir de quoi l'on parle ou alors on compte sur une connivence supposée pour admettre d'emblée et sans autre examen qu'on parle effectivement de la même chose.

Il convient donc de prendre le temps de s'arrêter devant ce paysage un peu chaotique, éventuellement un peu brumeux, pour tenter de s'y reconnaître. C'est une nécessité, aussi bien pour les étudiants que pour les chercheurs, sans même évoquer un public plus large qui devrait être, après tout, le premier concerné. Il me semble qu'un examen un peu attentif de la situation peut permettre de déceler quelques lignes organisatrices, qui sont précisément celles que l'on pourra suivre tout au long de ce livre.

1) Commençons par le plus facile, qui est aussi le plus lourd de conséquences. D'une part, la notion même d'environnement telle qu'on l'entend aujourd'hui communément a une histoire, qui est celle de sa construction, de sa diffusion et de sa légitimation. D'autre part, les questions dites environnementales apparaissent et évoluent dans le cadre de l'histoire globale, qui s'enracine très au-delà de leur évidence immédiate. Voilà qui est entendu, mais qui ne va pas sans effets de connaissance dont il faut s'aviser.

Pour fixer les idées, prenons le cas, emblématique, de la pollution. Seul un positivisme vraiment très grossier pourrait imaginer que la pollution existe en un point déterminé à la manière de telle ou telle espèce d'insecte ou de telle ou telle combinaison chimique, qui s'imposent en quelque sorte d'elles-mêmes à l'observation (que celle-ci soit simple et directe ou « armée » d'une instrumentation *ad hoc* est une autre question). La pollution n'est pas une donnée objective, mais un jugement. Cette notion possède avant tout un contenu politique, qui lui assure une place dans l'espace public jusqu'à l'inscrire sur les agendas officiels, et qui lui affecte directement un enjeu, y compris au sens directement économique : le « coût » de la pollution. Ce sont ces deux aspects (la figuration dans l'espace public et l'attribution de la valeur) qui déterminent l'existence de la pollution en tant que thème psychosocial, objet de connaissances, de communications et de pratiques. Au fond la pollution, ce sont autant les associations d'usagers ou de riverains, la jurisprudence, le contenu des journaux, les polices d'assurance, la réglementation du travail, les systèmes de santé, les conversations quotidiennes entre les gens et les débats parlementaires que les taux de nitrates ou de plomb, la pureté de l'air, le dégagement de gaz ou les tonnages d'hydrocarbures.

On pourrait dire la même chose des risques, qu'ils soient industriels ou « naturels », des catastrophes de toute sorte, des épidémies, de la gestion des transports en commun, de l'insécurité urbaine. Ce ne sont pas des évidences empiriques, réductibles à leur objectivité comme les étoiles dans le ciel, mais des objets forcément construits et portés par la pensée sociale. Donc, pour faire bref, des objets de polémique, élaborés et négociés dans des champs d'influence. Préjugés et stéréotypes, systèmes d'attitudes, représentations, croyances, mémoire collective et biais cognitifs fournissent dans tous ces cas la matière des controverses, l'armature des décisions publiques, l'argumentaire des documents d'information et de prévention, l'aliment des slogans mobilisateurs et le vivier des rumeurs de toute sorte. Si la psychologie sociale est bien la « science de l'idéologie et de la communication », selon la formule de Moscovici, on comprend sans difficulté qu'elle soit ici aux premières loges.

N'oublions pas enfin que l'insertion des objets ou des thèmes environnementaux dans l'histoire se traduit par leur variabilité, voire leur fugacité, au fil des évolutions économiques, politiques, réglementaires et sociales : ce qui fait problème aujourd'hui passait inaperçu naguère et sera peut-être redéfini demain. Ce que l'on attribue maintenant aux rejets industriels, à l'appât du gain ou à l'incurie des gouvernements, on en chargeait voici peu la fatalité, les aléas climatiques ou les dieux. Certaines conduites jusqu'alors insouciantes sont devenues répréhensibles, jugées dangereuses ou irresponsables pour soi et pour autrui. L'économie mondialisée s'est emparée de l'analyse des ressources, politisant ainsi notre compréhension de la Nature. Le droit a investi des domaines qui lui étaient depuis toujours étrangers. Les normes du bien-être et de la santé se sont déplacées en même temps que celles de la responsabilité morale. Ni arbitraire ni prédestinée, ni erratique ni finalisée, pareille relativité des valeurs usuelles a un sens. Elle montre bien que les questions environnementales se posent toujours de manière contextualisée, autrement dit qu'elles n'ont pas de légitimité intrinsèque, mais qu'elles acquièrent celle-ci par procuration. Traiter de ces questions, c'est forcément parler de ce qui les déborde, les enchâsse et les soutient. Cet ancrage mouvant, mais nécessaire, dans une actualité globale fait de la psychologie sociale de l'environnement une province à part entière de l'anthropologie du temps présent. Alors, en un certain sens, peu importent les objets du moment ou même, si l'on peut dire, le moment des objets, pourvu qu'ils soient suffisamment révélateurs de fonctionnements généraux et puissent en conséquence nous instruire sur la marche des sociétés.

2) C'est ici qu'il faut bien aborder la question de l'application. Il s'agit à vrai dire d'une question assez irritante, qui relève beaucoup plus du sens commun et de la conversation de salon que d'une véritable réflexion épistémologique. Le genre de question qu'affectionnent les professeurs de philosophie de classe terminale.

La psychologie sociale de l'environnement n'est pas l'application des résultats ou des méthodes de la psychologie sociale à des questions environnementales. Que dirait-on alors de la physique des solides ou de la médecine du travail, qui ont su développer leurs savoirs propres et leurs protocoles spécifiques ? La psychologie sociale de l'environnement est celle qui se trouve requise par une double exigence : la demande sociale touchant certaines préoccupations collectives et la capacité publique de répondre à cette demande. Ces deux exigences s'entretiennent bien sûr réciproquement : si vous répondez bien, on vous demandera plus ; et si on vous demande souvent, vous apprendrez davantage.

Il va de soi, d'abord, que la seule demande sociale ne suffit pas en tant que garant épistémologique. Après tout, il existe aussi une forte demande sociale pour la divination et l'astrologie par exemple, qui récusent d'emblée toute falsifiabilité. Mais ici, et c'est ce qui fait toute la différence, la capacité effective de réponse peut être jaugée par des *critères opérationnels qu'appliquent des juges indépendants*. Qu'est-ce à dire ?

Le fonctionnement habituel des revues scientifiques fournit à cet égard un contre-modèle qui peut être partiellement éclairant. Ces revues, on le sait, contrôlent avant tout la canonicité conceptuelle et méthodologique des textes qui leur sont proposés ; ce contrôle est exercé, en principe anonymement, par des pairs, c'est-à-dire des personnes qui ont été, sont et seront soumises pour leurs propres productions à la juridiction des mêmes critères. Cette pratique engendre une forte normativité interne et des effets de miroir qui renforcent considérablement, au-delà des rivalités inter-personnelles, la cohésion du « corps » des chercheurs et des savants. Lorsqu'il s'agit au contraire d'évaluer la réponse faite à une demande sociale de type environnemental, plusieurs catégories d'acteurs, irréductibles entre elles et différemment positionnées dans le champ social, se trouvent mises en présence : les commanditaires, les administrateurs et les gestionnaires, les réalisateurs à différents niveaux hiérarchiques et finalement les citoyens concernés. Les critères de satisfaction, disons plutôt d'adéquation à la demande, auxquels s'attachent les uns ne sont pas forcément ceux que partagent les autres, même si tous les partenaires se trouvent pris dans un système d'obligations mutuelles : électeurs et élus, employeurs et salariés, ingénieurs et décideurs, fonctionnaires et entrepreneurs, fournisseurs de services et usagers. D'autre part, les commanditaires parfois et les citoyens toujours ne constituent pas, chacun de leur côté, des catégories homogènes ; le rapport qu'ils entretiennent avec leur environnement, dont on voit bien en l'occurrence qu'il n'a pas grand-chose d'« objectif », n'est ni monotone ni univoque. C'est pour toutes ces raisons (pluralité des acteurs impliquant une pluralité des intérêts et des règles de conduite, hétérogénéité des citoyens entraînant une polydoxie à propos des décisions et de leurs effets, enfin primat de la pertinence et de l'efficience sur la canonicité et l'orthodoxie) que l'on est fondé à parler de critères opérationnels appliqués par des juges indépendants. L'indépendance en question résulte de cette diversité.

La psychologie sociale de l'environnement appartient donc à ces disciplines hybrides régies par la co-production de la connaissance et de l'action. Elle s'apparente ainsi, parmi d'autres, à ce que l'on appelle dans plusieurs pays la « psychologie des communautés » ou encore, bien entendu, à la psychologie sociale du travail. Elle a beaucoup moins à appliquer qu'à inventer ; elle n'est pas asservie à la dynamique d'un savoir qui serait impérieusement venu d'ailleurs, elle ne vit pas seulement d'importations, elle ne se borne pas à reproduire sur des points particuliers ce que d'autres auraient établi de manière générale, mais elle prouve son autonomie dans son exercice même. Par leur variété thématique et méthodologique, leur créativité aussi, les exemples qui suivent dans cet ouvrage le montrent abondamment.

3) Co-production de la connaissance et de l'action : du point de vue épistémologique, les disciplines de cette nature ont en commun par rapport aux disciplines traditionnelles de remplacer l'observation par la description et la prévision par la prescription. Au contraire de la météorologie, par exemple, elles n'ont pas pour vocation d'enregistrer toujours plus finement les paramètres d'une situation complexe dans le but de modéliser celle-ci et de parvenir en fin de compte à un pronostic fiable d'évolution. Elles se donnent pour tâche de rendre compte d'une réalité située, inscrite dans la société et dans l'histoire, afin de pouvoir intervenir en quelque mesure sur les conditions de vie des êtres humains et ainsi, comme on ne dit plus guère, « transformer le monde ». Ne perdons pas de vue cette évidence : mieux on connaît le monde, plus on peut le transformer, et plus on le transforme, mieux on le connaît.

Si une pareille évidence n'est pas forcément banale, c'est sans doute du fait de certaines habitudes académiques qui organisent le marché de l'apprentissage et, au-delà, celui de l'intervention. Le rôle des savoir-faire dans l'économie de la connaissance est parfois assimilé à celui des servantes dans le théâtre classique : aider au développement de l'action, obéir aux ordres, exécuter ce qui a été prévu et même s'y complaire, dire maladroitement ou malicieusement la vérité, mais au fond ne jamais décider tout seul. *Madame,* dit avec joie Suzanne à la Comtesse dans *Le mariage de Figaro, il est charmant, votre projet ! Je viens d'y réfléchir. Il rapproche tout, termine tout, embrasse tout ; et, quelque chose qui arrive, mon mariage est maintenant certain* (Acte II, scène XXVI).

Il y a là une sorte de préjugé de classe qui reflète la division sociale du travail : ceux qui trouvent et ceux qui appliquent, ceux qui planifient et ceux qui réalisent, ceux qui conçoivent ou comprennent et ceux qui suivent. Ce préjugé, comme tant d'autres, ne va pas sans une certaine violence institutionnelle et surtout, au plan de la connaissance, sans une assez grande inertie de la production académique. Celle-ci se manifeste en particulier par l'ancrage conscient et délibéré dans des paradigmes de recherche micro-dimensionnés, supposés cumulatifs mais qui se révèlent en fait d'une pertinence infime dans l'ordre socio-politique. Les discussions sur les interactions de trois ou quatre facteurs, par exemple, et sur les détails comparés de procédures artificielles qui sont soigneusement coupées de toute implication citoyenne immédiate n'intéressent guère les responsables de l'économie, de l'administration, des contre-pouvoirs et des médias, c'est-à-dire précisément ceux qui fabriquent « en temps réel » la vérité vécue de notre monde. On ne saurait sérieusement le leur reprocher : c'est que les enjeux et les échelles ne sont pas les mêmes.

La psychologie sociale de l'environnement est au contraire faiblement paradigmatique (autrement dit peu reproductive) et fortement pertinente. L'attention qu'elle porte aux préoccupations circonstancielles des sociétés et aux frémissements de l'histoire (une pandémie, un échouage, une épizootie, quelques autres catastrophes, un faisceau de craintes, un trouble des quartiers, le soudain souci du chez-soi, une envolée des médias), cette attention même la confronte à une exigence de réponse ici et maintenant. Il ne s'agit pas de tergiverser ou de se dérober, de raffiner encore un plan expérimental, d'invoquer les contradictions entre les « résultats disponibles » pour s'estimer autorisé à ne rien dire, et on ne saurait se contenter non plus de renvoyer les décisions à un futur qui serait plus savant. Quand la peste est là, il est urgent de se hâter. Quand la menace se profile, à rien ne sert de la contempler. Bien entendu, les réponses apportées ou suggérées par les spécialistes de l'environnement doivent être à la fois opérationnelles, argumentées et adaptées. Il ne suffit pas de faire acte de présence, encore faut-il faire acte de compétence. Et on sait bien comment celle-ci se gagne : par la mise en œuvre de techniques évaluables et par la reconnaissance sociale.

Finalement, on ne peut s'empêcher de voir dans cette tension entre les exigences de rigueur ou, si l'on préfère, de rationalité, d'une part, et le souci des conditions d'existence de nos contemporains, d'autre part, entre l'obsession nécessaire de la preuve et celle du bien public, une source permanente de l'éthique.

Première partie

REPRÉSENTATIONS ET RELATIONS AU TERRITOIRE URBAIN

Gabriel Moser

INTRODUCTION : PSYCHOLOGIE ENVIRONNEMENTALE ET TERRITOIRES URBAINS

Dans un récent séminaire [1], Günther s'est demandé de quelle manière il fallait concevoir la psychologie environnementale et a proposé trois façons d'interpréter la relation individu-environnement, en fonction du statut et de la place accordée à la dimension sociale (cf. Figure 1). Cela évoque bien entendu des approches et/ou conceptions tout à fait différentes de la relation à l'environnement sur lesquelles il est opportun de se pencher, dans la mesure où elles renvoient, en arrière-plan, à la relation de la psychologie sociale avec la psychologie environnementale. Poser la question de la dimension sociale permet par la même occasion d'examiner le statut de la référence aux groupes et/ou aux communautés et la manière dont participent les représentations sociales à l'analyse de la relation à l'environnement urbain.

Dans la figure 1, le premier schéma (1) illustre la conception classique de la psychologie environnementale : l'interrelation de l'individu avec l'environnement physique et social (Moser & Uzzell, 2003). C'est en cela que la psychologie environnementale se démarque d'une approche de psychologie sociale de l'environnement. Le point de départ en est l'individu qui perçoit et interagit avec un environnement caractérisé par des aspects tant physiques que sociaux intimement liés entre eux. L'environnement n'est pas indépendant des aspects sociaux qui contribuent à le caractériser.

1. H. Günther, « Brasilia : A natural laboratory for environmental psychology » séminaire du Laboratoire De Psychologie Environnementale (3 avril 2006).

(1) Individu ↔ environnement physique et social
(2) Individu et groupes ↔ environnement physique
(3) Individu ↔ environnement physique
Environnement social

Figure 1 : Trois schémas des relations individu environnement

Le deuxième schéma (2) se réfère à la relation de l'individu et des groupes avec l'environnement physique. Dans ce cas, l'environnement physique peut être considéré comme le territoire de groupes et/ou de communautés. Les problématiques auxquelles renvoie une telle définition portent sur la relation de l'individu appartenant à un groupe ou une communauté avec un territoire donné qui lui-même participe de la définition du groupe ou de la communauté. Il s'agit alors bien plus d'une psychologie communautaire que d'une psychologie environnementale.

Le troisième schéma (3) considère la relation de l'individu à l'environnement physique comme tributaire de l'environnement social dans lequel cette relation s'actualise. Une telle conception est proche de ce que Rouquette appelle une psychologie sociale de l'environnement, dans la mesure où l'environnement est alors pensé en fonction du contexte social (cf. Rouquette, introduction).

Devant le fait urbain, la psychologie environnementale ne peut se contenter du schéma classique de la relation individu-environnement urbain. L'urbain n'est pas une simple extension de l'habitat au tissu urbain en passant par le quartier. En changeant d'échelle, on change de problématique et de mode d'approche (Moser, 2004a). Le peuplement de nos villes ne se réduit pas à des individus isolés. Au-delà des analyses classiques des comportements urbains et de la mise en évidence des effets des conditions urbaines jugées la plupart du temps néfastes et génératrices de stress, il est important de se poser la question de la relation de l'individu à autrui. À l'échelle de l'urbain, l'analyse ne peut se contenter de porter sur l'individu, elle se doit de raisonner en termes d'agrégat d'individus. Cet agrégat d'individus devient pour certains une « communauté » là où d'autres préfèrent parler en termes de groupes.

La psychologie environnementale est avant tout une psychologie de l'espace, elle se décline par rapport à des terrains au sein desquels se déploient les perceptions et les comportements de l'individu. La psychologie environnementale fonctionne ainsi par rapport à quatre différents niveaux de référence spatiale (Moser & Weiss, 2003) : (1) les micro-environnements, les espaces privés et semi-privés, (2) les environnements de proximité, les espaces publics de proximité ; (3) les environnements publics, les espaces publics, et (4) l'environnement global. Les micro-environnements (l'habitat) et les environnements de proximité (le quartier, le voisinage), sont plus ou moins contrôlables par l'individu, et les environnements de proximité figurent aisément comme support d'identification à côté de l'habitat en tant qu'extension de celui-ci. À l'autre extrémité de l'échelle, l'environnement global implique la population mondiale, ne fait pas l'objet d'appropriation à proprement dite, n'est guère qu'institutionnellement contrôlable, et l'individu n'aspire pas à y exercer un contrôle allant au-delà d'une préoccupation environnementale. Mais qu'en est-il de ce niveau intermédiaire qu'est la ville ?

À l'heure où près de la moitié de l'humanité vit dans des grandes agglomérations, il est temps de se pencher sur la relation à l'urbain, et cette analyse ne saurait se passer de deux apports essentiels : celui de la psychologie communautaire (cf. Moser, 2004b) et celui des représentations sociales. Alors qu'au niveau de son habitat et du quartier, l'individu se positionne comme individu face à autrui, et qu'au niveau de sa relation avec l'environnement global il agit en tant qu'individu face aux pressions sociales et institutionnelles, au niveau de l'environnement urbain, l'individu raisonne en termes d'appartenance groupale ou communautaire face à d'autres groupes et/ou communautés et à leurs territoires respectifs. Pour analyser la relation de l'individu avec l'environnement urbain, la psychologie communautaire s'avère une approche fort utile.

Pour la *psychologie communautaire*, le groupe et la communauté ne sont pas que des agrégats d'individus, et c'est dans la relation avec autrui, au même titre qu'avec son environnement, que l'on peut analyser et comprendre le comportement de l'individu. La communauté est une « convivance organisée d'une forme plus ou moins institutionnalisée sur un certain territoire » (Amerio, 2000, p. 43). Appartenir à une communauté, c'est être ensemble sur un territoire et s'identifier aux autres qui partagent ce même territoire. Nos villes hébergent de plus en plus de populations culturellement hétérogènes. La perception de la ville est étroitement liée à la perception des communautés qui font partie de ce tissu urbain. Dans leur chapitre sur la crise de l'identité urbaine, Marchand et Weiss nous montrent comment sont perçus et appropriés les différents territoires de la ville et comment se forment les représentations des territoires qui composent la ville et des populations qui les occupent, et démontrent par leur questionnement même l'utilité d'une approche communautaire. Et le chapitre de Ratiu met l'accent, dans la même lignée, sur le désarroi des nomades urbains en quelque sorte privés de cette identité communautaire.

L'apport des *représentations sociales* à la psychologie environnementale est tout aussi fondamental quand il s'agit d'étudier les phénomènes urbains. Sans le recours aux représentations sociales, les analyses de Marchand et Weiss n'auraient pas le même pouvoir explicatif. En retour, Guimelli et Deschamps nous montrent comment la prise en compte des aspects environnementaux permettent de mieux comprendre les modes d'élaboration et l'utilité des représentations sociales. Pour la psychologie environnementale, l'environnement procure avant tout du sens et de l'identité, en situant l'individu socialement, économiquement et culturellement (Moser & Uzzell, 2003). Les lieux ont un passé qui contribue à son interprétation actuelle, et un futur qui est susceptible de nous guider dans nos actions à travers nos représentations anticipatoires. Une psychologie environnementale du phénomène urbain ne peut se passer des représentations sociales. La ville est autant un lieu de vie qu'un objet de représentations sociales. Connaître ces représentations, c'est disposer d'un cadre interprétatif solide des comportements déployés par l'individu au sein du tissu urbain. Ainsi Stewart et Marchand, dans le chapitre sur la ville du Creusot, montrent comment se construisent les repères dans une ville en transition, et comment l'identité urbaine se transforme face à un héritage traditionaliste mis en cause. Monteiro, Figueiredo et Roazzi quant à eux, soulèvent la question récurrente en matière d'environnement bâti, du conflit entre les représentations de l'environnement bâti des architectes et des « laïques », qui s'affrontent lorsqu'il s'agit d'une préservation du patrimoine tenant compte à la fois des dimensions historiques, identitaires et fonctionnelles.

Enfin, Lawrence, dans le chapitre sur les représentations sociales de l'habitat nous livre un plaidoyer sur la pertinence de l'approche de l'écologie humaine pour comprendre les modalités du vivre ensemble dans une société durable. Il construit ainsi un pont important entre les analyses de la relation à l'habitat et les exigences d'une citoyenneté urbaine. Au-delà des connaissances des modalités d'identification au voisinage, il est en effet important de disposer des moyens d'analyse des mécanismes d'appropriation de la ville dans sa globalité et des connaissances des conditions dans lesquelles l'individu s'identifie avec la communauté urbaine dans sa diversité.

En définitive, il nous semble que la relation à l'urbain ne peut être analysée qu'en tenant compte du fait que l'individu appartient ou fait partie d'un (ou de plusieurs) groupe(s) ou communauté(s) plus ou moins structurés, et que sa relation à l'urbain ne peut être comprise qu'à travers les perceptions et les représentations sociales des territoires urbains, perceptions et représentations qui sont indissociables des groupes et/ou communautés qui les composent. On peut ainsi préciser les aspects dont il faut tenir compte quand on s'engage dans une psychologie environnementale de l'urbain (cf. Figure 2).

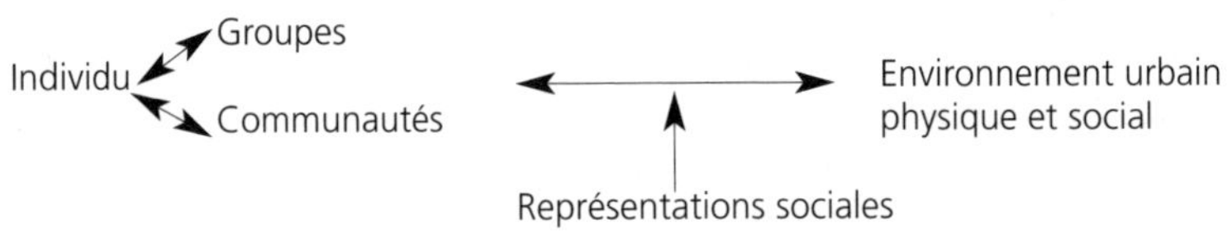

Figure 2 : Psychologie environnementale de l'urbain

En d'autres termes, une psychologie environnementale de l'urbain ne doit pas oublier que l'individu fait partie de groupes ou de communautés à travers lesquels il perçoit et conçoit la ville dans ses dimensions tant physiques que sociales. Si nous voulons comprendre les relations de l'individu à la ville, il est nécessaire de connaître les représentations sociales que l'individu s'est construit des territoires urbains et de leurs peuplements.

Dorothée MARCHAND et Karine WEISS

LA CRISE DE L'IDENTITÉ URBAINE : STÉRÉOTYPES SPATIAUX ET MISE AU BAN DE LA VILLE

L'actualité récente[1] a mis l'accent sur les difficultés posées par la gestion sociale de l'espace urbain. Nous avons assisté à une tendance, non seulement politique, mais aussi médiatique et populaire, à des explications mono-causales. Ce que l'on appelle communément la crise des banlieues relève pour certains de l'urbanisme, pour d'autres d'un défaut d'intégration ou encore, du chômage, de stratégies politiques, du racisme, de la polygamie, du communautarisme... tant d'explications données trop souvent de façon isolée. L'espace a ainsi été essentiellement évoqué sous l'angle de l'urbanisme, moins sous celui des significations et de la projection des rapports sociaux. Or, il semble primordial de mettre l'accent sur le rôle de l'espace dans le développement des identités urbaines. Il apparaît en effet que les territoires urbains se construisent socialement. Comment alors se construit le lien entre l'organisation de l'espace urbain et le sentiment d'appartenance à une communauté urbaine ? C'est l'une des questions auxquelles cherche à répondre la psychologie environnementale.

En ce début de troisième millénaire, « l'état des savoirs » sur la ville (Paquot, Lussault & Body-Gendrot, 2000) se doit de faire référence à des approches multidisciplinaires. Ainsi, géographes, historiens, anthropologues, sociologues, démographes, économistes, juristes, philosophes, architectes, urbanistes, et même écrivains et artistes apportent leur contribution à la construction d'un savoir sur la question urbaine. De la même façon, la psychologie environnementale s'appuie traditionnellement sur un savoir partagé pour construire à la fois ses analyses et ses outils d'investigation. Loin d'avoir déserté la ville, la psychologie apporte un éclairage particulier dans

1. Émeutes urbaines de novembre 2005, ayant donné lieu à un couvre-feu national.

le débat et les réflexions sur la question sociale urbaine. Au-delà des travaux plus anciens de Moles sur la vie quotidienne urbaine, de Palmade sur le logement, de Moser sur le comportement citadin, on peut voir aujourd'hui se dessiner une véritable « psychologie urbaine », prenant appui à la fois sur des travaux classiques (Proshansky, Ittelson & Rivlin, 1976 ; Proshansky, 1978 ; Proshansky, Fabian & Kaminoff, 1983) et plus originaux (Marchand, 2002 ; 2005a ; 2005b). Cette psychologie urbaine est née d'une demande sociale autour de la question urbaine. Les recherches qui s'inscrivent dans le champ de la psychologie environnementale concernent à la fois les populations et l'environnement urbain (criminologie, dimension psychologique du logement, qualité de vie, stress urbain, aménagement, etc.). Cette orientation sur l'objet urbain correspond à une évolution attendue de la psychologie environnementale qui s'est notamment appuyée, dès ses origines, à la fois sur une « psychologie architecturale » (Canter, 1977) et sur une psychologie sociale appliquée (Lewin, 1936), pour mieux comprendre et améliorer les conditions de vie urbaines. Ainsi, Lewin est un des premiers à avoir mis l'accent sur l'importance de l'environnement comme variable déterminante du comportement humain. Les débats s'animent alors autour du développement asymétrique des travaux de terrain, parfois éloignés des modèles conceptuels plus classiques de la psychologie, et des recherches de laboratoire. En effet, la psychologie environnementale est inextricablement liée au terrain puisque son propos est d'étudier les comportements et les représentations dans un système écologique. Elle a ainsi développé des modèles qui lui sont propres, affirmant davantage une référence spatiale que sociale à son cadre de recherche. La dimension sociale apparaît comme une composante essentielle mais pas unique de l'environnement. Avec l'évocation d'une « psychologie urbaine », la question sociale intervient de fait sur la définition des territoires ainsi que sur les opportunités sociales permises par la structure des lieux et par les valeurs projetées et lisibles dans l'espace. Avant de revenir plus amplement sur cette conception territoriale de la ville, nous proposons une approche psychologique du territoire urbain qui repose sur une double orientation physique et sociale et lui confère un statut et un sens précis dans le paysage urbain. Notre propos sera de mettre à jour les mécanismes régulateurs – de la relation entre les citadins et leur espace de vie – qui entrent en jeu dès lors que l'espace est défini comme un territoire, c'est-à-dire un lieu caractérisé tant par ses aspects physiques et sociaux que par les opportunités écologiques qu'il fournit, l'écologie étant ici entendue au sens d'une approche systémique de l'environnement intégrant ses caractéristiques physiques et sociales, ainsi que les significations de l'espace. Il s'agira par ailleurs de comprendre comment le territoire urbain constitue le support d'une identité urbaine susceptible d'intervenir sur le sentiment d'appartenance sociale à un lieu.

Notre démarche peut être lue comme une démonstration : avant d'aboutir à un syncrétisme socio-spatial, nous présenterons des concepts issus de la psychologie environnementale et de la psychologie sociale. Avec la notion d'archétype, nous mettrons en avant l'existence de principes socio-spatiaux organisateurs de la représentation de la ville. La valorisation des territoires urbains, orchestrée par une opposition centre-périphérie qui a accompagné l'histoire même de la ville, apparaît comme une dimension majeure dans la construction de cette représentation notamment à travers les processus identitaires et d'attachement à des valeurs sociales projetées et lisibles dans l'espace. Dans un contexte de recomposition des territoires, basée sur des principes socioéconomiques mais aussi sur de nouvelles formes de mobilités/ancrages urbains, nous proposerons une appréhension stéréotypique de l'espace permettant de s'interroger sur les déterminants territoriaux de la ségrégation spatiale.

L'archétype de la cité : une base de référence représentationnelle de la ville

Marchand (2001 ; 2005a ; 2005b) soulève la question double de l'existence d'une représentation collective de la cité : d'une part un archétype propre à une société et partagé par l'ensemble de ses membres, et d'autre part l'existence de représentations sociales d'une ville en particulier, représentations qui varient en fonction des groupes locaux (définis par leurs lieux de résidence). L'hypothèse sous-jacente est que l'appartenance à une société, qui partage une histoire et des valeurs, et qui évolue dans un environnement urbain répondant à des règles communes sur l'ensemble de son territoire, conduit à la construction d'un modèle de référence. La notion d'archétype de la cité permet de faire l'hypothèse de l'existence d'un schéma urbain intériorisé, activé quand l'individu évolue dans un contexte urbain. Il s'agit d'une représentation collective (Rouquette & Rateau, 1998) dans laquelle le centre-ville joue un rôle central et organisateur. Dans leur étude sur les représentations de Paris, Milgram et Jodelet (1976) montraient déjà le rôle intégrateur des quartiers centraux. Dans un schéma de développement urbain européen caractérisé par des strates successives autour d'un cœur historique, le centre facilite l'appropriation de la ville notamment parce qu'il offre des repères forts qui en permettent la lisibilité (Lynch, 1960). Il constitue un repère spatial et structurel (centre topographique, concentration du bâti, des flux, des services...), un repère politique et mnémonique (mise en scène du pouvoir, commémorations et monuments qui façonnent la mémoire du lieu), un repère social (densité et mixité sociale, concentration des échanges sociaux, espaces de convivialité). L'archétype peut ainsi être défini comme « une structure inconsciente relative à une catégorie d'objets qui permet à l'individu d'appréhender les objets qui entrent dans cette catégorie du fait du degré de familiarité qu'il entretient avec l'objet de part son appartenance socioculturelle à un moment donné. Cette structure inconsciente induit un mode relationnel avec tout autre objet de cette catégorie » (Marchand, 2005b, p. 248). Cette définition implique une fonction de prévisibilité. L'intériorisation d'un schéma organisationnel de référence conférerait la possibilité d'anticiper l'appréhension d'un environnement urbain ; ce modèle intériorisé serait activé lorsqu'un membre de cette communauté appréhende un espace urbain. Pour l'auteur, chaque ville serait ainsi expérimentée, explorée et probablement évaluée en référence à cet archétype et la centralité tiendrait un rôle majeur dans cette représentation collective.

Il a été montré par ailleurs que les citadins ont besoin de noyaux urbains autour desquels organiser leur stabilité ainsi que leur mobilité (Marchand, 2001). Ces noyaux urbains sont attendus forts de caractéristiques socio-spatiales qui les distinguent des autres espaces de l'environnement urbain et notamment des espaces périphériques. Marchand (2001 ; 2005b) et Stewart et Marchand (cf. chapitre 5) montrent ainsi comment respectivement au Havre et au Creusot, l'organisation de la ville autour d'un *non-centre* – si l'on se réfère à l'opposition entre l'archétype et le non-lieu (Augé, 1992 ; Marchand, 2001) – perturbe le processus représentationnel et l'appropriation même de la ville. Ce modèle archétypal qui guide la représentation de la cité autour d'un centre clairement identifié permet d'expliquer le modèle développé par Bonnes, Mannetti, Secchiaroli et Tanucci (1990) selon lequel les différents lieux de la ville ainsi que leur agencement dans l'espace urbain leur confèrent un statut différent dans une organisation hiérarchique : certains lieux sont plus valorisés que d'autres, ce qui entraîne des relations d'inclusion et d'exclusion spatiales. Dans cet ordre de valeur, le centre serait l'espace le plus valorisé et la banlieue le plus dévalorisé.

Dès lors, l'opposition centre-périphérie, très présente dans le discours sur la crise sociale urbaine, doit être comprise sous l'angle des conséquences identitaires des valeurs affectées à ces espaces et donc à travers des conflits d'identités territoriales.

Valorisation des territoires urbains dans l'opposition centre-périphérie

Les différents espaces urbains peuvent être envisagés comme des territoires, caractérisés par des valeurs et des modes d'occupation (Fischer, 1992). Les représentations que les individus construisent de ces territoires sont liées à ces valeurs et usages de l'espace. Comme évoqué plus haut, Bonnes *et al.* (1990) traduisent la perception des lieux urbains et de leur agencement à travers d'une hiérarchie de valeurs, la valorisation de l'espace étant elle-même liée à la proximité et à l'accessibilité aux espaces centraux de la ville. Les géographes insistent davantage sur ce sujet et soulignent que le centre est le « lieu de la proximité maximale » (Lacour, 1998, p. 154). C'est « le lieu du rassemblement et de la concentration, un lieu où ce qui se passe est important, un lieu d'action et d'interaction maximum » (Huriot & Perreur, 1994, p. 47). Le lieu de résidence peut dès lors être entendu à travers une dialectique proximité-distance des espaces centraux et/ou valorisés de la ville. Cela renvoie à la question posée plus haut de l'incidence de l'inscription résidentielle sur les représentations sociales de la ville et les modalités de son appropriation.

Le lieu de résidence est le territoire à partir duquel les individus organisent leur vie quotidienne. L'accessibilité aux autres espaces urbains et le niveau de mobilité des individus sont susceptibles d'intervenir sur la perception des distances qui le séparent du reste de la ville. Des éléments physiques (naturels ou urbains) peuvent intervenir dans cette dialectique proximité/distance ; c'est le cas des barrières qui accentuent la sensation d'éloignement. Moles et Rhomer (1982) évoquent le mur, la paroi pour désigner des limites (Lynch, 1960) qui matérialisent la distance et créent une rupture brutale entre deux espaces. Elle renforce la notion d'intérieur, le lieu où l'on se trouve, par rapport à l'extérieur, et crée l'opposition entre un dedans et un dehors, le perçu et l'image. Au-delà de la limite définie par Lynch, la fracture spatiale (Marchand, 2002 ; 2005a ; 2005b) est une limite franche qui impose une barrière physique mais aussi symbolique dans le paysage urbain. Elle sépare des zones à caractère dominant, le centre-ville n'étant inscrit que dans l'une d'elles. Les représentations générées au sein des groupes locaux mettent en évidence le poids des significations attribuées à l'espace. La fracture spatiale a pour effet d'augmenter les distances intra-urbaines perçues. Le sentiment de mise à distance qui en résulte serait dû à la conjugaison de deux phénomènes : une fracture dans le tissu urbain qui complique l'accessibilité au centre et des valeurs négatives associées à un espace résidentiel au sein duquel les habitants se sentent exclus des espaces les plus valorisés et donc valorisants de la ville.

On peut dès lors s'interroger sur le lien susceptible d'exister entre cette distance perçue, et interprétée comme une mise à distance, et les processus identitaires : en quoi l'identité locale peut-elle affecter la perception des distances ? Quelle est l'incidence de cette distance sur les processus identitaires ?

L'identité urbaine et le sentiment d'appartenance à une communauté urbaine

Notre psychologie urbaine s'intéresse à l'inscription des rapports sociaux dans l'espace, l'espace étant défini comme « un système d'emprise ayant valeur de matrice sociale pour les activités humaines » (Fischer, 1992). L'espace humanisé, vécu, est considéré comme le reflet des relations sociales et culturelles mais aussi comme un agent actif sur ces relations à travers les valeurs qu'il véhicule. Appréhendé comme un territoire (Altman, 1975), il apparaît chargé de significations qui vont réguler les relations sociales et déterminer des styles d'occupation, des modes d'appropriation de l'espace impliquant une dimension identitaire. Le succès de cette appropriation est directement lié à la valence de l'identité territoriale. De même que l'identité sociale est une composante de l'identité résultant des interactions entre l'individu et son environnement social (Tajfel, 1972), l'identité de lieu (« place identity »), proposée initialement par Proshansky (1976), est une composante de l'identité qui se construit de façon dynamique en relation avec les lieux qui jalonnent l'existence de l'individu. Lorsque le contexte de socialisation est urbain, l'identité de lieu devient spécifique à ce cadre. Proshansky (1978) parle alors d'identité urbaine. Et il n'y a pas un seul type d'identité urbaine mais toute une variété qui correspond aux styles de vie propres à chaque ville et chaque individu, intégrant leur sentiment d'appartenance et le degré d'identification à la ville (Proshansky, Fabian & Kaminoff, 1983). Le concept initialement développé en relation avec l'espace est enrichi d'une dimension sociale (Lalli & Plöger, 1991) pour référer à la relation entre un individu et un lieu et non à l'identité du lieu lui-même (Lalli, 1992).

Alors que l'identité sociale positive renvoie au succès d'un processus identitaire en relation avec un groupe de référence (Tajfel & Turner, 1979; 1986), l'identité de lieu positive renvoie au succès d'un processus identitaire en relation avec un lieu. Les deux processus relèvent d'un même mécanisme qui consiste pour l'individu à mobiliser des stratégies pour atteindre, maintenir ou restaurer une identité positive lui offrant une bonne estime de soi. Par un processus d'identification, l'individu adhère à des attitudes et des comportements relevant de lieux spécifiques, et se les approprie. Il convient alors de distinguer identité de lieu et identification à un lieu (Lalli, 1992) : l'identité urbaine renvoie à la reconstruction subjective d'une ville quand l'identification réfère à un processus d'acquisition par lequel l'individu s'approprie les caractéristiques d'un lieu. Lalli (1988) montre qu'il existe un lien entre l'évaluation positive d'une ville et l'identification à celle-ci. Les individus qui s'identifient fortement à leur ville la décrivent en des termes plus positifs. En tant que résidents d'une ville, ils assimilent les caractéristiques qui lui sont associées. La ville a une identité propre, qui n'est pas objective mais perçue et qui résulte des constructions et attributions individuelles et sociales. Elle peut être cosmopolite ou provinciale, traditionnelle, industrielle, propre, pauvre, monotone, froide, etc. Cette identité pénètre en retour les habitants et participe à leur personnalité. À différentes échelles urbaines, le quartier et la ville centrée, l'identité de lieu pour être positive doit remplir une double fonction de différentiation (Lalli, 1992) : (1) le lieu doit être perçu comme singulier, différent des autres et ses caractéristiques doivent avoir des attributs uniques qui vont contribuer à une bonne estime de soi; (2) il doit permettre de créer une cohésion locale autour d'un « Nous » en différenciant les résidents d'une ville des autres individus. Ces caractéristiques semblent essentielles, même dans des lieux de vie transitoires (Weiss, 2005). Ainsi, un lieu qui ne répond pas à ces deux fonctions est susceptible de compliquer le processus d'identification et conduire à une identification territoriale négative. C'est ce que Marchand (2002) observe auprès de citadins dont l'hiatus entre la représentation du centre et leurs attentes relatives à la centralité urbaine crée un état de dissonance face auquel ils réagissent différemment en fonction de leur étape dans le cycle de vie. Au Havre, la population active réduit cette dissonance en adoptant une stratégie identitaire active de revalorisation de l'environnement. À l'inverse, les étudiants restent passifs dans cet environnement qui ne leur convient pas et ne se mobilisent pas pour qu'il devienne congruent avec leurs besoins et aspirations.

De la composante identitaire des territoires à l'identité territoriale dans la dialectique centre-périphérie

La valorisation des territoires urbains nous a conduit à considérer le poids des significations portées par l'environnement. L'archétype n'est pas uniquement entendu d'un point de vue structural, il est aussi porteur de valeurs et reste lié à l'histoire de la ville et des rapports sociaux. La ville est le lieu par excellence où se donne à voir l'asymétrie des positions socio-spatiales. En effet, la ville et ses quartiers sont modelés par les différenciations sociales, organisés par des rapports sociaux de domination réelle ou symbolique (Félonneau, 2003a). Bourdieu (1993) souligne ainsi que l'espace habité est non seulement un lieu d'ancrage du Soi mais aussi un marqueur social. Du point de vue des caractéristiques sociales du quartier, le statut plus ou moins favorisé de celui-ci renvoie à la position différenciée des groupes sociaux dans l'espace et plus précisément aux hiérarchies socio-spatiales qui constituent la ville (Bourdieu, 1993 ; Grafmeyer, 1994 ; Félonneau, 2003a). Nous nous intéressons plus précisément à la ségrégation spatiale dans l'opposition centre-périphérie.

Pour Jodelet (1982), les notions de centralité et de périphérie prennent un sens symbolique renvoyant aux traces du passé et du développement urbain. Alors que les espaces centraux sont affectés des plus hautes valeurs urbaines, les banlieues confèrent aux espaces résidentiels périphériques une image le plus souvent négative pouvant aller jusqu'à la stigmatisation. Le centre est le lieu de la concentration, de la quantité et de l'abondance, ce qui fait dire à Ledrut (1973) qu'il symbolise le capitalisme dont il exprime les valeurs. La périphérie est reléguée dans l'image de la ville à un espace impersonnel, éclaté et dispersé (Ledrut, 1973) et, par conséquent, les différences d'accès à la consommation renforcent les oppositions socio-spatiales.

Félonneau, Marchand et Fleury-Bahi (2004) ont montré récemment combien la position géographique du quartier dans la ville, intra-muros ou extra-muros, dans des grandes ou moyennes agglomérations françaises (Paris, Bordeaux et Nantes) affectait l'identification et l'appropriation des quartiers par leurs habitants. Mais cet effet est aussi accentué en fonction des conditions socio-économiques qui caractérisent le lieu de résidence. Les niveaux d'attachement et d'appropriation les plus élevés sont observés dans les centres favorisés et les plus faibles sont observés dans les quartiers défavorisés. Le même protocole de recherche a conduit Moser, Tassara, Félonneau, Marchand et Okamura (2005) à faire une comparaison entre Paris et Sao-Paolo. Quelle que soit l'agglomération considérée, l'attachement à la ville et au quartier est particulièrement positif dans un contexte urbain centralisé et tend à la stigmatisation dans des espaces excentrés. Ces recherches insistent sur la problématique de l'accès à l'urbanité : de par leurs caractéristiques territoriales, les différents lieux de la ville n'offrent pas la même accessibilité au(x) mode(s) de vie urbain(s).

De la recomposition des territoires urbains à la naissance de stéréotypes spatiaux

L'ancrage spatial de la problématique centre-périphérie nous semble avoir évolué depuis une opposition entre les quartiers centraux de la ville et les zones périphériques (extra-muros) vers une opposition entre des quartiers insérés dans le paysage social de la ville et les quartiers, plus communément appelés des quartiers à problèmes, quartiers défavorisés, quartiers ghettos, repliés sur eux-mêmes et faisant l'objet d'une stigmatisation. Ces derniers sont des espaces repérables dans le paysage urbain parce qu'ils se distinguent négativement des autres d'un point de vue socio-spatial. Ce modèle d'opposition socio-spatial laisserait présumer de l'existence de stéréotypes spatiaux, les quartiers-ghetto faisant l'objet de stéréotypes spatiaux négatifs, les quartiers centraux celui de stéréotypes spatiaux positifs.

Nous avons évoqué plus haut comment certains éléments du paysage urbain pouvaient être interprétés et perçus comme des mises à distance des espaces valorisés. Plus encore, parmi les facteurs qui conduisent à la formation de ghettos, d'espaces perçus de façon négative par une société, certains procèdent de la catégorisation spatiale. Un ensemble de traits territoriaux conduirait à une catégorisation territoriale avec, comme conséquence, des inférences sur les populations résidant dans ces quartiers. En parallèle avec ce que l'on connaît bien aujourd'hui en psychologie sociale au sujet des stéréotypes sociaux, on observe un effet d'assimilation d'une population à ses stigmates, ici stigmates spatiaux, conduisant à ce que Dambrun, Gatto et Roche (2005) traduisent comme l'internalisation de la réputation. Stéréotypes spatiaux et sociaux se trouvent inextricablement liés et conduisent les populations à intérioriser les normes dépréciatives selon lesquelles les groupes de haut statut sont « meilleurs » que les groupes de moindre statut (cf. Tajfel, Billig, Bundy

& Flament, 1971). Schadron (2005) évoque un effet pervers concernant les attentes négatives dont font l'objet les personnes appartenant à un groupe stéréotypé, stigmatisé ; ces attentes influencent fréquemment le comportement et l'autoreprésentation de ces personnes dans un sens qui confirme ces attentes. Transposés à une problématique spatiale, les habitants des quartiers stigmatisés développeraient un processus d'auto-stigmatisation en internalisant les codes urbains qui déterminent l'insertion sociale des territoires. En d'autres termes, la problématique étant devenue territoriale, un quartier présentant certains traits socio-spatiaux (forte concentration de HLM habités par une proportion élevée de population d'origine étrangère, taux de chômage élevé...) peut être lu par ses propres habitants à travers un ensemble de codes qui le différencient des quartiers de la ville jusqu'à l'isoler : « Dis-moi où tu vis, je te dirai qui tu es. »

Comme le rappellent Dambrun *et al.* (2005), les membres de groupes dominés participent activement à leur propre domination (Bourdieu, 1994 ; Bourdieu & Passeron, 1974 ; Jost & Banaji, 1994 ; Sidanus & Pratto, 1999). Pour la question qui nous occupe, nous dirons que les membres de groupes qui se perçoivent comme exclus participent à leur propre exclusion socio-spatiale. Bourdieu (1993) parle « des médiations à travers lesquelles les structures sociales se convertissent progressivement en structures mentales et en systèmes de préférences. Plus précisément, l'incorporation insensible des structures de l'ordre social s'accomplit sans doute, pour une part importante, au travers de l'expérience prolongée indéfiniment répétée des distances spatiales dans lesquelles s'affirment des distances sociales... » (p. 255).

Cet aspect, non traité dans les relations individu-environnement, semble susceptible de participer à l'explication du phénomène urbain de ghettoïsation. L'espace fait l'objet de stéréotypes qui opèrent auprès des populations qui font aussi l'objet de stigmates. Par ailleurs, le repli communautaire, susceptible d'être engendré par l'accentuation négative du processus stéréotypique, peut se présenter comme la possibilité de restaurer une identité positive en créant un « entre soi », le sentiment du Nous. Ces discontinuités territoriales peuvent être analysées sous l'angle de l'accès à un mode d'appropriation de la ville.

Accessibilité aux espaces centraux de la ville

Nous avons évoqué certaines inégalités provoquées par l'appartenance territoriale, notamment relatives à la consommation et à l'urbanité. La polarisation du schéma d'opposition centre-périphérie met à jour une problématique de l'accessibilité à l'urbain. En terme d'accessibilité, le pôle positif serait le centre qui offre le plus d'affordances (Gibson, 1979 ; Moser & Uzzel, 2003), c'est-à-dire les opportunités écologiques maximales ; à l'autre extrémité, le pôle négatif concernerait les banlieues où s'expriment avec le plus d'acuité la crise urbaine et le sentiment d'un rejet sociétal. Dans ce rejet s'expriment conjointement les dimensions sociale et spatiale. Alors que l'on parle beaucoup de crise urbaine, Lefebvre (dans Kofman & Lebas, 1996, p. 74) invoque une crise du centre comme une conséquence des problèmes d'accessibilité physique et culturelle au pouvoir. L'accessibilité apparaît comme un concept clé dans la compréhension des comportements urbains et notamment de la mobilité et de la fréquentation des différents espaces de la ville (Marchand, 2001). La problématique centre-non centre permet de dépasser la notion de mobilité, qui repose sur le déplacement, en faveur de celle d'accessibilité. Alors que l'on n'évoque plus la question urbaine sans considérer la recomposition des territoires attenante aux nouvelles mobilités (cf. Ratiu, chapitre 4), il convient de clarifier la notion d'accessibilité susceptible d'être confondue avec la mobilité. On évoque les mobilités pour désigner des déplacements conditionnés par les nouvelles formes de réseaux d'appartenance, les distances domicile-travail et de nouvelles formes de consommation de la ville. L'accessibilité renvoie à la possibilité d'accéder à un lieu. Cette possibilité est alors plus symbolique, et donc territoriale, que spatiale. Le centre est un espace particulier dans la ville qui est emprunt de valeurs dans lesquelles tous les citadins ne se projettent pas de la même façon. Il peut paraître plus ou moins accessible en fonction du pouvoir d'achat des individus, de leur niveau socioculturel, de la distance qui les sépare (distance entre le lieu de vie et le centre), de leur relation avec ce lieu, et des valeurs véhiculées par celui-ci. L'accessibilité est donc un concept qui doit être envisagé sous l'angle de plusieurs acceptions : physique, temporelle, symbolique et économique. Dans cette perspective, l'accessibilité perçue des espaces centraux serait le produit de la mobilité intra-urbaine, de l'identité territoriale et de la distance perçue entre le lieu de résidence et le centre. La ville serait ainsi perçue comme un espace dans lequel certains lieux peuvent être appropriés, fréquentés et faire l'objet d'un enracinement quand d'autres peuvent aller jusqu'à suggérer un rejet, une non-désirabilité sociale.

Forma urbis et convivance : un plaidoyer pour la mixité urbaine

L'accessibilité aux espaces centraux pose la question de l'accès à la cité au sens d'une ville définie par des principes démocratiques. Ces principes, ainsi exposés par Platon reposaient sur le souci d'une adéquation entre la forme d'une ville et son organisation sociale (cf. Marchand, 2001). Un des principes démocratiques était que la cité doit avoir une taille idéale afin que chacun puisse y être représenté, sauf les étrangers et les esclaves qui en étaient exclus. Si les principes démocratiques impliquent celui de l'exclusion, comment les redéfinir aujourd'hui vers une démocratisation de l'espace urbain ? Comment intégrer et intervenir sur le lien social dans la gouvernance urbaine ?

Nous avons insisté plus haut sur l'opposition centre-périphérie qui caractérise l'organisation des territoires urbains sans aborder le rôle de la forme prise par les lieux concernés. La forme d'un lieu renvoie à sa structure et à ses caractéristiques physiques. Il a été montré (Marchand, 2001 ; 2005b) que le succès de l'appropriation d'une ville peut être en partie expliqué par sa structure en relation avec la centralité mais aussi avec sa morphologie et les infrastructures urbaines, plus ou moins propices à la création et au maintien du lien social. La convivialité est alors associée à son support spatial dans un potentiel social de l'espace. Le centre-ville est l'espace considéré comme le plus à même d'être support de lien social. Sont ainsi opposées les configurations denses offrant des espaces fermés et intimes aux quartiers dont les avenues sont considérées comme trop larges et anonymes, inhibitrices de sociabilités. Le lien social trouvant une causalité dans l'espace, on peut se poser la question du lien entre la convivance urbaine et la définition des territoires. La convivance urbaine est une expression récemment admise par l'Académie française pour désigner le fait de vivre les uns avec les autres (Moser, 2006). Nous avons montré que les modalités du « vivre ensemble » ne peuvent être comprises en faisant l'économie des valeurs affectées aux territoires et aux conséquences identitaires qui en découlent. La convivance urbaine et au-delà, la citoyenneté, reposent dès lors sur une nouvelle conception de l'espace urbain. L'enjeu de la citoyenneté, mise en péril dans une société urbaine en crise qui a fait naître l'expression des « territoires exclus de la république », repose en partie sur une appréhension nouvelle de la gestion des espaces sociaux qui tiennent compte du poids des valeurs affectées aux territoires sur la possibilité même de s'identifier à un schéma de vie culturel. La mixité sociale peut alors être envisagée comme un élément nécessaire sinon indispensable au maintien de la citoyenneté. Ce principe de mixité comme base d'une démocratisation de l'espace urbain va toutefois à l'encontre d'une dimension consumériste plus particulièrement incarnée dans les centre-villes. « L'idéal » de mixité tend à s'effacer au profit d'une organisation sociale rigide qui positionne les *riches* en privilégiés et exclut les *pauvres* et les marginaux vers la périphérie, au même titre que les esclaves et étrangers de Platon. Or, la ville ne se doit-elle pas d'accueillir la différence, d'accepter l'autre, l'*alter*, c'est-à-dire celui qui est différent, et ce quelle que soit cette différence ? Le centre-ville est un lieu de consommation de plus en plus luxueux, inaccessible à une population (dont les besoins ont plus ou moins bien été pris en charge par les grandes surfaces en périphérie). Il nous semble que le centre devrait offrir la fonction de démocratisation de la ville en conférant son accessibilité à tous, restaurant ainsi un idéal démocratique.

Roderick LAWRENCE

REPRÉSENTATIONS SOCIALES DE L'HABITAT : LA PERTINENCE DE L'ÉCOLOGIE HUMAINE [1]

Introduction

L'habitat a toujours été un moyen pour les sociétés humaines de se constituer un abri et de se protéger de la chaleur ou du froid excessif, des invasions d'insectes, de rongeurs, et des nuisances environnementales, comme le bruit et la pollution de l'air, qui peuvent nuire à la santé et à la qualité de vie (Lawrence, 2002). L'habitat comprend aussi les activités domestiques et les possessions matérielles. De plus, il représente un bien économique qui peut être loué et échangé sur le marché du logement. Au-delà de sa valeur d'usage et monétaire, l'habitat est porteur de valeurs esthétiques, symboliques et culturelles. Les représentations sociales de l'habitat varient donc selon les différents points de vue des individus et des groupes sociaux. Des études montrent que l'habitat est un indicateur de l'identité culturelle, du statut social et un catalyseur de l'expression des préférences personnelles (Lugassy, 1989 ; Duncan, 1981).

Selon Turner (1976), l'habitat peut être considéré à la fois comme un produit (de la maison individuelle au pâté de maisons d'un quartier ou d'une ville) et comme un processus, si l'on pense à la construction et à la maintenance de tous les édifices résidentiels par l'administration publique ou l'initiative privée. L'interprétation de Turner a permis de mettre à jour les corrélations multiples qui existent entre les conditions de logement et les activités humaines dans chaque localité particulière, comme l'a montré Lawrence (1987). Cette interprétation peut être illustrée par l'habitude de longue date de tout un chacun de participer à la construction et la maintenance de son propre habitat. Bien que cette habitude ait dépéri au cours

1. Traduction : A. Vintila.

du vingtième siècle dans les pays européens industrialisés, cette pratique est encore de rigueur pour la maintenance des habitats collectifs ou coopératifs dans plusieurs pays d'Europe (Lawrence, 1992).

La contribution de Turner constitue également un cadre pertinent pour comprendre les différentes cultures de l'habitat. Ce cadre interprétatif sera utilisé dans cet article afin de considérer sous un angle nouveau les corrélations entre la culture domestique des résidents, les dimensions culturelles de la conception de l'habitat et les politiques du logement. Ces trois thèmes ont généralement été traités de façon indépendante par la recherche scientifique et les pratiques professionnelles (van Vliet, 1998). Pourtant, afin de traiter des questions concrètes portant sur l'habitat dans les sociétés contemporaines, nous remplacerons cette approche parcellaire par une approche plus globale qui considère explicitement les correspondances entre la culture de la vie domestique, les cultures qui régissent la conception de l'habitat et les politiques du logement. Nous reconsidérerons, dans ce but, la nature multidimensionnelle de l'habitat, et plus précisément la diversité grandissante des représentations individuelles, sociales et culturelles des zones résidentielles.

Il est aujourd'hui largement reconnu que les projets de construction de zones résidentielles et de logements doivent pouvoir remplir différentes fonctions et usages d'une population de plus en plus variée (Franck & Ahrentzen, 1989). Il n'est pas étonnant d'apprendre que les projets de logements ne satisfont pas les demandes de tous les ménages, compte tenu de leurs différences culturelles croissantes. Par exemple, les exigences d'intimité visuelle et sonore, les contacts sociaux avec les voisins, la non-mixité de l'usage des espaces publics et collectifs, ou les exigences particulières liées à la préparation de la nourriture et des repas, ne peuvent pas être respectées dans le cadre de projets de logement à grande échelle ou de lotissements disposés selon un plan standardisé d'unités d'habitations, d'équipement de cuisine et de détails décoratifs (Andrews, 1979 ; Arias, 1993 ; Bernard, 1992 ; Cooper, 1975). Lorsqu'il n'est pas possible d'adapter ces plans aux exigences des conventions culturelles, les conflits entre l'usage théorique du logement (par l'architecte, l'administrateur ou le propriétaire) et l'usage réel de celui-ci (par les particuliers, les ménages et certaines populations spécifiques) peuvent avoir de graves conséquences (Ravetz, 1974, 1980 ; Prak & Priemus, 1985). Les possibilités qu'offre ou empêche la configuration des lieux de pratiquer différents types d'activités domestiques dans ces logements sont largement liées à l'adaptabilité, inhérente et implicite, ou structurelle et explicite, de ces unités d'habitations. Certaines études ethnographiques fournissent des informations détaillées sur les raisons qui motivent le déménagement (Arias, 1993 ; Bernard *et al.* 1987 ; Moudon, 1986). Les motifs de déménagement vont bien au-delà des ajustements fonctionnels rendus nécessaires par les nouvelles circonstances de la vie. Lawrence (1987) montre que les motifs de déménagement relèvent parfois d'une volonté de s'adapter à de nouvelles modes sociales (décoration d'intérieur, par exemple) qui prouve l'appartenance à un certain groupe social.

Une autre source de conflit provient de l'incompatibilité entre différentes cultures domestiques. Cette incompatibilité s'exprime dans les conflits de modes de vie, de la signification et de la valeur de l'habitat (van Kempen, 1994). Par exemple, différents ménages vivant dans le même grand ensemble ou lotissement peuvent ne pas partager les mêmes opinions sur l'accessibilité des lieux, sur ce qui doit être vu ou pas, ce qui peut être entendu ou non, et sur le fait que les réglementations des activités domestiques puissent changer selon le statut des individus et au gré du temps. Ainsi, les bruits du voisinage peuvent être une source de gêne plus importante que les nuisances sonores générées par le trafic routier, sans rapport avec la mesure objective du bruit. Nombre de résultats issus de ces enquêtes indiquent que les désaccords sur les usages adéquats de l'habitat et les variations de valeurs attribuées aux relations sociales entre voisins reflètent les différences identitaires à l'échelle d'un lotissement ou d'un quartier (Bernard, 1992 ; Cooper, Marcus & Sarkissian, 1986). Il est donc pertinent d'étudier ces relations au cœur de la diversité grandissante des cultures domestiques. Cela soulève la question cruciale d'une possible utilisation de ces cultures domestiques dans la conception de l'habitat, par son administration et les politiques du logement. Trop souvent, les études académiques et scientifiques sur les ménages n'ont pas été adressées aux administrateurs, ni aux architectes ou autres professionnels (Lawrence, 1987).

Nous présenterons certains concepts clés du domaine de l'écologie humaine, ainsi que de la culture domestique, l'identité et l'appropriation, pour nous interroger sur la manière dont ces concepts peuvent être rapportés les uns aux autres afin de mettre en pratique l'intégralité de la perspective proposée. Enfin, nous présenterons une étude de cas de mobilité résidentielle à Genève afin de montrer comment les représentations sociales de l'habitat nous offrent un cadre analytique pour comprendre les raisons qui déterminent le choix de rester dans une résidence ou de la quitter.

Concepts et principes de l'écologie humaine

L'absence de consensus sur sa signification propre a toujours caractérisé l'écologie humaine (Steiner & Nauser, 1993). On ne sait plus aujourd'hui, par exemple, s'il s'agit d'une discipline, d'un cadre conceptuel ou d'un ensemble de principes. Il existe néanmoins un accord pour dire que l'écologie humaine traite de l'étude des rapports, en particulier les rapports réciproques que les gens entretiennent entre eux et leur habitat ou l'environnement élargi. L'écologie humaine étudie les sujets dans leurs conditions habituelles d'existence en utilisant un cadre de recherche systématique qui examine clairement les relations mutuelles entre les individus, les groupes sociaux, les composants de l'environnement résidentiel ainsi que les conditions générales d'existence. L'écologie humaine est explicitement anthropocentrique. L'« *anthropos* » des écosystèmes humains est la caractéristique qui les distingue des autres formes d'écosystème. L'« *anthropos* » renvoie à toutes les dimensions matérielles et immatérielles des relations entre les individus et leur environnement. Ces dimensions comprennent le patrimoine génétique, en particulier la capacité du cerveau humain, les caractéristiques démographiques comme le nombre et la composition de la population ; l'organisation sociale de certains groupes humains (les liens de parenté et la structure des ménages) ; les institutions comme les associations, les règles et les coutumes qui régulent les comportements individuels et collectifs ; l'économie, c'est-à-dire tous les processus de consommation et de production ; et, *last but not least*, les croyances, connaissances, religions et valeurs qui constituent la vision collective du monde des individus, des groupes et des sociétés. Ces différentes conceptions ont des conséquences sur la façon dont les gens perçoivent et jugent leur environnement ainsi que leur habitat.

L'écologie humaine transgresse les limites des disciplines traditionnelles en mettant effectivement en pratique un large cadre conceptuel et méthodologique qui inclut les contributions des sciences naturelles et sociales (Lawrence, 2001). Ce cadre interdisciplinaire est représenté par le schéma 1. Ce schéma ne prétend pas être un modèle détaillé des relations entre les individus et leur environnement, qui fournirait une compréhension complète de ce sujet vaste et complexe. Il en représente au contraire une interprétation élargie incluant des concepts et des principes des sciences naturelles et sociales. D'autre part, il ne se concentre pas sur des composants spécifiques mais considère le système total comme une unité d'étude des rapports individus-environnement. Ce modèle conceptuel peut être appliqué à différentes échelles géographiques comme à l'échelle de l'habitat. C'est une représentation synchronique de l'écosystème humain ouvert et lié aux autres. Ce modèle a été conçu pour s'appliquer à différentes périodes pour mettre en place une perspective historique à court ou à long terme. Cette double perspective temporelle permet d'identifier les changements de composants spécifiques ainsi que les corrélations entre ces composants.

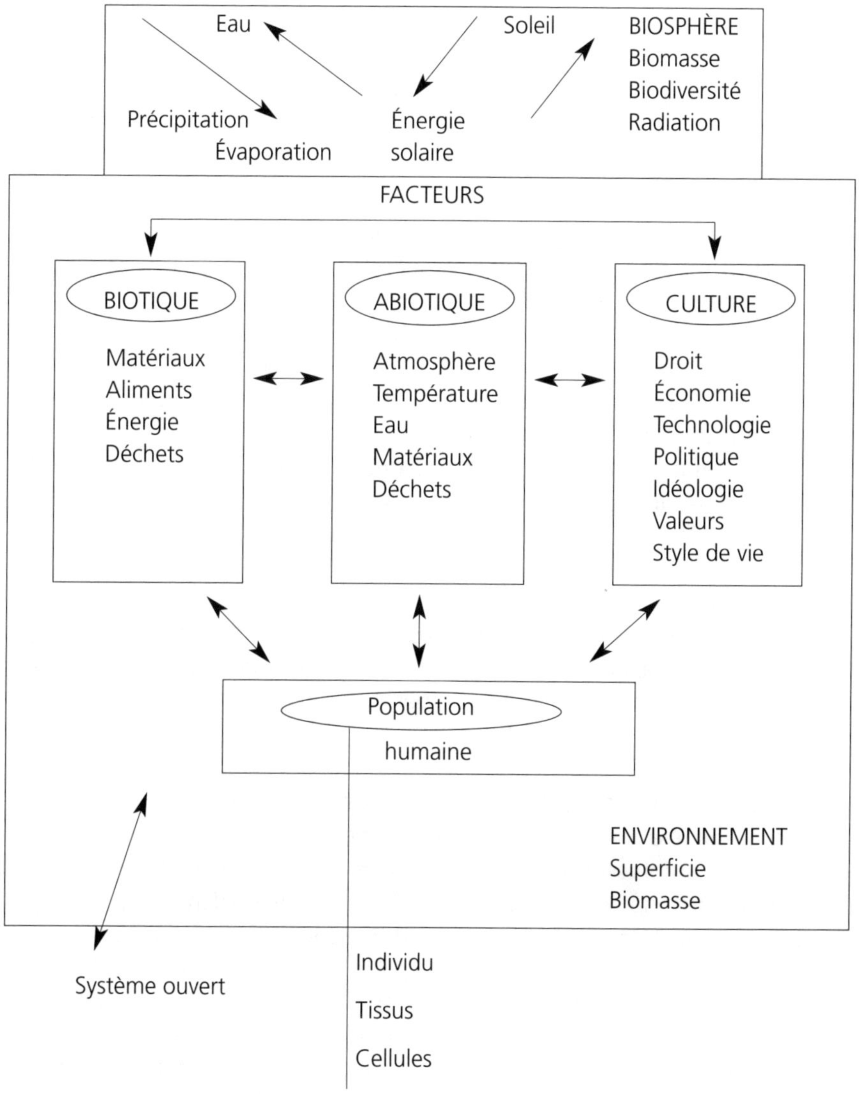

Figure 1 : Le cadre holistique de la perspective de l'écologie humaine montrant les interdépendances entre les facteurs biotiques (bio-espace génétique), les facteurs abiotiques et les facteurs et artéfacts culturels, sociaux et individuels.

Diversité des identités et cultures de l'habitat

La culture renvoie aux caractéristiques des sociétés humaines qui impliquent la transmission et l'acquisition, par des moyens non génétiques (c'est-à-dire d'une personne à une autre, d'un groupe, d'une société, d'une génération à une autre), de croyances, coutumes, informations, institutions, langage, lois, symboles, technologies et valeurs communes (Lawrence, 2001). Bien que la culture soit souvent considérée comme un concept monolithique et statique, elle désigne de plus en plus un concept relativiste et pluraliste à l'intérieur et entre les différents groupes humains, sociétés et nations.

Les cultures de l'habitat sont complexes et variées mais paraissent souvent évidentes. L'habitat, le logement et le chez-soi sont des concepts humains élémentaires qui constituent un des fondements de la culture humaine définissant partiellement les conditions et le statut des individus et des ménages dans leur relation avec les autres au sein de la société. Les cultures de la vie domestique concernent explicitement :

1. Les artéfacts et les techniques des groupes humains (les unités d'habitation, les infrastructures et les services). Il s'agit de matériaux de la culture de la vie domestique qui peuvent exprimer et communiquer des représentations de groupes sociaux et culturels, caractéristiques de leur identité (Duncan, 1981).
2. L'organisation sociale des groupes humains : le milieu résidentiel n'exprime pas seulement des conventions sociales mais également la différenciation sociale, et il renforce peut-être plus l'exclusion que la cohérence sociale (OCDE, 1996).
3. Les significations données aux composants physiques et immatériels des habitats humains et la façon dont elles sont exprimées par le langage ; par exemple une unité d'habitation, le logement, le chez-soi (Lawrence, 1987).

Des ethnographies montrent les corrélations entre ces différentes dimensions de la culture domestique, comment elles sont définies dans chaque groupe, et si elles évoluent dans le temps (Arias, 1993 ; Low & Chambers, 1989).

La perspective de l'écologie humaine prend également en compte les choix conscients des groupes et des individus en ce qui concerne leur comportement, leur style de vie et leurs valeurs dans le but de se donner un sentiment d'estime de soi, d'acceptation sociale et d'appartenance. Le milieu résidentiel des individus, en particulier le contexte socioculturel de la vie quotidienne, constitue un support structurel permettant l'expression et la transmission des identités sociales et individuelles (Barbey, 1990 ; Duncan, 1981).

Des rituels, des rôles et un grand nombre d'autres pratiques conventionnelles se mettent en place lors de la construction d'unités d'habitation, en particulier les logements de type communautaire ou collectif, qui transmettent et expriment des codes culturels et des identités sociales. L'aménagement du paysage a pour conséquence la transformation et l'appropriation [1] par l'homme de l'espace géographique, des différentes ressources et du temps (Lawrence, 1990). Cette transformation est un processus multidimensionnel où s'entremêlent les structures cognitives tacites, les pratiques collectives ou individuelles, les conventions et règles sociales, les structures institutionnelles et la conscience humaine.

L'usage intentionnel de l'espace, du temps et des ressources à n'importe quelle échelle géographique implique que l'on se soit approprié physiquement et psychologiquement une partie du monde. Le terme d'appropriation a des racines étymologiques dans le mot latin *appropriare* qui signifie « faire sien ». Ce processus de transformation et d'appropriation peut mener à exprimer une adhésion aux cultures traditionnelles ou aux nouvelles tendances sociales, ou à exprimer un individualisme plutôt qu'un collectivisme. L'habitat est un des lieux par excellence où est mise en pratique cette appropriation au cours d'une vie. Le fait que certains désirent déménager et d'autres rester là où ils sont est une question cruciale qui engage la façon dont les représentations sociales de l'habitat sont comprises et transmises dans les sociétés humaines.

Cette appropriation rend nécessaires l'identification et la compréhension des corrélations actives et peut-être mouvantes entre les individus et leur habitat. Elle peut également expliquer les rélations cognitives et symboliques entre les individus, les groupes, leur passé et leur avenir (Duncan, 1981 ; Putman & Newton, 1990). Ce phénomène d'appropriation révèle aussi l'importance de l'intentionnalité dans les pratiques courantes de la domesticité, en particulier la façon dont les identités individuelles, sociales et culturelles sont exprimées et transmises.

Diversité de l'habitat : tendances sociales, économiques et technologiques

Au cours du vingtième siècle, et en particulier depuis les années 1960, de nombreuses sociétés industrialisées et sous-développées ont subi d'importantes transformations sociales, économiques et technologiques. À un niveau général :

1. Les traditions ne constituent plus la référence principale dans tous les secteurs de la vie quotidienne comme cela l'a été pour nos aïeux. Il y a eu une tendance socio-démographique significative qui a joué sur la composition, la structure, les rôles et les fonctions de la famille (Haumont & Segaud, 1989). Le stéréotype de la « famille nucléaire » a été remplacé par diverses autres formes de relations possibles. Ces changements démographiques dans la composition et la taille des familles ont créé un nouveau besoin d'unités d'habitation plus petites dans la plupart des pays occidentaux d'Europe au cours des années 1980 (OCDE, 1996). Bien que le taux de croissance de la population ait diminué, l'aug-

1. L'auteur désigne ce processus de transformation et appropriation par « cultivation » (ang.) – n. trad.

mentation des divorces et des familles monoparentales, le déclin de la fécondité et une espérance de vie plus élevée ont pour conséquence une forte augmentation des ménages comptant une seule personne. La survivance des conventions culturelles, des habitudes et des comportements sociaux ne peut être garantie dans une période de transformations démographiques et sociales trop rapides.

2. Les valeurs sociétales reflètent et expriment un niveau d'individualisme toujours plus élevé en contraste avec le consensus collectif. C'est précisément pourquoi il est important de comprendre et d'ajuster les corrélations complexes qui existent entre les différentes identités culturelles, le statut social et les préférences individuelles en ce qui concerne l'habitat et la vie domestique. Toutes les activités domestiques liées, par exemple, à la préparation, à la cuisson et à la consommation des repas peuvent venir renforcer ou, au contraire, remettre en question certaines identités culturelles, habitudes sociales ou préférences des ménages (Lawrence, 1987). Elles peuvent à la fois confirmer l'adhésion aux traditions culturelles, exprimer l'acceptation des nouvelles tendances sociétales ou révéler l'individualisme. Des consommations de type individualiste autant que collectiviste peuvent coexister dans les sociétés contemporaines.

3. Les innovations technologiques transforment, d'autre part, l'usage du temps et de l'espace plus rapidement que jamais. Au gré des influences négatives comme positives des transports de masse, de la télévision et des ordinateurs portables, la micro-technologie est en train de brouiller certaines démarcations spatio-temporelles traditionnelles de notre monde. Du fait d'un accès facilité au monde virtuel, la régulation de l'intimité et le contrôle de l'accès aux espaces privés donnent lieu à de nouveaux comportements. Il est alors nécessaire de déterminer les rôles et les fonctions de la conception et de la construction de logements (ainsi que les politiques et les programmes de logement) afin d'aborder le problème de la perméabilité de la culture domestique locale, notamment en référence à la globalisation.

Repenser le marché du logement

Le marché du logement est le résultat d'un ensemble d'interactions, de procédures et de politiques qui impliquent un grand nombre de personnes et d'institutions, dont des entrepreneurs, des constructeurs immobiliers, des propriétaires, des institutions financières, les autorités locales et nationales qui ont en charge le logement, les plans d'occupation des sols, et les ménages (les occupants des lieux, propriétaires et locataires). La demande et l'offre de logement sont des composants essentiels du marché de l'habitat dans toute localité, qu'ils soient à l'échelle d'un quartier, d'une ville ou d'un pays. La demande de logement peut être interprétée de différentes façons selon le point de vue assumé par les acteurs des différents secteurs (Segaud, Bonvalet & Brun, 1998).

Les caractéristiques des unités d'habitation, leur emplacement ainsi que les caractéristiques du quartier, sont des éléments essentiels du marché du logement. Ces éléments peuvent être considérés selon le critère quantitatif ou qualitatif (Lawrence, 1987). L'emplacement du bâtiment résidentiel, par exemple, peut être évalué selon la distance qui le sépare des services communautaires, comme les commerces, les écoles, les services de santé et d'éducation, ainsi que les conditions environnementales locales (par exemple, les espaces verts, le taux de pollution de l'air, le niveau de nuisances sonores), la qualité des services publics proposés (par exemple, la collecte des ordures et les transports publics), et le profil socio-économique de la population résidente. Il est important de déterminer si ces différentes caractéristiques des quartiers sont prises en compte dans la demande de logement et son prix (Galster, 2001).

Nous considérerons dans cette partie la demande de logement en termes de valeurs, de modes de vie et de préférences des habitants. Il est clair que tant que ces dimensions qualitatives ne seront pas mieux comprises, la demande de logement sera toujours considérée en termes quantitatifs. De nombreuses interprétations de différentes disciplines de la demande de logement furent utilisées au cours du vingtième siècle. Celles-ci ne seront qu'esquissées dans ce chapitre. Les démographes, par exemple, interprètent la demande de logement d'après les corrélations entre la taille et la composition des logements disponibles ; et entre la taille et la composition des ménages (Clark & Dieleman, 1996). La demande de logement est généralement considérée par les économistes comme une simple liste de prix de logements précisant la disponibilité pour chaque type d'habitation demandé ou obtenu, où les seuls critères constants sont les préférences et la stabilité des revenus. La demande de logement est plus généralement considérée selon la disponibilité et l'accessibilité économique caractéristique d'une certaine unité d'habitation, du bâtiment résidentiel et de son emplacement, et des traits qui caractérisent le quartier (Smeets, 1993). Pris tous ensemble, ces critères sont également pertinents pour les architectes et les ingénieurs pour juger de la qualité d'un logement. Une autre interprétation de la demande de logement s'intéresse plus particulièrement à la logique qui guide les acteurs de ce marché. Le premier groupe d'acteurs correspond aux propriétaires dont la manière de percevoir le marché du logement peut mener à effectuer des investissements financiers dans ce domaine, débouchant sur la construction de nouveaux bâtiments résidentiels ou la rénovation d'anciens. Le second groupe d'acteurs est constitué par les habitants, qui ont des exigences spécifiques en ce qui concerne les unités d'habitation, les bâtiments résidentiels et la situation de l'emplacement, ainsi que le quartier, les équipements, les services à disposition et les conditions environnementales locales. L'administration et la maintenance sont aussi des données importantes de la demande de logement pour les locataires.

On se rend ainsi compte que la mobilité résidentielle et le choix du logement ne répondent pas à des critères uniquement quantitatifs simples, mais couvrent un ensemble de caractéristiques reflétant aussi bien ces aspects économiques, démographiques, qu'identitaires.

Le contexte de l'étude de cas

Nous présentons maintenant une étude de cas réalisée dans une municipalité suisse du Canton de Genève[2]. Cette étude a été menée dans le cadre d'une collaboration entre le personnel municipal, les membres de l'association locale des résidents et d'autres acteurs engagés dans le marché local du logement. L'Université de Genève a mis en place un programme de recherche pour identifier et comprendre les aspects qualitatifs de l'habitat dans la municipalité de Meyrin, dont la population compte approximativement 20 000 habitants. L'enquête a cherché à déterminer et évaluer la demande de logement – dans ses caractéristiques à la fois qualitatives et quantitatives – en étudiant le degré de satisfaction quant au logement et les raisons de la mobilité résidentielle.

Cette étude de la mobilité résidentielle comprend des contributions portant principalement sur les préférences en matière de logement, les valeurs et les parcours des individus et des ménages. La mobilité résidentielle n'engage pas uniquement les représentations sociales sur l'emplacement du domicile et le coût de ce logement, mais également le type d'unité d'habitation, sa taille et le bail proposé (Clark & Dieleman, 1996). Des études récentes sur la mobilité résidentielle n'ont pas pris en compte les nouvelles tendances de la création de nouveaux logements, telles que la construction, les coûts et le taux d'inoccupation. Elles considèrent plutôt ces facteurs comme un ensemble contextuel dans lequel les individus ou les ménages font leur choix. Ces contributions montrent que la taille du ménage, sa composition et ses revenus, l'âge des résidents et leur trajectoire sociale sont des facteurs essentiels de la mobilité résidentielle. De plus, des études menées par des psychologues, des sociologues et des chercheurs dans le domaine des soins sanitaires ont révélé que les préférences en matière de logement, les choix et la situation sociale forment un ensemble complexe d'attributs qui prend en compte la façon dont les individus jugent leur bien-être et leur état de santé (Kahlmeier *et al.*, 2001). Cette perspective a souvent été négligée dans les interprétations traditionnelles de la mobilité résidentielle et de la demande de logement.

La méthode utilisée pour cette étude suppose le choix de questions précises afin de cerner au maximum les raisons qui font naître le désir de déménagement, par exemple : « Dans quelle mesure votre désir de déménager est-il lié à la qualité environnementale de votre logement, à la distance entre

2. Cette étude a été financée par l'Office Cantonal du logement et par la municipalité de Meyrin.

celui-ci et votre lieu de travail, au taux d'imposition du Canton de Genève et de Vaud ou à d'autres facteurs ? »

Les résultats ne seront pas détaillés ici, mais on s'interrogera sur les problèmes essentiels qui ont surgi de cette enquête, en ce qui concerne la variété des interprétations de la demande de logement et du désir de déménager ou de rester. Dans cette étude, trois unités d'analyse ont été prises en compte : l'unité d'habitation, le bâtiment résidentiel et son emplacement, le quartier, sa composition et ses nuisances.

Résultats de l'enquête sur les ménages

L'enquête montre que 90% des personnes interrogées sont satisfaites ou très satisfaites de leur unité d'habitation, de leur bâtiment de résidence et de leur quartier. 27% expriment pourtant le désir de déménager. Parmi ceux qui désirent changer de domicile, 75% préféreraient rester dans la municipalité de Meyrin, mais aucun ne veut changer tout en restant dans le même bâtiment. En effet, 57,4% se disent insatisfaits de l'unité résidentielle dans laquelle ils vivent. À l'opposé, les raisons économiques en général et fiscales en particulier ne sont que très rarement évoquées. Il semble qu'il faille porter une attention particulière à ses résultats car la mobilité résidentielle peut avoir des répercussions importantes dans les domaines socio-économiques pour les autorités publiques, les propriétaires et les locataires. Les raisons qui entraînent la mobilité résidentielle peuvent être considérées comme un ensemble complexe de facteurs qui sont tous impliqués au même moment dans ce désir de déménager[3].

En particulier, cette étude de cas va à l'encontre du discours des politiciens et des gestionnaires du secteur public qui considèrent généralement l'ensemble des raisons économiques comme le motif le plus important de mobilité résidentielle. Au contraire, notre étude suggère que la volonté de déménager peut être comprise, au moins partiellement, grâce à des facteurs comme l'âge, la durée du bail, les expériences résidentielles antérieures et la disponibilité des logements. En outre, l'emplacement de l'unité d'habitation, son coût et les relations de voisinage ne semblent pas pertinents pour expliquer le désir de déménager. Ainsi, malgré le rôle mineur joué par les raisons d'ordre fiscal, d'autres facteurs importants se rapportant au bien-être de groupes spécifiques de la population (comme les personnes âgées) entrent en ligne de compte pour expliquer pourquoi certaines personnes, qui se disent satisfaites de leur logement, souhaitent malgré tout déménager, tout en restant dans le même quartier.

Les résultats suggèrent également que les facteurs psychologiques et sociaux sont plus importants que ceux d'ordre financier ou fonctionnel pour déterminer la volonté de rester dans le même quartier. Ainsi, la raison la plus

3. On cite souvent les différents taux d'imposition entre les Cantons de Genève, de Vaud et la France comme raison principale pour vouloir vivre en dehors de Genève tout en y gardant son emploi.

souvent évoquée (70,5 %) est un fort attachement affectif au voisinage. En outre, s'agissant de bâtiments construits dans les années 1970, on n'observe aucune différence entre les appréciations des bâtiments rénovés ou pas.

Cette étude de cas remet donc en question les interprétations qui ne prennent pas en compte les représentations sociales et le bien-être. Elle illustre également l'importance du rôle des compromis entre les dimensions utilitaires, économiques et symboliques de la vie quotidienne. Ce que montrent enfin les résultats, c'est la capacité des personnes interrogées à examiner de façon critique et à évaluer négativement les aspects particuliers de leur environnement habituel tout en exprimant une opinion d'ensemble positive. Il est intéressant de remarquer qu'une telle différenciation entre une opinion positive d'ordre général et des critiques de détail ne peut apparaître que dans une enquête dont la forme est propice à l'expression d'opinions multidimensionnelles.

Synthèse et recommandations

Cette étude a permis l'identification de facteurs ignorés jusqu'alors et la formulation de principes qui sont adressés ci-dessous sous la forme de quatre recommandations à la municipalité de Meyrin et aux autorités cantonales :

1. La qualité de l'environnement de l'habitat (les unités d'habitation, le bâtiment résidentiel et le quartier) joue un rôle crucial dans la vie quotidienne des habitants et dans la mobilité résidentielle. Les caractéristiques objectives et subjectives de l'environnement local sont, de fait, plus importantes que les impôts et les mesures fiscales. Il est en principe nécessaire d'intégrer les représentations sociales de l'habitat et de l'environnement social aux politiques publiques de planification d'occupation des sols et à la gestion des affaires courantes du gouvernement local.

2. Le niveau relativement constant de logements inoccupés dans certains bâtiments résidentiels représente un manque à gagner pour les propriétaires et la municipalité. Le marché du logement à Genève n'a jamais pris en compte ce problème, en particulier en ce qui concerne un petit nombre de bâtiments résidentiels construits dans les années 1960 et 1970. Nous recommandons à la municipalité de mettre en place un programme novateur pour encourager les jeunes familles à s'installer dans la région. La municipalité devrait prendre en compte le cadre fourni par les représentations sociales pour développer une stratégie de marketing pertinente.

3. Il existe de fortes corrélations entre le type de bâtiments résidentiels, leur maintenance et leur rénovation, la présence d'un concierge habitant dans le bâtiment et les dommages subis comme les graffitis sur les murs. Les dommages dus au vandalisme et au manque de maintenance contribuent au sentiment d'insécurité et ont des répercussions négatives sur l'identité locale et

la cohésion sociale. Cela peut aussi provoquer une augmentation du coût des réparations et une baisse des revenus pour les propriétaires.

4. Les politiques d'allocation au logement dans le Canton de Genève des années 1990 ont favorisé la concentration de ménages à faibles revenus dans un petit nombre de bâtiments résidentiels. Les résidents qui bénéficient des aides sociales (les chômeurs de longue durée et les immigrants) occupent par conséquent ces bâtiments. Cette tendance a été remarquée dans Meyrin et est fortement critiquée par la population (où sont représentées plus de 100 nationalités différentes). La municipalité devrait donc adopter une politique respectueuse des diversités socioculturelles afin de maintenir une hétérogénéité au niveau local en facilitant la cohésion et une identité locale positive.

Conclusion

Ce chapitre a cherché à montrer comment la perspective de l'écologie humaine permettait de comprendre l'importance des représentations sociales de l'habitat en ce qui concerne les cultures domestiques et les identités. Ce sont des sujets complexes, particulièrement en période de changements rapides, qui ont un effet sur le marché du logement et la vie domestique en général. L'étude de cas de Meyrin a montré pourquoi et comment les recherches sur les modes de vie, les préférences et les valeurs des groupes ou des individus permettent une connaissance plus précise de la mobilité résidentielle et de la demande de logement dans leur rapport aux diverses caractéristiques de l'environnement résidentiel. L'analyse des représentations de cet environnement doit permettre aux professionnels, aux chercheurs et aux citoyens d'approfondir leur compréhension des aspects qualitatifs des environnements résidentiels, de la demande de logement et de la mobilité résidentielle. Nous espérons que cette contribution stimulera les débats et encouragera des réponses communes de la part des professionnels et de ceux, issus de différents domaines, qui décident des politiques à suivre.

Eugénia Ratiu

LOGEMENT TEMPORAIRE ET NOUVELLES MOBILITÉS URBAINES

Introduction

Mobilité, proximité, multi-territorialité, tels sont les thèmes qui sous-tendent la réflexion « urbaine » dans le monde d'aujourd'hui. La quotidienneté urbaine d'une grande partie des habitants s'étend sur des espaces de plus en plus vastes. Elle se déroule au sein de fragments de territoire de plus en plus éloignés, discontinus, hétérogènes, aux limites imprécises. Elle implique certaines régulations des rapports interindividuels complexes. Les urbains apparaissent tiraillés entre l'échelle de l'espace résidentiel local et celle de la ville ou de la métapole, entre la mono-localité et la multi-localité. Cette dynamique des rapports aux ressources hétérogènes de la ville s'instaure en fonction des capacités économique, culturelle et physique des couches sociales à investir la ville. Les inégalités d'accès à l'urbanité soulèvent certaines questions concernant les « modes de vivre ensemble » et en particulier des interrogations relatives à leurs effets sur la construction des identités et des territoires, ainsi que sur le sentiment d'appartenance à une même collectivité urbaine.

Notre réflexion porte sur les conditions d'accès à l'urbanité comme support pour la dynamique de construction identitaire à travers des actes de personnalisation. Il s'agit des circonstances propices pour l'émergence de nouveaux modes de relations entre l'individu et le contexte social institué, ayant des effets à la fois sur l'évolution de l'individu et du fonctionnement social. Cette démarche correspond à la recherche orientée vers l'étude des représentations socio-spatiales et des pratiques urbaines visant à décrire et à identifier la dynamique de construction socio-cognitive et identitaire des rapports des individus à la ville et à l'environnement bâti, en particulier la dynamique espace privé/espace public et l'emplacement de son expression personnelle, le « chez-soi ». On se propose d'analyser les facteurs susceptibles de rendre compte de celles-ci et des niveaux explicatifs pertinents des rapports individuels et collectifs aux différentes échelles urbaines et de la délimitation socio-spatiale et temporelle des lieux appropriés. La réflexion porte sur les mutations socio-urbaines actuelles caractérisées par des recompositions des catégories sociales et spatiales, ainsi que sur la demande sociale de proximité et les cadres de réalisation de la politique de développement urbain durable.

La société dispersée : territoires et mobilités urbaines

Le territoire a longtemps été un facteur de socialisation ayant des implications sur les identités sociales, individuelles et collectives. Les échelles territoriales se réorganisent profondément et les appartenances socio-territoriales ne sont plus assignées. Elles sont de plus en plus composées voire choisies, plus ou moins librement, par les acteurs sociaux. Comme l'individualisation des parcours de vie, la déterritorialisation est à la fois une liberté et une épreuve pour les individus. Elles introduisent une tension, une source de réorganisation des systèmes référentiels de l'individu lors des transitions (Ratiu, 2005; Robin & Ratiu, 2005).

La mobilité géographique ayant des rythmes et des objectifs différenciés fait advenir une « société à individus mobiles ». Elle entraîne non seulement une recomposition des pratiques mais aussi des valeurs assignées aux lieux géographiques touchant notamment le rapport entre identité/altérité, familiarité/étrangeté émergeant des lieux. Ce ne sont pas nécessairement les lieux proches physiquement qui sont les plus familiers (Stock, 2004, 2005). On assiste à une recomposition des lieux familiers et des lieux étrangers aussi bien en lien avec le tourisme, qu'en fonction du lieu d'habitation, des mobilités quotidiennes voire de la précarité d'accès au logement et/ou de son caractère temporaire.

On fait le constat d'une société dispersée, les appartenances sociales, les activités quotidiennes, les dimensions de l'identité des individus étant inscrites dans des lieux distants les uns des autres. La mobilité permet et exprime le fait que les pratiques s'associent à des lieux distincts du ou des lieux de résidence, nécessitant des circulations entre un grand nombre de lieux inscrits en réseau de lieux de vie vécus. Toutefois, les manières fort différentes de vivre la société dispersée ne se limitent pas à la mobilité. Les proxémies typiques assureraient une articulation spécifique des éléments des modes de vie et en particulier le parcours de vie, le quotidien au présent, les modes de sociabilité, les types de mobilité (physique, virtuelle et mentale), ainsi que les formes et le degré d'appropriation des espaces de vie (Le Breton, 2004, 2005). Une tension s'instaure entre l'espace de vie, se confondant pour chaque individu avec l'aire de ses pratiques spatiales, espace fréquenté, parcouru avec une certaine régularité et l'espace vécu, naissant d'une conceptualisation des liens au lieu, car « il agrège aussi l'imaginaire spatial que nourrissent les noms de lieux et de pays, sans rapport obligé avec la pratique réelle de l'individu qui se les représente » (Di Méo, 2000, p. 39). On souligne l'étonnante possibilité voire compétence topique des individus qui, dans leur expérience du lieu, transforment des endroits étrangers en lieux familiers, et investissent comme référents de leur identité individuelle des lieux auparavant étrangers (Stock, 2005).

La territorialité se structurant au niveau de l'individu correspond à la fois à un rapport personnel et social au monde. Au-delà des contraintes économiques et géographiques, elle introduit l'univers des imaginaires et des représentations, « ce qui est capital quand on sait que le territoire d'aujourd'hui, plus qu'une réalité tangible, est sans doute, avant tout, une représentation gérée par l'individu socialisé selon les modalités très lâches que dicte notre surmodernité » (Di Méo, 2000, p. 43).

Espace privé et mutations urbaines

L'habiter désignerait la condition humaine à vivre concrètement un lieu, sa manière d'être habituelle au monde selon une acception phénoménologique. Le concept d'habiter renvoie aussi bien au lieu approprié qu'au fait de l'habiter, à savoir les activités, les sentiments, les ambiances, un mode spécifique de manière d'être. « Habiter » désigne aussi la dimension géographique des pratiques en tant que celles-ci s'associent à des lieux au sein d'un territoire, c'est-à-dire une hétérotopie leur conférant un sens (Di Méo, 2000). Le concept de lieu serait pertinent pour désigner l'habiter dans sa réalité sensible, palpable en rapport à l'autre et émergeant de sa clôture systémique (Canter, 1977, 1997 ; Gustafson, 2001a ; Lévy, 1994). Le lieu est à la fois en adéquation avec la métrique topographique définie en termes de congruence, d'exhaustivité et de continuité (Lévy, 1994), et avec la coprésence dont surgit le sens du lieu (Canter, 1977, 1997 ; Gustafson, 2001a). Dans cette acception, le lieu constitue un médiateur de l'interaction sociale en situations de coprésence ainsi que la trame des significations véhiculées au niveau des représentations. L'espace public reste à réinventer car « la ville devient isotrope par égalité fonctionnelle, homogène par la répartition des activités, fragmentaire par commodité (zoning), vide, c'est-à-dire évacuée au préalable. Tout fonctionne à partir du logement, à son service, les équipements remplacent les monuments… » (Segaud, 1988, p. 126). Cette réinvention devrait s'opérer en fonction de son rôle symbolique de la médiation en tant qu'imaginaire du lien social, comme espace d'apprentissage de l'altérité et des différences interculturelles (Ghorra-Gobin, 2001), surtout dans la civilisation actuelle marquée par l'intensité et la fréquence des échanges et par le relâchement des repères personnels et collectifs.

L'articulation espace public/espace privé représenterait la nécessaire ouverture de l'individu à l'autre, au sein de l'espace symbolique de médiation, l'appropriation du lieu engageant sa responsabilité sociale. Dans une acception plus large, existentielle, « briser le toit de la maison » (Éliade, 1994) signifierait le dépassement de toute contrainte. L'effort de trangresser la condition humaine renvoie à l'anéantissement de sa propre maison, sa manière spécifique d'être au monde, ou bien pour l'artiste, de son système de représentations où il se place, libre arbitre, de son univers référentiel en tant que créateur. Ouverture existentielle à l'émerveillement et au sentiment de confiance et de sécurité primaire ressentie au sein d'un monde accueillant où « déterritorialisation » et brisure des repères indispensables à la création, seraient les extrêmes, fusion avec la demeure ou détachement.

Les mutations urbaines actuelles nous interrogent sur l'articulation possible et « les porosités réciproques du public et du privé » (Segaud, 1993, p. 349) ainsi que sur les modalités paradoxales du chez soi en ville qui font qu'on ne se sent pas nulle part. Les interrogations portent aussi sur le développement urbain durable et la nécessité de l'ancrer à une échelle contextuelle pouvant lui assurer son intelligibilité et son rôle dans la réhabilitation de la citoyenneté fondée sur l'histoire du lieu et ses traces.

« Chez-soi » entre espace privé et espace public

Le vécu de l'habitation, et plus particulièrement de la maison dans le sens de chez-soi ou « home », selon le terme anglo-saxon, est une expérience humaine universelle (Smith, 1994). Les rapports de l'homme à son logement dépassent généralement le cadre fonctionnel de l'habitat pour prendre la signification plus profonde du « chez-soi » qui implique une manière de bâtir sa vie dans un espace géographique donné (Saegert, 1985). Les cinq dimensions qui font qu'un habitat devient un chez-soi sont : la centralité, la continuité, l'intimité (privacy), l'expression de soi et l'identité, et les relations sociales, auxquelles peuvent s'ajouter l'ambiance et les caractéristiques physiques de l'habitat en tant qu'environnement (Smith, 1994; Tognoli, 1987). La centralité est la qualité souvent associée au foyer. Le chez-soi constitue un point central dans la mesure où il représente un territoire primaire, sur lequel les habitants entendent exercer un contrôle exclusif et permanent, et auquel ils attachent généralement des significations profondes. Il constitue le point physique central de leurs déplacements, ainsi qu'une centralité affective, d'ancrage et d'enracinement, qui est souvent associée au sentiment d'appartenance au lieu (Smith, 1994). La continuité, à savoir la stabilité et la permanence, est liée au sentiment de sécurité, et différencie le chez-soi de l'habitat en général. L'intimité, ou « privacy », est liée à la qualité de refuge de cet environnement. Le foyer est un endroit où l'individu se sent à l'aise, un lieu propice à sa relaxation, qui lui procure un sentiment de liberté et de confort et qui lui permet de se ressourcer physiquement et psychiquement. La mobilité, valorisée actuellement par la société, a conduit à un glissement de la constante spatiale centrée sur « l'immeuble », vers celle du « meuble ». Le point de repère dans l'univers domestique n'est plus le cadre bâti, mais les meubles et leur disposition spatiale à l'intérieur du logement. L'identité de l'individu s'exprimerait davantage à travers les objets et les meubles, que par rapport à l'immeuble (Perrinjaquet, Amphoux, & Bassand, 1986).

Le chez-soi est en outre caractérisé par une dimension sociale spécifique. Il représente le point central de plusieurs espaces et réseaux sociaux fréquentés par l'individu, tels que le lieu de travail, les espaces de loisirs, l'école, la résidence secondaire, etc. Le réseau social lié à l'espace privilégié du logement inclut tout particulièrement les membres de la famille et les amis proches. Par contre, dans le cas du chez-soi, ce réseau s'élargit au voisinage et à d'autres catégories de personnes présentes sur les lieux, comme les prestataires de service locaux (médecins, commerçants ou autres). Cette extension est le signe d'une meilleure intégration sociale sur les lieux. Les lieux considérés comme chez-soi n'ont pas toujours une réalité physique, une dimension et une localisation spatiale concrète, ils peuvent être imaginaires ou spirituels. Le passé environnemental, marqué par la mobilité, pourrait conduire l'individu à s'attacher à certains lieux qu'il ne fréquente pas ou très peu voire à certains espaces à caractère abstrait et imaginaire (Rowles, 1983). L'identification à un lieu concret ou abstrait implique que celui-ci joue un rôle central dans un projet personnel. L'individu peut ne pas le fréquenter objectivement ou d'une manière suivie. Toutefois, ce lieu constitue un facteur d'équilibre personnel, de continuité de soi, à travers des expériences environnementales multiples.

Au-delà du point central de l'échelle individuelle de structuration de l'espace, le logement, l'environnement de référence et d'ancrage comprend des espaces plus vastes, comme la rue, le quartier, la ville, la région ou même le pays. L'appropriation se réalise, à plusieurs niveaux : « micro-géographique » (le lieu investi et ses environs, la rue, le quartier), et « macro-géographique » (la ville, la région, le pays) (Bailly, 1978). Dans tous les cas, l'échelle spatiale d'appropriation interfère avec celle de la structuration sociale en groupes sociaux primaires (famille, amis) et/ou secondaires (voisins, associations formelles, communautés). Le concept d'environnement résidentiel définit d'une manière neutre à la fois le foyer (home), le logement, le voisinage et la communauté (Tognoli, 1987). L'espace de proximité a une fonction particulière pour l'appropriation de la ville. Nous mettons l'accent sur l'espace vécu, la définition subjective du quartier, de ces caractéristiques physiques et sociales qui permettent à l'individu de se sentir chez lui (Noschis, 1984). Le concept de « home-range » ou d'extension du chez-soi à des espaces accessibles tout particulièrement aux enfants reflète, lui aussi, le fait que le logement soit vécu en tant que « situation globale d'habitat ». Il permet d'étudier dans quelle mesure l'enfant a accès et s'approprie l'espace de proximité, le voisinage (Gaster, 1995).

Sentiment d'être chez soi et système des lieux investis

Nous présentons ici succinctement une recherche montrant le rôle des mécanismes adaptatifs mobilisés lors d'un événement de vie : habiter en logement temporaire (Ratiu, 2001). La dynamique porte sur l'émergence du rapport au logement temporaire au-delà des contraintes (économiques, étapes du cycle de vie, positions sociétales) liées aux circonstances de son occupation. En particulier, l'étude s'intéresse aux contextes socio-spatial et temporel expliquant les différentiations de l'expression du chez-soi suscitées par le caractère temporaire du domicile à un certain moment du parcours résidentiel. Habiter un logement transitoire, attitré en tant que repère stable de la quotidienneté, est analysé en tant qu'événement de vie situé au sein du système des lieux investis par l'individu. L'étude met en évidence la dynamique de l'emplacement du chez-soi en termes de repli sur l'espace privé et d'extensions spatiale et temporelle correspondant à l'élargissement de l'échelle d'expression de ce lien privilégié à des espaces urbains plus ou moins larges et/ou éloignés (en espace et en temps).

Cette recherche traite plus spécifiquement du rôle des événements marquants du trajet résidentiel en tant que situations repères en matière d'habitat ainsi que de l'acception (représentation – définition) du chez-soi qui en découle. Les formes d'expression du chez-soi au sein du contexte socio-spatial urbain sont mises en rapport avec la dépendance/indépendance des situations repères ainsi qu'avec la pratique et l'accès perçu à une situation d'habitation « normale ». On s'intéresse aux pratiques urbaines et à leur localisation, ainsi qu'à leur mise en relation avec la représentation des zones urbaines du chez-soi et leurs critères de délimitation (familiarité, hétérogénéité, emplacement socio-spatial et temporel, nature concrète ou abstraite). La recherche met en évidence le rôle et les circonstances du déplacement du « chez-soi » hors de l'échelle de l'espace privé. D'une manière paradoxale, cette d'extension hors de la sphère privée de la localisation socio-spatiale et temporelle du chez-soi serait en mesure d'assurer, pour une population ayant une position sociétale fragile, la continuité avec les autres lieux investis en tant qu'expression identitaire.

Habitat temporaire actuel et son extension spatiale ; chez-soi et son contexte urbain

Le système des lieux avec lesquels l'individu entretient des liens privilégiés, en tant que chez-soi, peut comprendre non seulement ceux correspondant à l'espace de vie privé occupé à un moment donné et dont l'importance peut perdurer tout au long du parcours résidentiel, mais aussi des lieux situés hors de l'espace privé, à condition qu'ils aient été investis en tant que chez-soi. Ainsi, certains endroits du contexte urbain peuvent acquérir un statut privilégié de chez-soi, et peuvent s'ajouter à ceux instaurés au sein de l'espace domestique privé ou peuvent les remplacer (à défaut de pouvoir investir l'espace privé perçu comme trop contraignant ou incompatible avec les attentes de l'individu).

En outre, le chez-soi « externe » peut constituer un point de repère relativement stable en cas d'incertitude réelle et/ou perçue du chez-soi « privé », et/ou un lieu pour une inscription socio-spatiale de soi plus valorisante et plus cohérente, par rapport à celle étayée sur le lieu d'habitation à un certain moment du trajet résidentiel, et cela d'autant plus qu'il s'agit d'un habitat temporaire. Ce surinvestissement du chez-soi « externe » par rapport à celui « privé » s'observe auprès d'un tiers (32,5%) de l'échantillon de l'étude[1], alors qu'un peu moins d'un cinquième (17,5%) les place sur un plan d'égalité. Par contre, la moitié (50%) des personnes interrogées désigne, pour se sentir chez-soi, l'espace domestique privé actuel. Les motifs évoqués pour justifier le déplacement du chez-soi hors de l'échelle de l'espace domestique privé concernent la proximité, la familiarité et le caractère agréable perçus de certains endroits dans la ville, meilleurs supports perçus pour ce lien privilégié. D'une part, ce mouvement est fondé sur le rapprochement et le contact périodique avec ces lieux recherchés (marché, associations, rue commerçante, boutiques, place, square) pour leur dimension sociale (familiarité et spontanéité des contacts, ambiance familière, réseau d'amis), pour la présence des repères liés à l'identité spatiale (endroit déjà connu et investi, repères présents relatifs au lieu d'origine, en particulier habits et nourriture), ainsi que pour le caractère restaurateur et ouvert à l'appropriation de ces lieux (effet restaurateur, sentiment de sécurité, être à l'aise). D'autre part, il est fondé sur un certain rejet du lieu d'habitation actuel, et en particulier de l'étiquetage qui en découle, ainsi que de l'impossibilité de se l'approprier.

Ce déplacement du chez-soi hors de l'échelle privée assure paradoxalement la continuité par rapport aux autres lieux du système du chez-soi. Cette mobilité fait perdurer le contact avec certains repères rappelant certains lieux dont l'accès a été rendu problématique, par choix ou par contrainte. Ces chez-soi éloignés dans l'espace et/ou plus ou moins inaccessibles, à cause de la position sociétale fragile de l'individu, sont rapprochés grâce à ce décentrage du chez-soi. Au prix de ce décentrage qui implique une relative mobilité, une certaine périodicité des contacts et un relatif détachement des lieux d'investissement initiaux (se contenter de substituts et des repères les rappelant, niveau relativement abstrait de la relation induite par la contrainte), l'individu essaye de garder, par les lieux fréquentés, une continuité, une cohérence et une image positive de soi. De plus, il peut ainsi entretenir et confirmer une certaine continuité de la socialisation à l'habitat déjà acquise, et la faire perdurer malgré les contraintes actuelles.

---

1. 80 femmes représentant des ménages « exclus d'un logement décent » ont été interrogées à Paris et en banlieue parisienne. Elles logaient dans des habitats temporaires (appartement réquisitionné, résidence sociale, hôtel meublé etc.).

Une position modérée, conciliant le décentrage et l'échelle privée pour la construction du chez-soi, est motivée, pour les personnes interrogées, à la fois par certaines capacités individuelles, s'adapter dans n'importe quelle situation, ainsi que par une certaine légitimité perçue sur les lieux, construite sur le respect des règles spécifiques d'occupation (formes spécifiques du chez-soi en fonction de son échelle). Par contre, le fait de privilégier l'investissement de l'échelle privée actuelle en tant que chez-soi, par rapport à l'échelle élargie à l'urbain, est fondé sur l'acception de ce lien privilégié à partir d'un contrôle exclusif de cet espace de l'intimité, de sa personnalisation, ainsi que de la continuité de son occupation (sa présence, y compris ses substituts, ses affaires entreposées).

Système des lieux investis et expression du chez-soi – son extension spatiale et temporelle

L'analyse des facteurs ayant certains effets sur le poids relatif attribué aux différents chez-soi (chez-soi de l'enfance, du couple, au sein de la ville, futur) par rapport à l'actuel, au sein du système qui les intègre, montre que ce déplacement du poids vers le passé ou vers le futur n'est pas lié aux caractéristiques des sites de l'étude ni au contrôle institutionnel plus ou moins présent au sein du logement actuel. En effet, ce sont les caractéristiques perçues en termes de caractère agréable et d'homogénéité/hétérogénéité de la dimension sociale du lieu de résidence actuel (immeuble, rue, quartier, zone) qui le font déplacer vers un ancien logement du couple et/ou vers des lieux dans la ville (en fonction de l'exploration environnementale, du contrôle envisagé et du mode d'appropriation et d'acception du chez-soi).

L'évolution perçue de l'insertion professionnelle des adultes, l'évaluation du logement précédent, le nombre de changements plus ou moins subis par la famille (nombre de déménagements, changement de quartier, de taille urbaine, et de contexte culturel), ainsi que la pratique et la représentation d'un chez-soi dans un logement temporaire extrême (hôtel meublé) et dans la « réquisition » semblent être tous liés au déplacement du chez-soi de l'actuel habitat vers un lieu investi par le couple dans son passé. De plus, le choix perçu du quartier dans les changements intervenus au long du parcours résidentiel, ainsi que la perception de l'effort d'adaptation nécessaire à ce changement, semblent être liés au déplacement du chez-soi au sein du tissu urbain, et respectivement dans l'enfance et dans le passé du couple. Par contre, l'intention de déménager du logement actuel serait liée justement à ce déplacement du chez-soi au sein du tissu urbain actuel.

Délimitation du contexte urbain temporaire ; quartier et chez-soi

La délimitation du quartier de résidence du logement à caractère temporaire, et en particulier les types de caractéristiques environnementales évoqués pour la définir, apportent certains éléments supplémentaires relatifs à l'investissement de ce tissu urbain. D'une part, on remarque une démarche d'identification de certains éléments d'étayage pour indiquer ses limites (lignes de démarcation, frontières) et pour s'y orienter (points de repère). D'autre part, on constate que cette délimitation est envisagée à partir du degré d'investissement de ce tissu urbain pour certaines pratiques (fonctionnelles, relationnelles, détentes) et/ou en fonction de son ambiance (style de vie) et de son paysage urbain (architecture, verdure). La question a été de savoir dans quelle mesure le tissu urbain proche de l'habitat temporaire constituait un support de l'extension du chez-soi. Il s'agissait de préciser l'existence ou non de ce lien privilégié et le cas échéant, l'emplacement, plus ou moins proche du logement actuel, de ce chez-soi. Par ailleurs, les modalités de délimitation de ce chez-soi ont été identifiées. Les résultats montrent qu'environ un dixième (11,25%) de la population interrogée situe cette extension du chez-soi au sein du tissu urbain contigu au logement temporel occupé au moment de l'étude, et presque un cinquième (17,5%) l'élargit au quartier proche. Par contre, pour plus d'un tiers (38,75%) l'élargissement s'étale au(x) quartier(s) voisin(s), alors qu'environ un quart (23,75%) le place hors du contexte urbain proche, et que moins d'un dixième (8,75%) s'estime être dans l'impossibilité d'entretenir ce type de lien dans le contexte urbain actuel.

Pour délimiter le chez-soi localisé à proximité de leur logement temporaire, les personnes interrogées font référence à certains critères relatifs à sa familiarité (style de vie, réseau social, ancienneté sur les lieux et rythme de fréquentation), au caractère agréable de son ambiance (détente, stimulation, sécurité) et à leur attachement affectif vis-à-vis de cet espace urbain (maintien des liens souhaité).

L'élargissement et/ou l'éloignement du chez-soi par rapport au domicile temporaire actuel sont fondés sur certains critères de définition de cet espace urbain particulièrement investi. En effet, l'attrait et l'investissement de certains endroits dans la ville de résidence relativement éloignés par rapport au domicile, ainsi que leur délimitation, semblent s'appuyer sur les critères déjà précisés dans le cas du chez-soi situé à proximité du lieu de résidence actuel, auxquels s'ajoutent certains plus spécifiques. Il s'agit de lieux marquants, relevant d'événements fondateurs pour la personne et/ou pour sa famille (premier quartier habité, quartier de naissance des enfants) ou de « hauts lieux » de l'espace urbain (en tant que symbole de l'identité urbaine et/ou nationale), de lieux de références identitaires personnelles (repères du pays d'origine, engagement associatif, enracinement) ou bien d'espaces-temps de référence de la « normalité » (s'éloigner du cadre stigmatisant du logement temporaire pour retrouver l'anonymat afin d'exercer l'urbanité dans la normalité).

Par contre, l'impossibilité de se sentir chez-soi au sein du contexte urbain plus ou moins proche du domicile en logement temporaire semble être fondée, selon les motifs évoqués par les interviewées, sur l'acception de cet investissement. D'une part, cette construction semble s'étayer sur l'espace domestique privé, en tant que point de référence de stabilité et de normalité, à partir duquel l'extension du chez-soi peut se réaliser. D'autre part, cette extension du chez-soi n'est pas concevable hors de l'espace domestique privé. Par conséquent, dans le premier cas l'absence de stabilité et le défaut de normalité perçus du logement temporaire empêchent cet investissement urbain, alors que pour le deuxième cas de figure cette extension n'est même pas envisageable. Autrement dit, l'extension du chez-soi au sein du tissu urbain est possible à condition de la perception d'une certaine stabilité (dimension temporelle) et d'une certaine normalité du logement occupé à un certain moment (position sociétale de l'individu et de sa famille à travers l'habitat occupé). Cette extension est également possible si elle est fondée sur la légitimité de la présence sur les lieux (légitimité d'accès et respect des lieux), ainsi que sur la compatibilité perçue de ces lieux avec la fonction de supports de l'expression identitaire de l'individu. Par contre, l'extension du chez-soi n'est même pas envisageable, dans la mesure où ce chez-soi est fondé sur l'exclusivité de son occupation, ainsi que sur le contrôle exclusif exercé par les membres de la famille. Ces conditions ne seraient donc susceptibles d'être réunies qu'au sein de l'espace domestique privé et donc incompatibles avec l'élargissement voire le déplacement du chez-soi hors du domicile privé.

Formes d'investissement du contexte urbain et le chez-soi

L'analyse des données a montré que l'investissement, en tant que chez-soi, du quartier de résidence en habitat temporaire serait lié à la pratique de ce tissu urbain en tant qu'espace d'usage en particulier pour les loisirs, les achats alimentaires de dépannage, ainsi que pour certaines activités des enfants à charge (loisirs, promenade, fréquentation d'amis). L'extension ou non du chez-soi au sein du tissu urbain, et le cas échéant son emplacement plus ou moins excentrique par rapport au lieu de résidence en habitat temporaire, semblent être liés aux caractéristiques du lieu, à savoir ses ressources urbaines ainsi qu'aux critères de délimitation de celui-ci. Par contre, à l'échelle de l'habitat lui-même et de ses attributs, le caractère saillant ou non de son caractère institutionnel s'est révélé sans effet sur le type d'investissement du tissu urbain.

Au niveau des dimensions individuelles, cet élargissement ne semble pas dépendre non plus de l'expérience passée envisagée en termes de nombre de ruptures par rapport à des lieux d'habitation antérieurs, à savoir le nombre de déménagements et le changement de contexte culturel. Toutefois, l'extension du chez-soi semble être liée à la rupture des rapports environnementaux, car elle dépendrait de l'effort d'adaptation ressenti par rapport au quartier de l'habitat temporaire. L'expérience passée et en particulier les liens privilégiés tissés avec certains lieux (habitat et/ou tissu urbain) en tant que chez-soi vécus dans l'enfance et pendant la vie du couple, ainsi que le projet (à savoir le fait d'envisager un chez-soi dans le futur) ne semblent pas non plus avoir d'effet sur les modalités d'investissement du contexte urbain du lieu de résidence en habitat temporaire. Il est intéressant de souligner que l'extension du chez-soi semble être liée à la possibilité perçue de se sentir chez-soi dans un logement à caractère temporaire (hôtel meublé, logement réquisitionné), alors que la pratique des différents statuts d'occupation de l'habitat, ainsi que la possibilité perçue de se sentir ou non chez-soi ayant le statut de locataire ou de propriétaire ne seraient pas des facteurs différenciateurs pour la forme d'expression du chez-soi liée à l'habitat et à son contexte. On remarque aussi une construction archaïque des légitimités censées faire intervenir la construction subjective des liens à certains lieux, c'est-à-dire la dépendance des lieux exprimée par les familles (enracinement, lieu de référence, lieu fondateur, lieu familier), ainsi que leurs attentes en terme d'accès à un logement décent et à l'urbanité et ses richesses, par leur redistribution plus équitable et perçue comme réalisable, car déjà vécue à titre temporaire (construction d'une « norme d'usage »).

Au prix d'un détachement et d'une absence d'ancrage aux lieux et d'un effort d'abstraction de la relation au contexte de vie, la continuité et l'investissement identitaire seraient soutenus par une dimension abstraite, la légitimité d'être présent sur un lieu. Cette modalité de la dynamique identitaire comporte un potentiel d'ouverture de l'individu à des contextes socio-spatiaux nouveaux ainsi que d'évolution personnelle à travers les expériences acquises. Elle présente aussi le risque du développement d'une certaine insensibilité aux particularités des lieux découlant d'une méconnaissance voire un mépris ou même un outrage relatifs à leurs dimensions historiques et/ou socio-spatiales.

Conclusion

L'articulation du chez-soi et de la ville interroge tant du point de vue des contraintes d'accès au logement que dans la perspective de l'évolution des modes d'emplacement des sphères du privé et du public. Le déplacement de l'expression de soi hors de la sphère privée, le « chez soi en ville », correspond historiquement aux « fluctuations entre ce qui ressort du privé et ce qui ressort du public » (Segaud, 1993, p. 347). Les délimitations changeantes sont orientées à la fois par l'urbanisme et ses règles voire doctrines concernant les repères de leur séparation, et par l'histoire individuelle et ses traces en termes d'événements et lieux marquants. L'espace domestique étant défaillant suite à une position sociétale précaire ou à cause de son incompatibilité avec les modalités d'expressions attendues, le chez-soi prend des formes paradoxales, en articulant le privé et l'urbanité. Le chez-soi en ville ne signifie pas toujours une relégation, il constitue un support pour la continuité lors des transitions et des ruptures du parcours de vie.

L'étude de l'évolution de l'intimité (de 1978 à 2000), en lien avec les nouvelles donnes de la mobilité et de l'urbanité, montre que le rôle de médiation de l'espace urbain entre le chez-soi et la sphère publique perdure (Bédar & Fortin, 2004). Toutefois, les articulations actuelles entre la sphère privée et publique seraient liées aux mobilités et à leurs régularités. La délimitation spatio-temporelle de l'intimité serait plus stricte et occuperait plus de place pour les personnes peu mobiles et ayant une certaine régularité et stabilité dans leurs déplacements. À l'opposé, pour une mobilité forte et souple, on constate que l'attachement au mode de vie est plus fort que l'attachement au quartier. Les formes d'intimité ne sont pas nécessairement situées sur le lieu de résidence, ce qui entraîne l'existence de plusieurs chez-soi et leur dispersion spatiale.

Les chez-soi correspondraient, dans le cas de la mobilité souple à une « déplaçabilité sélective » en fonction des co-présences spécifiques, en s'affranchissant d'un lieu concret en particulier. Il s'agit du chez-soi générique à l'opposé du chez-soi normatif (Amphoux & Mondada, 1989) et de l'ancrage dans un mode relationnel spécifique assuré par la mobilité au-delà des spécificités d'un lieu (« routes » opposé à « roots », selon Gustafson, 2001b). La construction du sens du lieu en dépendrait. La co-présence sous la forme de la sociabilité anonyme (Goffman, 1979), la sociabilité sans contact, la coexistence sur un même lieu, apparaît aussi comme facteur de satisfaction résidentielle. Elle semble être éludée par les enracinés qui développent un rapport affectif et fusionnel au lieu, par la médiation de l'histoire personnelle et ses évènements et lieux marquants (Pan Ké Shon, 2006). La taxonomie de la co-présence et la délimitation qualifiante de l'échelle du chez-soi seraient pertinentes pour l'étude du lieu en tant que support identitaire.

En effet, « la vie quotidienne située au rez-de-chaussée de la vie sociale et les changements s'opérant entre la sphère du travail et la sphère privée constituent le creuset d'une adaptation incessante des conduites individuelles et collectives, [...] ajustements en grande partie invisibles qui s'appuient sur une organisation urbaine en mutation et se traduisent d'abord dans des modes d'appropriation différenciés du logement » (Perrinjaquet & Paravicini, 1993, p. 293).

La surmodernité caractérisée par l'accélération et l'abondance d'événements ainsi que par la discontinuité de l'expérience spatiale rend problématique la lisibilité et la compréhension des sens des lieux, et par conséquent le développement des liens privilégiés aux contextes de vie (Amphoux & Mondada, 1989). L'aménagement ancré devrait retisser les liens avec la mémoire des lieux, et la rendre lisible car « un espace destiné à être approprié doit permettre, et même encourager, les projections. Il s'agit de projections de type existentiel, qui reflètent des besoins vitaux tels que le besoin de confirmation et d'acceptance. Ce n'est que lorsque l'espace public satisfait à ces besoins qu'il peut devenir espace par lequel tout le monde se sent concerné » (Werner, 1992, p. 9). Le lieu étant le creuset de l'articulation de l'histoire personnelle et sociétale, on peut considérer avec Lévy (1999) qu'il ne peut pas y avoir d'étude des lieux sans prendre en compte les hommes qui les occupent.

Isobel Stewart et Dorothée Marchand

REPRÉSENTATION ET MÉMOIRE URBAINE : REPÈRES ET IDENTITÉ DANS UNE VILLE EN TRANSITION

Introduction

L'histoire d'une ville à travers la mémoire urbaine de sa population peut avoir un impact fort sur la façon dont cette population se représente la ville et s'y identifie. Dans ce chapitre, nous allons examiner cet aspect de la relation entre les individus et leur environnement physique et social. Pour ce faire, nous nous appuierons sur le cas du Creusot, une ville au riche passé industriel qui se trouve aujourd'hui dans une période de transition vers une diversification industrielle et technologique.

Le Creusot est né de la révolution industrielle à la fin du XVIIIe siècle. La famille Schneider règne sur la ville pendant quatre générations (de 1836 à 1960) en développant des établissements de renommée mondiale dans les domaines de la sidérurgie et de la métallurgie. En construisant son empire industriel dans le bassin creusotin, la dynastie des maîtres de forges « façonne » la ville et modèle les conditions de vie et de pensée de toute une population. L'ouvrier creusotin vit ainsi dans un monde replié sur lui-même, surprotégé par le paternalisme schneidérien. Toutefois, depuis la fin de la dynastie en 1960, Le Creusot a connu des bouleversements économiques et sociaux, en particulier le dépôt de bilan en 1984 de Creusot-Loire qui a mis fin à « l'Usine », le dernier héritier des Schneider, et laissé de nombreuses personnes au chômage. Aujourd'hui, d'autres sociétés industrielles ont pris le relais et occupent les sites du Creusot, mais le taux de chômage demeure relativement élevé et la population vieillie. On s'interroge ainsi sur les réactions de la population locale face à ces bouleversements. Comment la population se représente-t-elle « sa » ville ? Comment vit-elle la transition d'un passé industriel glorieux à un avenir incertain ? Comment les Creusotins s'identifient-ils aujourd'hui à leur ville ? Observe-t-on des différentiations sociales au travers de ces différents processus qui traduisent la relation à un environnement ?

Par ailleurs, la structure de la ville n'est pas unifiée autour d'un centre-ville unique, conséquence de sa construction autour des usines. La centralité est alors dispersée parmi plusieurs rues commerciales dans différents quartiers de la ville. Un nouveau « cœur de ville » regroupant plusieurs bâtiments existants autour d'une esplanade a été récemment inauguré [1], mais il est trop tôt pour mesurer son impact sur les représentations et usages de la ville. On s'intéresse donc à la représentation que les habitants ont du centre-ville et à leurs attentes relatives à la centralité urbaine.

Les analyses présentées dans ce chapitre portent sur les données d'une recherche que nous avons effectuée auprès d'un échantillon de la population du Creusot [2]. L'ambition de notre réflexion est de croiser deux approches susceptibles d'enrichir la compréhension des rapports complexes que des individus entretiennent avec l'espace urbain qu'ils occupent : l'approche des représentations sociales et l'approche psycho-environnementale.

Représentations sociales et l'environnement

Depuis son introduction par Moscovici en 1961, le concept de représentation sociale s'est avéré un outil riche pour comprendre et agir dans divers domaines sociaux. Une représentation sociale est un ensemble de croyances, de valeurs, d'orientations affectives et d'informations qui permettent de saisir la signification d'un objet ou d'une situation (Moscovici 1961/1976 ; Abric, 1994a). Moscovici insiste sur la perspective constructiviste de sa théorie : « we are dealing with knowledge whose objective is to "create a reality" [3] » (Moscovici, 1988, p. 229). Comme le précise Abric : « Il n'existe pas *a priori* de réalité objective [...], toute réalité est représentée, c'est-à-dire appropriée par l'individu ou le groupe, reconstruite dans un système cognitif, intégrée dans son système de valeurs dépendant de son histoire et du contexte social et idéologique qui l'environne » (1994a, p. 12). Ceci renvoie à une autre caractéristique des représentations sociales, notamment qu'elles sont socialement et historiquement ancrées. Socialement ancrées, car elles se construisent et circulent dans des rapports sociaux ; historiquement ancrées, car une représentation sociale avérée « ne s'est pas constituée *ex nihilo*, mais procède de représentation(s) antérieure(s) » (Rouquette, 1994, p. 180).

1. Le 24 septembre 2005.
2. Les données ont été recueillies début 2005 auprès d'un échantillon de 160 personnes, dont 80 personnes actives qui résident et/ou travaillent au Creusot et 80 étudiants faisant leurs études au Creusot (au centre Condorcet ou à l'IUT, Université de Bourgogne).
3. « Nous avons à faire à des connaissances dont l'objectif est de "créer une réalité". »

Ainsi, l'objectif dans cette perspective n'est pas d'étudier les réactions ou adaptations des individus ou des groupes à une réalité préétablie, mais plutôt d'analyser les significations qui sont attribuées à des objets sociaux à travers des activités représentationnelles et de rechercher la source de ces significations dans l'histoire, le contexte social et le système de croyances et valeurs des individus ou groupes concernés.

Pour étudier les relations des individus à leur environnement, c'est ce double aspect de construction de la réalité et de fondement social, culturel et historique des représentations sociales qui nous paraît important à souligner. Certaines autres approches dans le champ environnemental prônent aussi l'idée d'une réalité construite par des individus face à leur environnement. Par exemple, dans une approche en termes de cognition environnementale, le concept de « territoire » (Altman, 1975 ; Hall, 1973) renvoie à l'occupation et à l'usage social des lieux et aux significations qui leur sont associées : « un territoire n'existe pas en soi ; il n'a de réalité qu'à travers celui qui s'y trouve et qui en fait un certain usage » (Fischer, 2002, p. 22). Bien que ce type d'approche ait montré tout son intérêt pour appréhender la façon dont les personnes interagissent avec leur environnement, il reste à un niveau plutôt individuel, ne prenant guère en compte les appartenances sociales ou les croyances et valeurs partagées des individus. Comme le souligne Félonneau (2003b), ce n'est qu'à partir des travaux de Milgram et Jodelet (1976) sur les représentations socio-spatiales de la ville que la dimension collective a été introduite dans l'approche des représentations de l'espace.

Depuis, un certain nombre de recherches s'appuient sur la théorie des représentations sociales pour étudier l'environnement, notamment à l'échelle de la ville. Ces recherches ont pu mettre en évidence, par exemple : l'importance du centre-ville en termes de désirabilité sociale liée à son aspect historique et en termes de fonction organisatrice de la représentation socio-spatiale de la ville (Jodelet, 1982 ; Bonnes, Mannetti, Secchiaroli & Tanucci, 1990 ; Marchand, 2005a, 2005b) ; une différentiation dans les représentations associées à des modes de repérage et d'appropriation d'une ville par les étudiants selon leur filière de formation (Félonneau, 1997) ; l'incidence du statut socio-économique et du lieu de résidence (quartier central *vs* périphérique) sur les représentations associées aux sociabilités de voisinage (Félonneau, Marchand & Fleury-Bahi, 2004).

Pour notre part, nous nous intéressons ici à la façon dont l'histoire particulière d'une ville ainsi que sa forme peuvent intervenir dans la représentation de celle-ci. Autrement dit, dans une réflexion portant sur les perspectives temporelles, nous nous demandons comment la mémoire du passé s'articule avec le présent, comment les événements et l'espace bâti d'hier se conjuguent avec ceux d'aujourd'hui dans la représentation d'une ville élaborée par sa population. Il est alors nécessaire de prendre en compte les relations entre mémoire sociale et représentations sociales.

Représentations sociales, mémoire sociale et mémoire urbaine

Dès la période d'entre deux guerres, aussi bien Bartlett que Halbwachs soulignent le caractère social et constructif de la mémoire. Pour Bartlett (1932), ce dont on se rappelle est orienté par des facteurs sociaux tels que des normes et des valeurs culturelles, alors que Halbwachs (1925, 1950) souligne l'effet de la situation présente et des appartenances sociales sur la reconstruction du passé. En ce qui concerne la relation entre mémoire sociale et représentations sociales, on peut dire, d'une part, que les représentations partagées soutiennent le fonctionnement de la mémoire. Haas et Jodelet précisent ce fonctionnement de la mémoire collective selon Halbwachs en ces termes : « L'enregistrement et le rappel du souvenir se font sur un étayage social *via* la communication et le partage d'un même système de représentations ou "courants d'idées" » (1999, p. 130).

Réciproquement, la mémoire sociale fait partie des représentations, tout d'abord en tant qu'expérience qui permet de rendre le non familier en quelque chose d'ordinaire, une des fonctions essentielles des représentations sociales selon la théorie de Moscovici. Rouquette insiste également sur la fonction de l'expérience dans le processus de représentation : « Pour un individu comme pour une société, l'expérience est ce qui émerge dans l'histoire. Toute représentation sociale saisie à un moment donné rencontre donc l'expérience, portée par le développement circonstanciel de l'histoire du groupe considéré et de ses groupes connexes » (1994, p. 186).

La mémoire sociale est aussi présente dans les représentations en tant que « contenus localisés dans le passé » (Haas & Jodelet, 1999). Pour souligner le rôle important que la mémoire sociale peut jouer dans les représentations, Roussiau et Bonardi (2002) font appel à une approche structurale des représentations sociales. Selon cette approche, certains éléments ont un statut privilégié et forment le noyau ou système central de la représentation, tandis que d'autres éléments forment le système périphérique (Abric, 1984, 1994a). Ces auteurs proposent alors que la mémoire sociale peut faire partie du système central d'une représentation. En effet, d'après Abric, le système central, de caractère stable, est lié à la mémoire collective et à l'histoire du groupe alors que le système périphérique, plus flexible et assurant l'ancrage de la représentation dans la réalité du moment, permet l'intégration des expériences et histoires individuelles.

Bonnec (2002) s'attache à démontrer de manière empirique cette relation entre la mémoire sociale et le système central d'une représentation dans une étude exploratoire portant sur les représentations sociales de la Bretagne, la France et l'Union Européenne auprès d'une population de jeunes Bretons. L'auteur identifie certains éléments centraux liés aux notions de lieu, d'espace commun et de symbole exprimant une identité régionale, nationale ou européenne, que l'on peut considérer comme éléments de la mémoire sociale. Comme le précise Halbwachs, « il n'est point de mémoire collective qui ne se déroule dans un cadre spatial [...] l'espace est une réalité qui dure » (1950/1968, p. 146). Toutefois, dans la même étude, Bonnec identifie d'autres éléments, ne faisant pas partie du système central, qui se réfèrent aux pratiques culturelles ou traditionnelles régionales et que l'on peut également considérer comme constitutifs de la mémoire sociale. Il semble alors que cette relation entre mémoire sociale et représentations sociales ne se fait pas exclusivement au niveau des éléments centraux de la représentation. Cette recherche souligne néanmoins l'importance dans la mémoire sociale des repères spatiaux qui sont selon Halbwachs un des cadres sociaux fondamentaux de la mémoire collective.

Ceci nous ramène à l'environnement et permet de spécifier la mémoire urbaine comme la mémoire sociale de l'espace urbain, permettant à des habitants d'une ville de construire ou de reconstruire leurs souvenirs en rapport aussi bien avec des lieux et des symboles de la ville, qu'avec des personnages qui y ont été associés ou des événements qui y ont eu lieu. C'est cette mémoire urbaine fondée sur des repères aussi bien temporels que spatiaux qui nous intéresse ici et que nos recherches sur la représentation du Creusot permettent d'illustrer.

Mémoire urbaine et repères temporels

La relation entre mémoire urbaine et représentation sociale ressort dans le cas de la représentation du Creusot. Les analyses révèlent que l'époque de l'empire industriel des Schneider est toujours au cœur de la représentation de la ville. En effet, parmi les réponses à une tâche d'association verbale[4], les termes à la fois les plus fréquents et s'approchant le plus de l'image de la ville pour les personnes interrogées sont ceux qui se réfèrent à la famille Schneider et l'activité industrielle[5] (Stewart & Marchand, 2006). En s'appuyant sur les travaux de Vergès (1992), on peut penser que ce sont ces éléments qui seraient les plus susceptibles de correspondre aux éléments centraux de la représentation. De plus, lorsqu'il a été demandé aux personnes interrogées de préciser comment elles parleraient du Creusot d'autrefois, d'aujourd'hui et de

---

4. Il a été demandé aux personnes interrogées de : « *Donnez très rapidement trois mots qui vous viennent à l'esprit quand vous pensez à "Le Creusot"* » (question 1), puis de : « Choisissez le mot qui s'approche le plus de votre image de la ville du Creusot » [et ensuite] « ...le mot qui s'approche encore bien... » (question 2).
5. Il s'agit d'une analyse croisant la fréquence des termes énoncés et leurs rangs, les rangs étant attribués selon les réponses à la consigne de la question 2. Les termes cités par au moins 15% de la population interrogée et ayant un rang moyen inférieur à 2 sont : « Schneider, famille/empire Schneider » et « industries, ville/activité industrielle ».

demain, il ressort que l'histoire industrielle du Creusot prédomine massivement le discours sur le Creusot d'autrefois (80,5% des réponses), alors que ce n'est pas le cas pour le discours plus varié sur le Creusot d'aujourd'hui et de demain. L'analyse de ces réponses permet de constater la complexité des articulations entre les différents aspects du passé, présent et futur de la ville, mais souligne néanmoins l'importance de l'ancrage de la représentation dans l'histoire industrielle de la ville, et, en passant par les appréciations contrastées du présent, comment cet ancrage amène à des visions optimiste, incertaine ou pessimiste du Creusot de demain.

Il faut, par ailleurs, préciser que cette représentation du Creusot ancrée dans le passé apparaît comme spécifique à ceux qui connaissent bien la ville. Bien que toutes les personnes interrogées fassent mention des éléments liés au patrimoine industriel, ce ne sont que la population active (résidant et/ou travaillant dans la ville) et les étudiants nés au Creusot qui privilégient ces éléments en les considérant comme s'approchant le plus de leur image de la ville. Les étudiants qui ne sont pas natifs du Creusot et qui y sont venus pour étudier sont les seuls à faire référence en priorité à l'université et aux études, aussi bien au niveau des éléments susceptibles d'être centraux[6], qu'au niveau de ceux faisant partie du système périphérique[7]. D'après Abric (1994a), deux représentations sont distinctes lorsqu'il y a une différence au niveau des éléments centraux, il semble donc que ces derniers ne partagent pas avec les autres une représentation de la ville élaborée autour des Schneider et de l'empire industriel qu'ils ont construit[8].

Pour ce qui est de la représentation partagée par la population familiarisée avec la ville, des différences apparaissent selon des positions spécifiques. Par exemple, ce sont les personnes actives originaires de la ville qui ont l'image la plus positive de celle-ci et qui ont tendance à considérer le Creusot comme une ville agréable à vivre, verte et calme avec des beaux paysages, alors que les étudiants nés au Creusot, tout en ayant une image plutôt positive de la ville, ont tendance à souligner certains aspects négatifs, en parlant notamment d'ennui et de « rien à faire ». Cependant, au niveau des différentes articulations temporelles, les positionnements spécifiques sont difficiles à discerner car dépendant de plusieurs caractéristiques psychosociales. À titre d'exemple, on observe une opposition entre certaines catégories des personnes actives : d'une part, il y a celles qui parlent du passé du Creusot sous l'angle de sa richesse et de sa gloire, pour qui le présent est synonyme de déclin et de chômage et qui sont pessimistes pour l'avenir du Creusot ; d'autre

6. Selon l'analyse croisant fréquence et rang, les termes cités par au moins 15% de la sous-catégorie « étudiants nés ailleurs » et ayant un rang moyen inférieur à 2 sont : « faculté » et « IUT ».
7. Les références à l'université et aux études constituent 25% des réponses à la tâche d'association verbale pour les étudiants nés ailleurs, contre 5% pour les autres personnes interrogées.
8. Il sera nécessaire, cependant, de confirmer ce résultat en effectuant une nouvelle recherche utilisant une autre méthodologie, telle que la technique de mise en cause (Moliner, 1989).

part, il y a celles qui décrivent le passé en s'inspirant d'une sociologie ouvrière (mines, ouvriers...), qui voient le Creusot d'aujourd'hui en voie de changement et qui sont relativement optimistes pour l'avenir. Ces résultats particuliers, qui concernent un petit effectif de l'échantillon, laissent penser néanmoins, que les premiers, des personnes de faible niveau d'étude qui résident au Creusot, se trouveraient parmi ceux qui ont souffert plus directement des bouleversements économiques du Creusot, alors que les deuxièmes, des personnes de niveau moyen (bac à bac+2) qui résident à proximité du Creusot, seraient parmi ceux qui s'en sont mieux sortis.

On voit ainsi que l'histoire du Creusot apparaît dans la représentation de la ville à travers la mémoire urbaine, fondée ici sur des repères temporels qui impliquent aussi bien des activités prédominantes du passé que des personnages qui y sont associés, personnages incarnés dans la famille Schneider. L'histoire creusotine se répercute également sur la représentation socio-spatiale de la ville et plus particulièrement au niveau des repères de centralité urbaine.

Mémoire urbaine et repères de centralité

La ville du Creusot ne possède pas un centre qui correspond à ce que Marchand (2005b ; Marchand & Weiss, chapitre 2) appelle un archétype, ou modèle de référence, de centre-ville, c'est-à-dire un centre qui offre des repères forts, aussi bien spatial et structural qu'historique et social. Ce manque du centre-modèle au Creusot avec des repères clairement identifiables est la conséquence de sa construction autour des usines. Au début du XIXe siècle, Le Creusot n'était qu'un hameau qui par la suite s'est développé très rapidement avec l'arrivée des Schneider et la construction des logements pour la main-d'œuvre venue en grand nombre travailler dans l'industrie. Ces cités ouvrières ont été construites de part et d'autre des usines qui, vers la fin du XIXe siècle, s'étendaient sur plus de 300 hectares dans le « creux » d'où la ville tire son nom (Chazelle & Jannot, 1960/1995). Bergeron décrit ainsi la première impression de quelqu'un qui visite la ville d'aujourd'hui : « Une fois franchie [la porte d'entrée de la ville où se situe le marteau pilon, monument de l'époque industrielle], la déception est grande pour le visiteur. Bientôt encadré par des alignements de maisons à deux niveaux et façades étroites – l'une des versions de l'habitat ouvrier – il cherche en vain ces percées rectilignes qui ouvriraient sur de vastes places centrales ; aucun repère monumental, aucun concept urbanistique inscrit au sol ne l'orientent vers quelque prestigieuse centralité urbaine » (2001, p. 10).

Il n'est alors pas étonnant que lorsqu'on demande aux personnes interrogées : « Comment décrivez-vous le centre-ville du Creusot ? », très peu (6%) répondent de façon positive. Parmi les autres répondants, certains considèrent qu'il y a un problème soit de dimension (le centre-ville est petit...), soit de structure (il est éclaté, dispersé, étendu ou il y en a plusieurs), alors que d'autres se plaignent d'un manque d'activité et d'attractivité ou déclarent que le centre-ville est inexistant. En outre, lorsqu'on leur demande : « Quel serait pour vous un centre-ville idéal à l'échelle d'une ville comme le Creusot ? », les réponses sont l'image inversée des premières. Il ressort ainsi des analyses une différence entre ceux qui se focalisent sur le problème structural du centre-ville et ceux qui insistent davantage sur la vie sociale et les échanges. Pour les premiers, la structure de la ville étant polynucléaire, il paraît difficile d'atteindre l'unicité qui caractérise le centre-ville idéal (aspiration plutôt observée des actifs nés au Creusot ayant une image positive de la ville). Les autres se focalisent davantage sur le manque d'animation et d'attractivité du centre-ville. Ils préfèrent faire du shopping dans d'autres villes et souhaiteraient un centre-ville avec plus de commerces, le rapprochant ainsi de l'archétype. Ce deuxième avis concerne plutôt des étudiants, mais il est partagé par certains actifs qui ont une image négative de leur ville.

Il semble dès lors que la familiarité avec la ville et son attachement conduisent à une représentation de la centralité urbaine du Creusot focalisée sur le problème structural, prenant donc en compte sa construction historique autour des usines. La représentation des jeunes et des personnes connaissant peu la ville et/ou qui n'y sont pas attachés serait plutôt focalisée sur l'écart entre leur modèle de référence et la réalité. Il apparaît clairement ainsi que la relation socio-historique des personnes à la ville a un impact sur leur représentation de la centralité urbaine.

Rappelons que nous souhaitons examiner également l'aspect identitaire des relations des individus à leur environnement. Comment des individus s'identifient-ils à leur ville ? Y a-t-il des différentiations sociales qui apparaissent dans l'identification à une ville ? Il est alors nécessaire de s'intéresser à la fonction identitaire des représentations sociales et de la mémoire sociale.

Identité sociale et identification à un lieu

« Les représentations sociales des uns ne sont pas celles des autres » (Rouquette & Rateau, 1998, p. 18). Ceci résume l'essence de la fonction identitaire des représentations sociales, car celles-ci déterminent la façon dont un groupe donné se perçoit et perçoit les autres, confirmant ainsi l'appartenance sociale des membres du groupe. Rouquette (1994) précise d'ailleurs que ces « uns » et « autres » se distinguent selon au moins un critère objectif de positionnement social. Moscovici (1961) montre, par exemple, dans l'étude princeps des représentations sociales comment les catholiques et les communistes à la fin des années cinquante ont défini leur identité par la spécificité de leurs représentations de la psychanalyse.

Faire partie d'un groupe avec une certaine histoire implique également de partager un ensemble de représentations sociales sur le passé du groupe. De ce fait, « les souvenirs des événements collectifs du passé servent à la définition du soi social des personnes » (Deschamps, Paez & Pennebaker, 2001, p. 54). De Rosa (1996) met en évidence la relation entre identité, représentations sociales et mémoire sociale dans une recherche portant sur l'identité nationale et européenne. Les résultats révèlent la saillance des dimensions historiques dans les représentations. Qu'en est-il alors de l'identité en relation avec un lieu ?

Dans une perspective transactionnelle de l'environnement, Proshansky (1978) introduit le concept de l'identité de lieu (place identity) pour rendre compte de la façon dont l'individu tend à s'identifier à la place qu'il occupe et qui lui confère un sentiment d'appartenance. Il parle de l'identité urbaine lorsque le lieu se situe dans un espace urbain. Cependant, cette conception de l'identité qui, selon Proshansky, s'ajoute à l'identité sociale tout en restant indépendante de celle-ci, ne porte que sur la relation de l'individu à son environnement physique. De ce fait, elle semble réductrice et « en contradiction avec les conceptions de l'environnement englobant aussi bien des aspects sociaux que physiques » (Moser, 2003, p. 22). Lalli (1992) ajoute une dimension sociale à ce concept en faisant une distinction entre identité de lieu – qui ne se réfère qu'au lieu, et identification à un lieu – qui inclut la relation entre l'individu et un lieu socialisé. D'autre part, le lien émotionnel entre un individu et un lieu est conçu en termes d'attachement au lieu (Shumaker & Taylor, 1983).

Ces concepts issus de la psychologie environnementale sont enrichis par le concept de représentation sociale. Comme pour les représentations sociales de façon générale, celles qui portent sur l'environnement constituent une composante majeure de la construction identitaire des individus (Félonneau, 2003b). Une recherche monographique de Haas (1999, 2002) illustre cette richesse d'analyse que permet une approche des représentations sociales. L'étude porte sur les représentations socio-spatiales de la ville de Vichy et révèle les incidences de l'histoire passée de la population sur ses représentations et son vécu identitaire. Il ressort que les Vichyssois refusent l'identité attachée à la période du gouvernement Pétain installé dans la ville pendant la Seconde Guerre mondiale et se sont mis à reconstruire leur histoire (au niveau des visites touristiques de la ville, par exemple) en s'appuyant sur le séjour de Napoléon III dans la ville.

À l'inverse des représentations de Vichy, nous avons vu pour la ville du Creusot que le passé industriel est bien présent et valorisé dans la représentation développée par la population creusotine. Cette forte présence de la mémoire urbaine dans la représentation des habitants aujourd'hui peut être expliquée en termes d'identité. Puisque la ville du Creusot est dans une période de transition où certains repères spatiaux ou sociaux ont disparu et la stabilité socioéconomique n'est pas assurée, la population s'appuie sur l'histoire prestigieuse de la ville pour lui permettre de maintenir une identité sociale positive. Comme le précisent Deschamps, Paez & Pennebaker : « La fonction nostalgique de la mémoire collective (le passé comme âge d'or) sert à faire face aux menaces qui peuvent peser sur l'identité sociale et la référence à un passé positif émerge dans des situations de transition où nos identités sont remises en question » (2001, p. 55).

Toutefois, dans le cas du Creusot, l'identification à la ville dépend dans une large mesure des liens que les individus entretiennent avec celle-ci. L'analyse des réponses à la question : « Que signifie pour vous d'être creusotin(e) ? » révèle que la majorité des personnes nées au Creusot s'identifie positivement à la ville ou assimile être creusotin à « être né au Creusot ». Pour certaines personnes nées ailleurs, être creusotin signifie quelqu'un qui habite dans la ville, pour d'autres cela signifie « rien, rien de spécial » ou « je ne suis pas creusotin ». Parmi ces derniers, on retrouve les étudiants nés ailleurs, dont certains se distinguent des autres personnes interrogées en précisant leur statut d'étudiant dans la ville. L'attachement à la ville, considéré ici comme le versant émotionnel de l'identification à un lieu (Relph, 1976), varie également avec le lieu de naissance et le temps de résidence dans la ville. Ce sont en effet les natifs de la ville qui lui sont le plus attachés ainsi que ceux qui y résident depuis plus de vingt ans. Ici encore, les étudiants récemment venus au Creusot se différencient des autres répondants car ils sont les moins attachés à la ville[9].

Il apparaît donc que la familiarité avec le Creusot ainsi que son attachement amènent à une forte identification à la ville. C'est le cas pour la majorité des natifs de la ville, aussi bien des étudiants que des personnes actives. Leur forte indentification à la ville va de pair avec une représentation de la ville ancrée dans son histoire industrielle et leur permet de maintenir une identité sociale positive. En revanche, les personnes venues de l'extérieur, en particulier les étudiants qui n'ont pas de liens sociaux dans la ville autres que ceux avec leurs camarades de classe, ne partagent pas cette représentation qui donne lieu à des sentiments positifs envers la ville. Par conséquent, ils n'y retrouvent pas une identité sociale positive et ne s'y identifient pas.

Conclusion

Qu'est-ce que ces recherches sur le Creusot, une ville dans une période de transition, nous apprennent sur les relations entre les individus et leur environnement ? Il ressort tout d'abord une opposition claire entre la représentation de la population creusotine et celle des non-creusotins (ou des personnes

9. Les scores médianes sur une échelle allant de 1 (très attaché à la ville) à 6 (pas du tout attaché) indiquent les valeurs au-dessus de la médiane théorique de 3,5 pour ceux nés au Creusot (2,5 pour les actifs et 2,8 pour les étudiants), alors que les scores pour ceux nés ailleurs sont en dessous de la médiane théorique (4,0 pour les actifs et 5,0 pour les étudiants).

se considérant comme telles). Ce sont les personnes bien installées dans la ville qui partagent une représentation du Creusot plutôt positive, alors que les non-creusotins voient la ville de façon plus négative. La représentation plutôt négative du Creusot pour ceux qui viennent de l'extérieur, surtout les étudiants, est notamment liée à un manque d'ancrage social dans la ville, mais nous pensons que l'on peut également attribuer cette relation négative à un manque de repères socio-spatiaux dans la ville. Il leur manque d'abord des repères temporels pour leur permettre de s'identifier au passé du Creusot, mais aussi – et principalement, nous semble-t-il – des repères communément attendus d'un centre-ville, un manque qui concoure au sentiment de se retrouver dans une ville peu animée où il n'y a rien à faire. Peut-être les travaux récemment entrepris par la municipalité pour établir un « cœur de ville » permettront-ils de modifier cette représentation négative qui traduit elle-même une relation négative avec la ville ? En tout cas, on voit ici clairement l'enjeu de la centralité urbaine pour bien accueillir des nouveaux arrivants dans une ville.

Quant à la représentation ancrée dans l'histoire industrielle de la ville et partagée par la population creusotine, nous avons vu comment la valorisation de ce passé prestigieux permet à la population de traverser une période de transition tout en maintenant une identité sociale positive. Il apparaît également dans cette représentation certains aspects orientés selon les positions spécifiques. Ces différentiations se dessinent notamment en fonction de l'étape dans le cycle de vie (actifs *vs* étudiants) et des liens plus ou moins forts avec la ville. Nous n'avons pas observé d'effet de variables telles que la catégorie socio-professionnelle ou l'âge des répondants. Il semble donc que l'effet d'autres caractéristiques psychosociales est relativement complexe et difficile à discerner, comme il l'a été constaté pour les différentes articulations temporelles.

Bien que nous n'ayons pas pu dénouer tous les rapports complexes entre les Creusotins et leur ville, ces recherches ont permis d'examiner l'impact de l'histoire d'une ville à travers la mémoire urbaine de sa population sur la représentation qu'elle s'en fait. Elles montrent ainsi l'intérêt d'une approche intégrant la théorie des représentations sociales et une perspective environnementale pour mettre en évidence la relation entre les individus et leur environnement.

Christian GUIMELLI et Jean-Claude DESCHAMPS

REPRÉSENTATIONS SOCIALES, CONTEXTES SOCIO-ENVIRONNEMENTAUX ET TEMPOREL

L'objectif de ce chapitre est de présenter une série de recherches qui ont pour caractéristiques communes de mobiliser des contextes environnementaux variés. Dans cette perspective et concernant les représentations de certains troubles actuels dans le monde social, nous serons amenés à aborder les effets de l'insertion des populations dans des lieux contrastés, par rapport à des références temporelles particulières, mais aussi par rapport à des conceptions du monde qui s'ancrent dans des « cultures » spécifiques.

À propos de la sécurité ou de l'insécurité, de la violence ou de la déviance, nous aborderons l'impact du contexte situationnel en comparant les représentations de sujets appartenant à des ensembles urbains fort différents dans l'Europe francophone. On peut penser, en effet, qu'au-delà de certains contenus de représentations qui sont partagés et s'imposent à la perception commune, de tels contextes environnementaux sont susceptibles de mobiliser des croyances spécifiques, dépendant des conditions socio-environnementales particulières.

À propos du terrorisme, outre le contexte situationnel qui vient d'être évoqué, nous avons aussi intégré les effets d'un contexte temporel (avant ou après un événement capital du début du 3e millénaire : les attentats du 11 septembre 2001). Rares, en effet, sont les recherches qui, grâce à un « heureux » concours de circonstances, permettent d'établir des comparaisons entre des observations portant sur l'événement et qui ont été réalisées antérieurement avec celles effectuées de façon consécutive à cette occurrence d'une telle importance.

Dans une autre perspective, c'est la référence à un environnement socioculturel initial qui a été manipulé en comparant les réactions à la guerre en Irak de sujets français et américains résidant en France. L'objectif sera alors de voir comment des sujets d'appartenance nationale différente manifestent des émotions et des sentiments différents par rapport à ce conflit. L'environnement, dans cette optique, renvoie avant tout à des positionnements qui activent des conceptions du monde potentiellement différentes.

Représentations sociales de l'insécurité et de la sécurité

L'insécurité des biens et des personnes est devenue une préoccupation importante aussi bien chez les experts que pour le citoyen, sans oublier le monde politique qui ne peut pas faire l'économie de se situer par rapport à ce thème. Il n'en reste pas moins que des conditions socio-environnementales spécifiques correspondent à des vécus aussi bien qu'à des conditions objectives fort différentes par rapport à cette problématique. Par ailleurs, une autre préoccupation consiste à se demander dans quelle mesure la sécurité est une image spéculaire de l'insécurité ou, au contraire, si ces deux ensembles renvoient à des espaces représentationnels disposant d'une autonomie relative l'un par rapport à l'autre. Nous avons alors été amenés à comparer les constructions mentales de l'insécurité/sécurité réalisées par des populations placées dans des contextes situationnels différents.

252 sujets étudiants en sciences humaines (sciences sociales et psychologie)[1] des Universités de Provence (issus pour l'essentiel des communautés urbaines d'Aix-en-Provence et de Marseille) et de Lausanne (principalement issus de la Suisse Romande et plus particulièrement du canton de Vaud) ont participé à une première étude réalisée en 1999 dont nous ne rapporterons que quelques éléments (pour plus de détails, cf. Deschamps et Guimelli, 2004). Dans un premier temps, nous avons fait l'hypothèse qu'il existait entre les communautés urbaines d'Aix-Marseille et Lausanne des différences concernant la perception de la sécurité et de l'insécurité. Pour mettre à l'épreuve cette hypothèse, une première mesure a consisté à tester les différences qui existent entre les sujets appartenant à ces deux communautés quant à l'insécurité et à la sécurité. Ces différences relatives à ces deux domaines ont été mises en évidence à l'aide d'un questionnaire.

À la moitié des sujets, on disait que le travail qui leur était demandé faisait partie d'un « ensemble de recherches sur l'Insécurité des personnes et des biens » planifiées par le GRINS (Groupe de Recherche sur l'Insécurité). Ils devaient alors se positionner à l'aide d'échelles en 4 points (allant de 1 :

1. Dans l'ensemble des travaux présentés dans ce texte et compte tenu de la composition des populations utilisées (des jeunes poursuivant des études en sciences sociales et en psychologie), les sujets sont pour l'essentiel des étudiantes. Des analyses prenant en compte le facteur genre (lorsque cela s'avérait possible compte tenu des faibles effectifs d'hommes) ne mettent en évidence aucun effet de cette variable. Par ailleurs des analyses sur les seuls sujets féminins donnent des résultats proches.

tout à fait d'accord à 4 : tout à fait en désaccord) sur une série de 6 affirmations portant sur l'insécurité :

a) « La vitesse et l'abus d'alcool sont source d'insécurité sur nos routes. »
b) « Le chômage et la pauvreté sont source d'insécurité. »
c) « Laisser des objets de valeur en évidence dans une voiture en stationnement sans surveillance, c'est tenter le diable. »
d) « L'insécurité est un phénomène plus urbain que rural. »
e) « Le nombre d'agressions nocturnes s'accroît dans les grandes villes. »
f) « L'augmentation de la violence dans les banlieues est un phénomène inquiétant. »

Quant à l'autre moitié, on disait que ce travail faisait partie d'un « ensemble de recherches sur la Sécurité des personnes et des biens » censé émaner du GRSEC (Groupe de Recherche sur la Sécurité). Dans cette condition « Sécurité », c'est sur une série de 6 affirmations portant sur la sécurité que les sujets devaient se positionner :

a) « La surveillance des parkings souterrains favorise la sécurité. »
b) « Savoir qu'en cas d'accident les services d'urgence interviendront rapidement est sécurisant. »
c) « Réduire le chômage, c'est gagner en sécurité. »
d) « La présence de contrôleurs dans les transports publics (bus, trains...) est source de sécurité. »
e) « Pour augmenter la sécurité dans les villes, il convient de respecter les limitations de vitesse. »
f) « La présence de policiers et d'éducateurs dans les villes favorise la sécurité. »

Les résultats montrent, pour l'insécurité, que les sujets de l'Université de Provence sont significativement plus d'accord avec les items que les Lausannois ($m_{\text{Aix-Marseille}} = 1.82$, $s = .32$ *versus* $m_{\text{Lausanne}} = 2.06$, $s = .40$; $t_{126} = 3.762$, $p. < .001$ [2]. Pour la sécurité, on observe une différence tendanciellement significative entre les réponses des sujets sur la moyenne des 6 items relatifs à la sécurité, les Aixois-Marseillais étant plus d'accord avec ces affirmations que les Lausannois ($m_{\text{Aix-Marseille}} = 1.95$, $s = .36$ *versus* $m_{\text{Lausanne}} = 2.10$, $s = .51$; $t_{122} = 1.852$, $p. = .06$). Il existe donc bien une différence non négligeable entre les sujets des deux communautés urbaines quant à leurs rapports à la sécurité et à l'insécurité : les Aixois–Marseillais, en effet, conformément à notre hypothèse, sont plus préoccupés par ces problèmes. On peut alors considérer que l'appartenance aux communautés urbaines lausannoise et aixoise/marseillaise opérationnalise donc bien une variable indépendante désignée sous le terme de « contexte situationnel ». Ces premiers résultats ne permettent cependant pas de préciser les variables discriminantes de ce contexte situationnel.

2. Des analyses séparées effectuées sur chaque item aussi bien pour la sécurité que pour l'insécurité vont dans le même sens.

Des aspects liés aussi bien à l'environnement physique, social et/ou idéologique pourraient en effet jouer un rôle dans l'apparition des différences observées. Afin de préciser ce contexte tout en décrivant les espaces représentationnels des notions de sécurité ou d'insécurité, on demandait par la suite aux sujets d'associer 5 termes soit à l'inducteur Insécurité, soit à l'inducteur Sécurité. Bien sûr, la moitié des sujets qui avaient répondu au préalable au questionnaire sur la sécurité effectuait des associations à Sécurité, l'autre moitié à Insécurité, de même que pour ceux qui avaient répondu au préalable au questionnaire sur l'insécurité[3].

En ce qui concerne les différences de contenu des associations, on voit apparaître de façon privilégiée dans la condition « insécurité » par rapport à la condition « sécurité » les termes violence (48/51)[4], agression (39/42), peur (39/39), délinquance (29/29), vol (29/29), chômage (27/27), banlieue (25/26), danger (21/23), nuit (22/22), drogue (17/19), étrangers (16/17), jeunes (14/15) et pauvreté (14/14). Dans la condition « sécurité », ce sont les termes police (61/69), protection (30/32), bien-être (21/21), tranquillité (20/20), argent (17/18), calme (17/17), « home » (12/12) et travail (11/11) qui sont associés plus fréquemment que dans la condition « insécurité ».

Pour ce qui est de l'impact de l'appartenance à l'une ou l'autre des communautés urbaines, les Lausannois mentionnent plus souvent que les étudiants de l'Université de Provence les termes suivants : argent (18/18), travail (10/11), « home » (10/12), assurances (6/6), armée (10/10), neutralité (6/6), problèmes (4/4), précarité (5/6), étrangers (11/17), pauvreté (9/14) et chômage (18/27). Les Aixois-Marseillais, quant à eux, mentionnent plus souvent le bien-être (14/21), la confiance (9/15), la protection (26/32), la liberté (11/14), mais aussi la route (13/16), les transports en commun (4/5), les agressions (33/42), les banlieues (21/26).

Le terme « police » est cité avec une fréquence quasi identique aussi bien par les Lausannois (33/69) et par les Aixois-Marseillais (36/69). Par ailleurs, cette fréquence est très élevée (c'est en effet la fréquence la plus élevée dans cette étude). La police est donc au centre de la représentation sociale de la sécurité. Par contre, on notera que cette réponse est quasiment absente du champ de représentation de l'insécurité. Cela va dans le sens d'une autonomie de chacune des deux représentations avec l'intervention et la mise en œuvre d'une logique interne différente et spécifique.

Une analyse spécifique des termes associés à la « sécurité » montre que les sujets Aixois-Marseillais associent plus que les Lausannois les termes pro-

3. Les résultats ont été traités, entre autres, à l'aide d'analyses de correspondances (voir Deschamps, 2003). Nous n'entrerons pas ici dans le détail de ces traitements et ne ferons que mentionner les résultats principaux. Pour de plus amples développements, voir Deschamps et Guimelli (2004).
4. Entre parenthèses le premier chiffre indique le nombre de sujets placés dans la condition analysée qui ont associé le terme en question, le second chiffre le nombre total de sujets qui ont mentionné ce terme.

tection (24/30), bien-être (14/21) et confiance (9/15), déjà révélés par l'analyse globale, auxquels viennent s'adjoindre les termes liberté (10/13), route (10/12), quiétude (3/3) et moins de dangers (2/3). Les Lausannois, quant à eux, associent à sécurité les mots argent (17/17), « home » (10/12), travail (10/11), armée (9/9), famille (6/7), assurances (6/6) et neutralité (6/6)[5].

Si l'on observe maintenant l'analyse des termes induits à « insécurité », du côté des Lausannois, on trouve chômage (18/27), pauvreté (9/14), étrangers (10/16), instabilité (5/5), précarité (4/5), problème (4/4) et crise (3/3). Chez les Aixois-Marseillais, les termes associés à l'inducteur « insécurité » de façon préférentielle par les sujets sont agression (30/39), banlieues (21/25), viol (7/7) et transports en commun (4/5).

Par ailleurs, l'idée de *violence* est une cognition extrêmement prégnante dans le champ de représentation de l'insécurité. On la retrouve avec sensiblement la même fréquence chez les Aixois-Marseillais et chez les Lausannois. C'est aussi la réponse la plus fréquente dans le champ de représentation de l'insécurité (48, soit donnée par près de 38 % des sujets). D'autres réponses semblent présenter les mêmes caractéristiques. Il s'agit de « délinquance », « vol », « nuit » et « solitude ». Il est très probable qu'elles constituent, de ce fait même, avec l'idée de violence, des aspects essentiels de la représentation sociale de l'insécurité et qu'elles contribuent à apporter au champ représentationnel une coloration spécifique.

On constate donc que cette procédure d'associations verbales conduit les Aixois-Marseillais à rappeler les formes graves que peut prendre l'insécurité (susceptibles de mettre en cause l'intégrité physique) ainsi que les lieux sensibles dans lesquels elle se manifeste. Les Lausannois, quant à eux, évoquent plutôt la situation de crise, de chômage, l'instabilité dans laquelle l'insécurité apparaît ou, si l'on préfère, ils décrivent le contexte de l'insécurité. Ils cherchent ainsi à expliquer un phénomène que, probablement, ils jugent préoccupant. Ces réponses sont sensibles au contexte situationnel (cf. aussi Deschamps et Guimelli, 2002). Nous retrouvons là une des formes d'ancrage propre aux représentations sociales et proposée par Doise (voir, par exemple, 1999) : l'ancrage sociologique. Selon cet auteur, « chaque insertion sociale partagée avec d'autres individus donne lieu à des échanges et expériences spécifiques qui modulent les représentations pertinentes » (p. 207). Ainsi, les Lausannois font état de certains aspects du champ représentationnel, différents de ceux qui sont mis en avant par les Aixois-Marseillais. Certes, les spécificités de chacune de ces

5. On remarquera que la fréquence d'apparition de certains termes est très faible. Néanmoins, outre le fait que ces termes associés contribuent à la définition des facteurs dans une analyse de correspondances, il nous semble important d'en tenir compte dans la mesure où ces termes sont parfaitement congruents avec le sens global qui définit l'un des pôles d'un facteur. Par exemple, le terme « quiétude » (mentionné 3 fois par les seuls sujets d'Aix-Marseille) est très proche sémantiquement des termes « bien-être » (14/21) et « confiance » (9/15) et, dans une moindre mesure, des termes « protection » (24/30) et « moins de danger » (2/3) qu'associent les Aixois-Marseillais.

communautés urbaines ont probablement pour effet de rendre saillantes certaines réponses alors que d'autres vont être négligées. Mais on peut aussi expliquer ces différences par les rapports que les sujets entretiennent avec l'objet de représentation. La « distance » à l'égard de la sécurité ou de l'insécurité n'est sûrement pas la même selon que l'on a affaire à des Lausannois ou à des Aixois-Marseillais. Autrement dit, les pratiques sociales sécuritaires ou insécuritaires ne sont probablement pas les mêmes dans les deux communautés urbaines. Or, la modification des pratiques apparaît aujourd'hui comme constituant le facteur déterminant qui entre dans la dynamique des représentations sociales (Abric, 1994b ; Guimelli, 1994). On peut donc supposer que ce sont les variations de pratiques spécifiques aux uns et aux autres qui sont à l'origine des différences observées lorsqu'on modifie le contexte situationnel.

Dès lors, on voit bien tout l'intérêt qu'il y aurait à prendre en considération de façon plus systématique le contexte situationnel. On pourrait ainsi mieux comprendre la manière dont ces représentations sont organisées en fonction des conditions environnementales.

Représentations sociales des attentats, contexte situationnel et temporel

On vient de voir que le contexte situationnel lié à des pratiques déterminées par l'appartenance à des communautés urbaines contrastées influençait de manière importante l'expression des représentations de la sécurité/insécurité des biens et des personnes. Mais on se doute bien que, pour importante que soit cette variable, dans des domaines sensibles de cette nature comme dans d'autres, les représentations sociales sont aussi largement déterminées par de nombreux autres facteurs. Parmi ces derniers, tout laisse à penser que des événements importants, inattendus, qui frappent l'ensemble d'une communauté, voire l'ensemble des hommes (cataclysmes, guerres…), sont susceptibles de moduler les représentations. Le problème est alors de savoir si c'est l'ensemble de la représentation qui se trouve transformé pour intégrer cet élément nouveau ou si ce n'est pas seulement, au niveau de l'objet même de la représentation, que cette transformation a lieu en laissant tendanciellement intacte l'organisation interne de la représentation. Pour apporter un début de réponse à ces questionnements, force est de confronter des observations recueillies avant et après ces événements majeurs. C'est ce que nous avons fait à propos de la représentation des attentats. Au contexte situationnel nous avons adjoint le contexte temporel qui nous permet de saisir l'impact de ce qui a pu être considéré comme une véritable « onde de choc » au niveau mondial : les attentats du 11 septembre 2001 à l'occasion desquels, à travers le monde, les gens ont pu assister à la médiatisation en direct sur leur petit écran de l'effondrement des tours du Word Trade Center, représentant symboliquement la puissance américaine.

Nous avons donc demandé à 220 sujets (des étudiants en sciences sociales à l'Université de Lausanne (n = 111) et de Provence (n = 99) d'associer 3 réponses successives au terme inducteur « Attentat » (Deschamps & Guimelli, 2006). On leur demandait également de préciser sur des échelles en sept points (1 : faible intensité à 7 : intensité extrême) l'intensité des émotions (la peur, la tristesse, le dégoût, la colère et la surprise) qui étaient associées au mot inducteur « attentat ». On leur demandait enfin d'estimer sur des échelles en 11 points (allant de 1 : 0% à 11 : 100 %) la probabilité d'être victime d'un attentat durant les 12 prochains mois (prob1), durant les 10 prochaines années (prob2) et durant toute leur vie (prob3).

Le même questionnaire a été présenté aux sujets :

- avant l'événement du 11 septembre (juin 2001) pour la moitié d'entre eux (n = 113) ;
- après cette date (novembre 2001) pour l'autre moitié (n = 107).

Avant l'événement, la notion d'attentat donne lieu aux réponses suivantes : « bombe » (49/71), « meurtre » (11/15), « danger » (10/14), « Corse » (8/9)[6], « sang » (6/6) et « attentat à la pudeur » (6/6). Après l'événement, on observe les réponses suivantes : « 11 septembre 2001 » (18/18), « guerre » (9/9) « injustice » (7/9), « Ben Laden » (8/8) et « triste » (5/5).

Il faut ajouter que certains éléments apparaissent de façon indifférenciée dans les deux contextes temporels. Il s'agit des termes induits que l'on retrouve systématiquement avant et après le 11 septembre. Ils sont caractérisés par une grande *prégnance* dans le champ de représentation et ils renvoient souvent à des truismes. Ces caractéristiques auraient alors pour effet de les rendre disponibles indépendamment du contexte temporel de production des réponses.

Ces éléments stables sont organisés autour de trois thèmes (entre parenthèses, le nombre de sujets qui ont cité chacun des éléments) :

1. Les sentiments et les émotions associés à la notion d'attentat : la peur (22), l'insécurité (8), la panique (6), la colère (6), la terreur (4), l'incompréhension (4), la révolte (4) et l'horreur (4).

2. L'effet destructeur des attentats : la mort (56), la violence (41), les victimes (22), le crime (20), le meurtre (15), l'agression (13), les armes (8), la destruction (8), l'attaque (5), les innocents (4) et les blessures (4).

3. Les causes des attentats : l'extrémisme (11), les revendications (11), le fanatisme (6), l'Islam (6), la religion (6), la politique (6), l'intégrisme (5), la Palestine (5) et, bien sûr, le terrorisme (61).

On observe tout d'abord que la plus grande partie du champ de représentation reste stable et n'est pas affectée par l'événement. Par conséquent, la partie du champ de représentation qui change est finalement très réduite. Avant l'évé-

6. Comme on peut s'en douter, cette association a été effectuée exclusivement par des sujets Français.

nement, la notion d'attentat est surtout associée aux « bombes », au « danger », aux « meurtres » et au « sang » alors qu'après, elle est directement liée à l'événement en tant que tel avec son promoteur, son côté injuste et triste, ainsi qu'avec une de ses conséquences majeures : la guerre (un état lié à l'événement mais n'oublions pas, de surcroît, qu'en novembre 2001 l'intervention militaire en Afghanistan venait de commencer). Autrement dit, l'impact de l'événement sur la représentation, compte tenu de son importance du point de vue social, mais aussi compte tenu de l'écho qu'il a reçu dans les medias, n'est que très limité. En fait, le changement entre avant et après le 11 septembre 2001 se limite à une modification du *prototype* de la notion d'attentat. On passe de l'idée de l'attentat à la bombe « classique », « traditionnel » dont on trouve les traces dans le cinéma... et jusque dans les bandes dessinées, aux images apocalyptiques véhiculées par l'événement du 11 septembre 2001. Apparemment, l'organisation interne de la représentation ne change pas. Seule la figure de l'attentat est modifiée.

En ce qui concerne l'intensité des émotions ressenties à propos des attentats, les sujets de Aix-Marseille manifestent beaucoup plus de colère et de dégoût (respectivement m = 5.34 et 4.97) que les Lausannois (respectivement m = 4.71 et m = 4.49 ; pour la colère, $F_{(1, 208)} = 9.48$; p. = .002 et pour le dégoût, $F_{(1, 208)} = 4.50$; p. = .035)[7].

Enfin, pour ce qui est de la probabilité d'être victime d'un attentat, une ANOVA (contexte temporel x contexte situationnel) avec mesures répétées prob1/prob2/prob3 met en évidence une augmentation pour l'ensemble de ces trois périodes du risque perçu après l'événement (28 % contre 17.4 % avant ; $F_{(1,215)}$[8] = 183.8 ; p. < .001). Par ailleurs, les sujets de l'Université de Provence perçoivent globalement un risque plus élevé (26 %) que les Lausannois (19.4 % ; $F_{(1,215)} = 70.8$; p. = .012). Bien sûr, on trouve aussi un effet de la mesure répétée : le risque d'être soi-même victime d'un attentat durant toute la vie (31 %) est perçu comme plus élevé que le risque encouru au cours des 10 prochaines années (24.3 %) ou pendant les 12 prochains mois (13 % ; $F_{(2,430)} = 180.6$; p. < .001). Aucun autre résultat n'est significatif.

Là encore, que ce soit par rapport aux émotions rapportées ou pour ce qui est de la probabilité d'être victime d'un attentat, tout laisse à penser que la différence, mise en évidence *supra,* quant aux sentiments d'insécurité et de sécurité dans les deux communautés urbaines est à l'origine de ces résultats. L'environnement urbain désigné ici sous les termes de « contexte situationnel » constitue donc bien une variable explicative incontournable dans le cadre de cette problématique.

Un autre point qui nous semble essentiel à partir de cette recherche est que ce qui semble avant tout avoir changé entre « Avant » et « Après » l'événement du 11 septembre, c'est le prototype de ce qu'est un attentat, mais

7. Certains sujets n'ont pas répondu à ces questions portant sur la colère et sur le dégoût.
8. Un des sujets n'a pas répondu à ces trois questions portant sur le risque perçu d'être victime d'un attentat.

non l'organisation interne de cette représentation. Le contenu de cette représentation n'est donc pas réellement affecté par le contexte situationnel.

Cet événement en tant que tel, de façon générale, n'affecte pas non plus l'intensité des émotions liées aux attentats si ce n'est la surprise qui, on le conçoit aisément, augmente. Par contre, les émotions sont modulées par le contexte situationnel (plus de colère et de dégoût à Aix-Marseille qu'à Lausanne). Quant à la probabilité perçue d'être soi-même la victime d'un attentat, si elle augmente en fonction de la durée considérée (passage des « 12 prochains mois » à « toute la vie »), elle est aussi plus importante après le 11 septembre et pour les sujets de l'Université de Provence.

Autrement dit, on aurait là une représentation partagée. Cependant, si le contenu de cette représentation ainsi que son organisation interne n'ont pas été réellement transformés, la définition de la notion d'attentat a été modifiée sous l'effet de cet événement important.

Réactions à la guerre en Irak

Nous venons de voir que les émotions rapportées étaient modulées par le contexte situationnel. Une autre variable, que nous ne ferons qu'évoquer, est également susceptible de jouer un rôle dans l'expression des sentiments et émotions que les individus peuvent éprouver face à un événement important : il s'agit de l'appartenance à une communauté nationale spécifique. Ces appartenances à diverses communautés renvoient à un ensemble de valeurs, de normes et de croyances qui sont partagées, du moins lorsqu'un rapport entre groupes est mobilisé d'une façon ou d'une autre. En d'autres termes, c'est la référence à un environnement socioculturel initial qui a été manipulée en comparant les réactions à la Guerre en Irak de sujets français et américains résidant en France. Dans ce cas, le but est de montrer que des sujets interpellés en tant qu'appartenant à des groupes nationaux porteurs de valeurs, de normes, de références idéologiques particulières, sont amenés à manifester des émotions et évaluations polarisées face à ce conflit.

Au printemps 2002, après le déclenchement de la guerre en Irak, nous avons demandé leurs sentiments à un certain nombre de sujets. Sur des échelles en 6 points (1 : faible intensité ; 6 : intensité extrême), ils devaient indiquer à quel degré la guerre en Irak provoquait chez eux un sentiment de honte, de colère, d'incompréhension, de dégoût, de peine, de justice, de satisfaction, de joie, de sérénité ou de ridicule. 60 sujets ont participé à cette étude : 30 d'entre eux étaient des étudiants français à l'université de Provence, les 30 autres étaient des étudiants de nationalité américaine inscrits à l'Université de Provence et séjournant en France depuis au moins 6 mois[9].

9. Données recueillies par F. Gavaly.

Des analyses mettent en évidence des µ très satisfaisants pour les émotions et sentiments négatifs (honte, colère, incompréhension, dégoût, peine, ridicule) face à la guerre en Irak aussi bien pour les sujets français (µ = .795) que pour les sujets américains (µ = .739) de même que pour les émotions et sentiments positifs (justice, satisfaction, joie, sérénité ; µ pour les sujets français = .829 ; µ pour les sujets américains = .713).

Une ANOVA (pays x sentiments négatifs *versus* positifs avec mesures répétées sur le dernier facteur) montre que, globalement, les sujets manifestent beaucoup plus de sentiments négatifs (m = 4.11) que positifs (m = 1.76 ; $F_{(1,58)}$ = 153.1 ; p. < .001). L'interaction entre les sentiments négatifs *versus* positifs et le pays est fortement significative ($F_{(1,58)}$ = 15.8 ; p. < .001). Lorsqu'on compare les réponses des sujets français et américains, on constate que, pour les émotions et sentiments négatifs, la moyenne des Français (4.4) est significativement supérieure (t_{58} = 2.02 ; p. = . 048) à celle des Américains (3.8) alors que pour les sentiments et émotions positives, c'est l'inverse ($m_{français}$ = 1.29 ; $m_{américains}$ = 2.23 ; t_{58} = 4.76 ; p. < .001). Par rapport aux sujets américains, on constate que les Français polarisent les sentiments qu'ils expriment par rapport à cette guerre.

Conclusion

Ce chapitre nous a permis de présenter diverses études dans lesquelles nous avons pu montrer comment des contextes environnementaux variés jouaient un rôle non négligeable dans l'organisation ou la définition des représentations sociales de divers objets sensibles liés à des troubles sociaux. Nous avons notamment envisagé des contextes :

- situationnels qui renvoient à des conditions socio-environnementales,
- temporels qui nous ont permis de travailler sur l'impact d'événements d'une grande importance,
- et socioculturels concernant l'environnement idéologique des sujets.

Il nous apparaît qu'il n'est plus possible de faire l'économie de ces différents contextes environnementaux pour saisir et étudier les représentations sociales dans les domaines que nous avons successivement abordés et qui renvoient à des troubles intervenant dans les relations entre les individus ou les groupes.

En effet, nous avons été amenés à observer que les contenus des représentations de l'insécurité/sécurité étaient largement tributaires des contextes urbains dans lesquels sont plongés les sujets. À nouveau, on voit comment des pratiques qui adhèrent à des conditions objectives de vie gouvernent, orientent et structurent des constructions collectives liées à des d'objets tels que l'insécurité, la violence... La détermination de certaines pratiques par des contextes urbains spécifiques semble donc, comme nous en faisions l'hypothèse, jouer un rôle important dans la façon particulière dont sont organisées les représentations de certains objets constituant désormais des enjeux centraux dans nos sociétés actuelles.

Quant au contexte temporel qui nous a permis de comparer les représentations des attentats avant et après cet événement majeur que constitue la destruction du World Trade Center, nous avons pu constater qu'il avait un impact beaucoup plus limité qu'on aurait pu le prédire. Certes, on a pu montrer que la définition même de la notion d'attentat avait été modifiée après cet événement. Mais force est de constater que la majeure partie du champ de cette représentation est restée intacte. Cette observation peut être interprétée en faisant référence à la notion d'implication. On peut penser en effet que l'implication (Rouquette, 1997) constitue une variable explicative majeure dans le champ de la pensée sociale (Guimelli, 1999). On peut alors imaginer que les sujets de la « vieille Europe » étaient peu impliqués (événement distant, qui touche un exo-groupe...) et que, de ce fait, leurs représentations n'ont été que peu bouleversées par cet événement. Tout se passe donc comme si les effets potentiels du contexte temporel, ou plus exactement de l'événement majeur que constitue l'attentat du 11 septembre 2001, avaient été en quelque sorte affaiblis par le faible degré d'implication de nos sujets, du moins en ce qui concerne l'impact de cet événement sur le contenu des représentations de la sécurité et de l'insécurité, ainsi que sur celui des émotions ressenties par les sujets.

Sans que cela constitue un argument décisif, cette dernière interprétation peut néanmoins être confrontée aux résultats que nous avons brièvement présentés sur les sentiments et émotions suscités par la guerre en Irak chez des sujets français et américains. Nous avons été amenés à constater que si cette guerre provoquait, globalement, de forts sentiments négatifs et peu de sentiments positifs les réponses des Français sont polarisées par rapport à celles des Américains : ils sont plus négatifs et plus positifs que ces derniers. En fait, ce sont les différents contextes que nous avons évoqués qui pourraient déterminer, entre autres, le niveau d'implication des sujets, celui-ci différenciant à son tour les réponses des sujets. Pour caractériser le niveau d'implication des sujets des deux groupes, on peut faire référence aux deux premières composantes de cette notion, proposées par Rouquette (1997) : l'identification personnelle et la valorisation de l'objet. L'identification personnelle manifeste le degré d'engagement personnel du sujet dans sa relation à l'objet de représentation (« cela me concerne personnellement ou non »). Cette dimension, qui doit être rattachée à des phénomènes identitaires, différencie, sans aucun doute et probablement de façon massive, les sujets américains des sujets français. De même que la valorisation de l'objet qui concerne l'importance de l'enjeu attaché à l'objet de représentation et qui est en relation directe avec les normes et les valeurs qui sont propres au groupe d'appartenance des sujets. Dès lors on pourrait faire l'hypothèse que la variable d'implication, largement déterminée par l'environnement socioculturel dans lequel se trouvent les sujets, puisse expliquer, dans une certaine mesure, les différences observées.

Circe M. Gama Monteiro[1], Diva Maria Freire Figueiredo et Antonio Roazzi

LES REPRÉSENTATIONS SOCIALES DU PATRIMOINE ARCHITECTURAL[2]

Ces dix dernières années ont vu un large développement de l'application de la théorie des représentations sociales pour la compréhension de nombreux sujets, dont l'environnement. Cela reflète un intérêt croissant pour la compréhension de la formation des idées, de leurs transformations et de leurs usages sociaux. Mais cela révèle aussi l'intérêt pour les idées en tant que connaissance appliquée, pouvant renseigner la politique, les programmes et le contenu médiatique.

À chaque fois qu'un espace urbain, une ville ou même un bâtiment est déclaré monument classé, une polémique est soulevée. Il arrive très souvent que les spécialistes et la population soient en désaccord lorsqu'il s'agit de choisir tel bâtiment plutôt qu'un autre. Pour certains groupes, les lois de conservation des bâtiments représentent une bonne nouvelle. Elles sont synonymes de reconnaissance de la valeur historique d'un bien immobilier, de sa particularité et vont de pair avec une aide institutionnelle pour son entretien. Pour d'autres, cependant, ces lois représentent un véritable cauchemar réveillant la peur de perdre la liberté de modifier leur bien, de devoir se plier à des règles obscures, ou pire, la crainte de voir la valeur marchande de leur bien s'effondrer. Il n'est pas rare pour les architectes et les autorités chargées de la conservation de rencontrer des habitants qui agissent subrepticement contre les efforts de conservation, au lieu de se positionner en partenaires actifs. Les rai-

1. Le Dr Circe Monteiro souhaite remercier la bourse « Endeavour » du gouvernement australien pour son soutien lors de son séjour en tant que professeur invité à la Faculté d'architecture de l'Université de Sydney. Elle voudrait remercier le Professeur Gary Moore et le groupe de recherche « Environnement, Comportement et Société » pour lui avoir offert un accueil chaleureux et des discussions enrichissantes.

2. Traduction : E. Sacksick.

sons de cette attitude subversive restent obscures. Les habitants ont-ils conscience de l'importance de la conservation du patrimoine ?

Ce travail part du principe que les habitants devraient jouer un rôle actif dans la détermination et l'application des préceptes de conservation s'ils doivent devenir, comme le pense Figueiredo (2002), des partenaires dans le processus, long et complexe, de conservation. Comment la population « profane », ou du moins non spécialiste, perçoit-elle les monuments historiques et leur conservation ? Les habitants des sites historiques partagent-ils l'avis des experts quant à ce qui devrait être préservé ? Quels sont, selon eux, les aspects principaux qui font qu'un bâtiment mérite d'être classé ? Quelle est l'importance de l'ancienneté, de la signification symbolique, de la beauté, du style, de l'état de conservation, de la propriété publique ou privée, de l'utilisation réelle, de l'affect ou des événements historiques lorsqu'il s'agit de décider de la conservation d'un bâtiment ?

Cette étude cherche à mieux cerner la conception des habitants et celle des spécialistes en ce qui concerne la conservation d'un site historique : celui de Parnaíba, petit noyau urbain sur la côte, dans l'état de Piauí, au Nord-Est du Brésil. Cette ville, en dépit de la richesse de son patrimoine architectural, n'a pas encore été classée officiellement au patrimoine historique. En outre, sa population, tout en demandant cette reconnaissance, n'a pas été influencée de manière significative par les pratiques de spécialistes. Cette étude entend vérifier l'influence des composants physiques, socioculturels et historiques des édifices de la ville, telle qu'elle est décrite dans les théories modernes de la conservation.

Préservation du patrimoine et représentations sociales de l'environnement

Toute culture, selon Canclini (1994), ne cesse de sélectionner et de recombiner ses sources. Les représentations culturelles sont des structures qui adaptent des éléments sélectionnés et qui les présentent en fonction de la capacité des individus à percevoir et comprendre leur signification. Ainsi que l'ont observé Riegel (au début du XXe siècle) et plus récemment Feilden et Jokilehto (1995), les valeurs culturelles liées aux objets du patrimoine ainsi que leur relation aux observateurs d'aujourd'hui ne peuvent être que des interprétations subjectives. De telles interprétations affectent le développement et le choix des politiques de protection du patrimoine, dans la mesure où elles déterminent le caractère culturel intrinsèque de ces objets ainsi que le degré d'intérêt qui leur est porté dans leur contexte environnemental.

Les thèmes qui prédominent actuellement dans le débat sur la conservation du patrimoine tendent à privilégier le maintien démocratique des politiques de conservation. Et pourtant, l'opinion, les concepts et les valeurs des individus qui habitent les sites historiques ne constituent pas encore une condition suffisamment prise en compte pour la mise en place de telles politiques. Si l'on part du principe selon lequel il est crucial de comprendre le point de vue de la population quant à son appropriation de la ville pour sélectionner ce qui doit être préservé (et comment cela doit l'être), on peut alors considérer qu'il y a un manque flagrant d'études sur la question de la pertinence du patrimoine culturel et sur les instruments de sa protection.

Les objets du patrimoine (ceux qui ont été sélectionnés pour former un patrimoine) sont soumis aux différentes étapes de conservation (depuis la classification jusqu'à la restauration) dans le but premier d'être exposés et contemplés. C'est là une conception de la connaissance en tant que représentation visuelle, dans la mesure où ce que ces objets représentent (et la manière dont ils le représentent) reçoit son authenticité par leur mise en exposition. Les valeurs socio-économiques actuelles sont capitales car elles peuvent avoir un impact négatif ou positif sur l'objet patrimonial et son contexte. Dans ce sens, les éléments de l'environnement qui indiquent les conditions d'appartenance, de maintenance et d'utilisation des bâtiments sont déterminants.

Ces mêmes éléments seront-ils également pertinents pour la population d'une zone urbaine traditionnelle, quant à son intérêt dans la conservation et ses choix sur ce qui doit être préservé et comment ?

L'environnement comme lieu des Représentations Sociales

La théorie des représentations sociales offre aux disciplines environnementales une approche séduisante qui propose « d'étudier la société pensante » en reconnaissant les individus comme des penseurs actifs et en mettant l'accent sur la nature sociale de la pensée ainsi que sur le rôle dynamique de la communication dans la formation des croyances sociales. Wagner (1998) remarque que les recherches dans le champ des représentations sociales, développées par Moscovici et ses disciples, indiquent que de telles représentations ont en commun d'être socialement élaborées et collectivement partagées. Cela signifie que la manière dont les individus conçoivent les choses « réelles et imaginaires » au sein de leur univers est le résultat d'un débat public à l'intérieur des groupes. Cette connaissance est, à son tour, créée par les groupes eux-mêmes. Ainsi que le souligne Moscovici, ceci ne constitue pas une manière d'analyser les environnements mais plutôt de les comprendre. Cette compréhension globale remet en question la notion de réalité objective. Ainsi, ce qui importe réellement est la manière dont les gens comprennent et se représentent les choses et la réalité. Cela implique que les symboles et les significations sont compris comme des constructions sociales et que, par extension, la signification des lieux découle davantage de l'expérience des individus et de la représentation qu'ils s'en font que des qualités intrinsèques de l'objet.

La représentation sociale présuppose que le processus de pensée ne se produit pas dans un contexte abstrait : les individus écoutent, pensent et communiquent leurs idées, leurs solutions et leurs représentations dans des lieux spécifiques (rues, bureaux, cafés, etc.). Il est possible d'avancer que la plupart des représentations ont une composante environnementale, au même titre que les relations sociales dont elles sont issues. Leur analyse peut dès lors se trouver reliée à une approche de psychologie environnementale qui, en mettant l'accent sur la relation qui unit l'environnement (ses composants physiques et sociaux) aux individus ou aux groupes qui l'habitent, se concentre sur l'influence de la configuration spatiale des lieux (lieux de vie en commun), qu'il s'agisse des immeubles, du quartier ou de la ville, et sur ses effets sur la vie en communauté ainsi que sur les expériences socio-psychologiques des utilisateurs.

L'environnement comme objet de Représentations Sociales

Dans la mesure où les symboles et les significations sont tous deux des constructions sociales, la signification d'un lieu n'est pas tant le résultat des traits inhérents à ce lieu que le résultat des expériences et des représentations que les individus en ont. Les représentations de l'environnement se préoccupent de la conceptualisation par les individus de lieux avec des caractéristiques concrètes : paysages, villes, destinations touristiques, quartiers, immeubles ou, comme dans le cas présent, patrimoine architectural. L'analyse de ce patrimoine inverse le processus puisqu'il part de l'image afin de comprendre comment les catégories et les valeurs lui sont attribuées. Ces images étant des vecteurs d'idées complexes, il sera nécessaire de décomposer les éléments, de défaire patiemment les strates de sens, afin de saisir ce qui demeure dans l'esprit des individus sous la forme d'une construction sociale ou de mémoire collective.

S'appuyant sur Moscovici, Wagner (1998) déclare que, dans les sociétés modernes, la connaissance ordinaire (ou sens commun) est générée par le type de débat collectif qui est pratiqué par les expériences antagonistes et la connaissance contradictoire. Dans le cas des processus de conversation, comme dans celui de la communication sociale à travers les médias, les acteurs sociaux créent et élaborent des objets, intégrant toutes les ressources qu'ils peuvent avoir à leur disposition dans le processus de communication. L'auteur remarque aussi que l'identité sociale est une source de preuves qui ajoute de la véracité aux croyances des individus en raison de la confiance accordée à l'information et aux jugements partagés avec d'autres personnes (cf. Arciszewski & Drozda, chapitre 17). L'identité sociale, outre qu'elle permet de définir le groupe auquel on appartient, implique également le développement d'une expérience commune de la connaissance, d'un sens commun justifiant certains schémas de raisonnement. La présente étude se penche sur la question du contenu des représentations des habitants et de celles des spécialistes du patrimoine sur le site de Parnaíba. Elle s'efforce également d'appréhender leur rôle social, en identifiant celles qui présentent un consensus et, enfin, en mettant en évidence celles qui fournissent une base d'identité pour les groupes.

Le patrimoine architectural du site historique de Parnaíba

Grâce au commerce d'exportation (dû à la position de Parnaíba sur le delta d'un fleuve), cette ville a été la seule à jouir, tout au long des XVIIIe et XIXe siècles, d'un contact permanent avec les coutumes rurales des zones à l'intérieur des terres, avec le Brésil du sud et la culture européenne, ainsi que, au XXe siècle, d'un contact avec la culture américaine. Mais la connexion fluviale avec l'arrière-pays, qui approvisionnait la population en produits manufacturés de l'étranger et qui transportait les produits ruraux à leur destination, fut remplacée, au début du XXe siècle, par le chemin de fer puis, un demi-siècle plus tard, par les autoroutes. Les particularités de l'histoire de cette ville ont donné naissance à un site historique singulier qui s'est pérennisé avec les années. À l'intérieur d'une petite zone urbaine on trouve des exemples de vieux édifices portuguais-brésiliens datant du XVIIIe siècle et des exemples de types architecturaux plus récents (néo-classique, éclectique, art déco, néo-colonial et moderne), tous ces styles étant des exemples de différents centres de commerce. Le tissu urbain traditionnel s'étend sur un kilomètre, le long d'une avenue principale qui part des rives de la Rivière Igaraçu et se termine aux rails du chemin de fer.

Ces dix dernières années, la croissance de la ville a entraîné des modifications dans la configuration de la zone, en particulier lorsque l'activité économique a pris le pas sur la fonction résidentielle. C'est surtout dans la partie la plus ancienne de la ville que les modifications les plus significatives, qu'elles aient été décidées officiellement ou par des initiatives privées, ont eu lieu : des immeubles d'origine ont été remplacés et les espaces publics ont subi des altérations substantielles. Sur le site d'origine de la ville, près de la rivière, les bâtiments isolés de l'environnement urbain sont maintenant peu utilisés. Sur l'avenue, les bâtiments constituent un noyau vivant, doté de fonctions diverses, telles que l'école, l'église, les services, les commerces et les résidences. Le développement économique rapide augmente la demande d'équipements pour les services et le commerce. Ainsi, nombre de bâtiments, résidentiels pour la plupart, sont adaptés pour de nouvelles fonctions rarement compatibles avec leurs caractéristiques, entraînant souvent de ce fait une perte partielle ou totale de leurs particularités initiales.

C'est dans la rue principale que se trouve la configuration urbaine et architecturale qui nous a intéressés pour cette étude. Cette rue représente l'axe structurel du tissu urbain, elle est la synthèse de superpositions et de juxtapositions de multiples couches temporelles, elle se révèle modelée par les pratiques d'urbanisation de la société sur l'environnement et par la diversité physique et fonctionnelle de ce dernier. Cette caractéristique a fait de ce site un champ empirique idéal pour les objectifs de notre enquête. Les personnes concernées par la conservation commencent à se faire entendre, exigeant des mesures concrètes avant que le patrimoine de la ville ne soit détruit. Les habitants sont d'accord : ils souhaitent préserver leur ville. Mais comment leurs conceptions des objets du patrimoine, des monuments historiques et de leur conservation se construisent-elles?

Les bâtiments architecturaux en tant qu'objets de représentations sociales

La première décision pour cette étude fut de se concentrer sur l'avenue principale de la ville car elle constitue une limite (Lynch, 1960). Puis nous avons sélectionné les bâtiments qui pouvaient être considérés comme importants dans le processus de conservation, aussi bien par les spécialistes, en raison de leur connaissance technique, que par les habitants, en raison de leur expérience.

Les bâtiments classés patrimoine architectural sont essentiellement des objets visuels reconnus en tant qu'objets imprégnés de significations. C'est pourquoi cette enquête s'est appuyée sur une méthodologie utilisant des photographies afin d'explorer la manière dont les personnes pouvaient établir une classification. La sélection des bâtiments exigeait une compréhension claire de leurs éléments visuels. La procédure consistait à présenter des photographies de bâtiments mettant en évidence des qualités objectives connues. Il s'agissait de vérifier empiriquement dans chaque groupe la compréhension de ces caractéristiques, ainsi que leur pertinence, afin d'identifier les catégories qui déterminent la perception de l'importance de la préservation de ces bâtiments. Ces catégories, permettant de délimiter le domaine de recherche, sont définies comme les « facettes » de la conservation du patrimoine. Chaque bâtiment sélectionné présente des traits représentant, parmi ces facettes, différents éléments qui pourraient influencer sa conservation.

La première facette présente un concept technique lié à une caractéristique visuelle et architecturale : le *style* des bâtiments. Pour la population, le style représente la combinaison de la forme et de la décoration d'un bâtiment. Dans le cas de Parnaíba, cinq styles différents peuvent être identifiés : (1) le style originel colonial portugais; (2) différentes manifestations du courant éclectique, plus aisément identifiable comme le style Éclectique (pour les maisons avec des sous-sols rehaussés, pour celles de deux étages avec des entrées latérales) et quelques immeubles Néo-classiques; (3) le style Éclectique tardif avec les pavillons, les maisons de deux étages avec une influence européenne et quelques échantillons Néo-coloniaux ; et enfin les styles plus récents identifiés comme (4) l'Art Déco et (5) l'art Moderne.

Alors même qu'il semblait que la facette style allait rendre compte de manière synthétique des valeurs artistiques, valeurs que le public non spécialiste n'identifiait pas d'emblée, une autre facette est venue mettre en avant la catégorie de *l'ancienneté* (insistant aussi sur les valeurs historiques). Cette facette distingue six phases historiques qui représentent différents cycles économiques et des périodes de transformations urbaines de la ville : le XVIIIe siècle, où la ville fut fondée, le XIXe siècle, le début du XXe siècle jusqu'au milieu du XXe siècle, le milieu du XXe et la fin du XXe siècle. Un troisième élément renvoie à une caractéristique spatiale : c'est la nette différenciation entre le site de création de la ville (appelé la « zone ancienne ») et la première zone d'expansion. D'un point de vue technique, cette caractéristique reflète également différentes valeurs urbaines et vient renforcer la notion de zone de patrimoine plutôt que de s'intéresser à des bâtiments pris individuellement. Cette facette, dénommée *emplacement*, s'exprime de manière évidente avec des bâtiments situés dans les deux zones péri-urbaines.

Une autre catégorie technique permettant d'identifier la valeur d'un bâtiment pour la conservation est l'*intégrité*, qui correspond au nombre de caractéristiques d'origine effectivement présentes. Le degré d'intégrité d'un bâtiment est déterminé au moyen d'une gradation qui s'échelonne entre « bon état » (pour les bâtiments qui ont gardé leurs caractéristiques d'origine), « état moyen » (pour ceux qui, malgré les modifications, ont gardé leur singularité) et « mauvais état » (pour ceux qui ont subi des interventions ayant mis leur singularité en danger).

Deux autres éléments, la *propriété* et *l'utilisation* des bâtiments, rendent compte des valeurs socio-économiques d'aujourd'hui et sont peut-être plus proches de l'expérience des habitants au quotidien. La *propriété* intervient comme une facette dichotomique qui distingue les bâtiments publics des bâtiments privés. Il existe une supposition, non démontrée, selon laquelle la population brésilienne conçoit la propriété publique comme n'appartenant à personne en particulier plutôt que comme appartenant à la communauté. Cela induit alors une attitude laxiste face à la conservation du patrimoine et renforce l'idée que la classification des édifices dans le patrimoine historique impose aux autorités ce devoir de sauvegarde. Pour finir, la facette *utilisation* prend en considération les fonctions du bâtiment ou les activités qui s'y rattachent : résidentielles, commerciales, à usage mixte ou institutionnel.

L'étude que nous présentons ici s'intéresse aux représentations du patrimoine architectural, en prenant en compte le fait que les bâtiments sont des éléments visuels d'ensembles complexes. Elle cherche à comprendre de quelle manière la connaissance technique de la conservation du patrimoine est conçue et socialement représentée par les habitants. Cette étude part du postulat selon lequel les bâtiments architecturaux sont sélectionnés en tant qu'objets du patrimoine en fonction de leur style, de leur ancienneté, de leur utilisation, de leur état d'intégrité, du type de propriété et de leur emplacement dans la ville.

La procédure d'échantillonnage et de recueil des données

Cette étude s'inspire des recherches de Canter et Monteiro (1993) qui cherchent à ne pas se reposer uniquement sur des explications verbales mais à se concentrer aussi sur les constructions sémiotiques qui contribuent à rendre le monde intelligible. Il s'agit de se focaliser sur la manière dont les individus classent les choses qu'ils considèrent comme familières, comme ayant des propriétés similaires et relevant de catégories autres que l'inconnu. Le processus de classification est conçu comme un outil de base de la théorie des représentations sociales car il permet la construction de la représentation elle-même.

Au cours de l'application des procédures de classification, nous avons opéré une combinaison de classification « libre » (avec des individus auxquels il a été demandé de trier les bâtiments selon des aspects signifiants et importants de leur expérience) et de classification « guidée » (lorsque l'enquêteur leur demandait de classer les édifices en fonction d'un critère donné, tel que leur valeur pour la conservation). Le matériel a été présenté à 68 sujets dont 22 architectes spécialisés, 23 habitants des immeubles sur l'avenue et 23 habitants des immeubles à proximité de l'avenue.

Les résultats ont été traités à la lumière de la Théorie des Facettes (Canter, 1983; Borg & Shye, 1995), les structures spatiales obtenues avec cette analyse pourraient refléter l'existence d'une hiérarchie parmi les éléments de chaque facette, permettant de décrire les relations que ces éléments entretiennent les uns avec les autres.

Les représentations sociales des habitants et des architectes spécialisés

Les projections issues de l'analyse mettent en évidence une grande proximité des deux groupes, tous deux ayant des représentations influencées par le concept d'ancienneté. On notera tout de même des différences importantes.

Pour les habitants de la ville, l'ancienneté et l'emplacement semblent inséparables dans la formation de leur représentation des valeurs du patrimoine. C'est en effet la première zone d'expansion du site historique (qui préserve aujourd'hui encore sa fonction résidentielle) que la population de Parnaíba juge important de conserver comme patrimoine de leur ville. Cette zone est considérée comme la zone traditionnelle, bien qu'elle ne soit pas très ancienne. Les bâtiments concentrés à cet endroit remportent la préférence du groupe non seulement à cause de leur aspect formel mais aussi parce qu'ils se situent dans la partie de la ville la mieux connue, là où les écoles, les services médicaux et les résidences sont situés, tandis que l'autre zone est majoritairement associée au commerce. La zone ancienne offre des spécimens de l'architecture coloniale du noyau originel de la ville, ainsi que des exemplaires de l'architecture moderne, représentée par les premières substitutions qui ont eu lieu à l'intérieur de ce noyau. Mais, bien qu'elle soit importante d'un point de vue historique, elle est trop éloignée à la fois de l'expérience quotidienne et de la préférence des habitants.

Ces derniers ont également révélé l'importance de la facette *propriété* dans leurs réponses en insistant sur l'importance de classer les bâtiments privés. La propriété a mis à jour un paradoxe culturel, les Brésiliens ayant un sens peu développé de la propriété pour les bâtiments et les espaces publics. À leurs yeux, « la propriété publique n'appartient à personne en particulier, plutôt à tout le monde » ; en ce sens la conservation est perçue comme une responsabilité incombant aux autorités gouvernementales. En fait, le problème majeur concernant les bâtiments publics est leur maintenance, pour laquelle les autorités ne subissent pas de réelle pression. En revanche, les bâtiments privés sont beaucoup plus susceptibles d'être soumis à des modifications en raison de leurs nouvelles utilisations et des intérêts de leurs propriétaires. C'est d'ailleurs ce qui s'est révélé ces dernières années avec le développement économique récent lié au tourisme, qui a éveillé chez les habitants la peur de perdre le caractère de leur ville et a stimulé leur volonté de la déclarer site classé au patrimoine historique. Les résultats attestent également de l'homogénéité des opinions sociales quant à l'importance de préserver les bâtiments de style « Portugais Ancien » et l'architecture résidentielle de la ville. La reconnaissance des différents styles architecturaux ne fait qu'indiquer chez les personnes interrogées la perception des différences qualitatives des bâtiments, elle ne fonctionne cependant pas comme un concept dominant pour déterminer la valeur du patrimoine.

Du point de vue des architectes spécialisés, l'intégrité des bâtiments représente aussi un concept important pour organiser leur représentation du patrimoine. Leur interprétation du patrimoine de Parnaíba diffère en effet de celle des habitants dans la mesure où elle se fonde sur une notion hybride de l'ancienneté des bâtiments, sur l'intégrité des caractéristiques architecturales et le type de propriété qui y joue un rôle annexe. L'intégrité est une catégorie technique qui requiert une connaissance fine des caractéristiques originales des styles afin de pouvoir détecter l'ampleur des transformations et de pouvoir estimer leur valeur intrinsèque. Les yeux du non spécialiste sont, eux, influencés par l'état de conservation du bâtiment et le délabrement visible pourrait dissimuler les caractéristiques originales. Selon les architectes, les bâtiments publics méritent également une attention toute particulière pour la conservation car leur construction a clairement mis en corrélation les bâtiments et leur distribution finale dans l'espace. Cependant, il n'est pas possible de déterminer l'influence de la propriété (privée *vs* publique) sur leur décision concernant les bâtiments à classer car elle recoupe aussi les critères de localisation. En résumé, les bâtiments de Parnaíba ont été classés par les architectes de manière hiérarchique selon leur *ancienneté* et leur degré *d'intégrité*, les bâtiments publics sur le site originel ayant une plus grande importance du fait de leur valeur historique.

Les résultats empiriques ont montré quelles facettes des bâtiments historiques constituaient des éléments actifs dans la construction des critères de conservation des bâtiments, et comment ces facettes agissaient sur la construction des représentations sociales de la conservation du patrimoine. En raison du rôle hégémonique qu'a joué la facette ancienneté dans les réponses de tous les groupes, cette dernière s'est imposée comme une catégorie puissante qui ancre les représentations culturelles. On a pu observer un certain consensus entre l'avis des spécialistes et celui des non spécialistes à propos de plusieurs édifices et à propos des aspects qui justifiaient leur conservation, ce qui permet de qualifier ces représentations d'hégémoniques. Le consensus le plus évident concerne les plus vieux bâtiments de la ville – ceux qui correspondent à l'apogée de l'économie du bœuf séché. La plupart des sujets s'accordaient à dire que les bâtiments construits entre le XVIIe et le XIXe siècles étaient des constructions traditionnelles, originales et, en tant que telles, importantes du point de vue de la préservation du site historique. À l'extrême inverse, la majorité des personnes interrogées percevaient les bâtiments postérieurs aux années 50, construits en remplacement d'autres plus anciens, comme ne méritant pas d'être préservés. De telles représentations, constituent donc des représentations culturelles, c'est-à-dire des représentations partagées par tous les membres d'un groupe (ici, des deux groupes considérés) et qui sont généralement englobantes, uniformes et coercitives.

D'autres édifices sont également estimés dignes d'être préservés par les habitants et par les spécialistes, mais, tandis que les premiers insistent sur la propriété et sur l'utilisation, les seconds mettent en avant l'originalité, la représentativité ou la singularité du style architectural. Certains immeubles résidentiels sont appréciés pour leur valeur historique et artistique par les spécialistes et sont présentés comme vieux et esthétiques par les non spécialistes, selon les critères des habitants.

Face à ces représentations consensuelles, on remarque aussi une représentation appartenant exclusivement aux spécialistes, brisant le paradigme selon lequel il faut préserver l'ancien mais pas le moderne. En effet, le bâtiment perçu comme ayant une grande importance pour la conservation est un bel exemple du style Moderne. C'est là une représentation émancipée qui naît de la spécificité de la connaissance technique partagée par un petit groupe. En effet, ces représentations, autonomes, sont, en contrepoint des précédentes, partagées par des groupes de personnes plus restreints et se préoccupent d'objets moins présents dans l'interaction sociale. Elles naissent de la circulation de la connaissance et des idées et trouvent leur origine dans des sous-groupes par un contact direct, si bien qu'elles jouissent d'une autonomie relative.

Enfin, du point de vue des non spécialistes, certains édifices sont considérés comme polémiques en raison de leur simplicité formelle ou de la perte des caractéristiques d'origine. Les spécialistes, également, peuvent avoir des points de désaccord, à propos de bâtiments auxquels certains accordent de la valeur en raison de leur caractère historique, ou encore d'édifices parfois désavoués à cause de la vulgarité de leur style ou de leur manque d'ancienneté.

Conclusion

Ainsi que l'a démontré cette étude, la représentation sociale de la conservation du patrimoine est principalement liée à l'ancienneté de l'édifice. Cela revient à dire que la valeur est assignée au degré perçu d'ancienneté des édifices, les plus vieux étant généralement considérés comme ceux qu'il est le plus important de préserver. L'ancienneté d'un bâtiment est fondamentale dans la construction des deux opinions, même si elle renvoie à des critères d'appréciation différents : valeur historique pour les architectes, et perception visuelle de l'érosion des bâtiments pour les habitants. Par ailleurs, il est intéressant de noter l'importance de l'utilisation résidentielle, détectée dans la première zone d'expansion, pour la valorisation du patrimoine historique du point de vue profane des habitants. Cela vient renforcer la tendance, de plus en plus répandue dans la conservation urbaine, à considérer le logement comme une condition de la pérennité de n'importe quel site historique, à la fois dans sa dimension socioculturelle et dans sa dimension économique.

Nous avons décrit deux représentations sociales de la conservation du patrimoine pour le site historique : d'une part, le point de vue profane, fondé sur l'expérience, et d'autre part le point de vue technique, fondé sur la doctrine patrimoniale, les deux points de vue étant fortement axés sur l'ancienneté du bâtiment. L'étude a ainsi démontré que, dans la construction du patrimoine d'une ville, certaines représentations peuvent s'avérer consensuelles. Mais il existe également des représentations émancipées et polémiques qui peuvent être déterminées soit par la connaissance technique, soit par l'expérience des habitants. L'analyse de ces représentations devrait être intégrée aux politiques officielles, afin de rendre les décisions sur le patrimoine plus démocratiques et de mieux identifier les représentations du passé (amenées à être un héritage pour les générations futures) pour les différents groupes qui composent la société.

Nous pouvons conclure que l'efficacité de toute politique de conservation du patrimoine dans les zones urbaines dépend de plus en plus de la prise en compte de l'opinion fondée sur l'expérience des utilisateurs. En effet, les théories modernes de la conservation, qui considèrent que la ville entière constitue un document historique, rendent la sélection de ce qui doit être conservé beaucoup moins évidente et beaucoup plus complexe que lorsque cette sélection n'est fondée que sur un point de vue technique manquant de légitimité. La légitimité sociale permet aux habitants de devenir des partenaires actifs dans les politiques de conservation du patrimoine. Valsiner (2002) rappelle que les représentations sociales sont à la fois des re-présentations (de ce qui existe déjà et qui est reconnaissable sur la base d'expériences passées) et des re-présentations (d'une expérience future attendue mais encore indéterminée) qui, en tant que telles, donnent du poids aux actions des individus.

Enfin, les résultats obtenus insistent sur la pertinence de l'analyse empirique des représentations sociales de la conservation du patrimoine. Nous avons choisi les caractéristiques architecturales des bâtiments comme le moyen de vérifier de quelle manière les théories et les préceptes de conservation sont compris par les habitants de la ville. Il est également essentiel de remarquer combien il est important d'enrichir et d'étendre la conception de la conservation par les habitants en intégrant leurs opinions sur l'histoire locale et la culture, et en analysant leurs représentations du patrimoine qui mérite d'être préservé.

Deuxième partie

RISQUES ENVIRONNEMENTAUX : ENJEUX MÉDIATIQUES ET POLITIQUES

Gilda Sensales, Alessandra Areni et Karine Weiss

INTRODUCTION : LES RISQUES ENVIRONNEMENTAUX : ENJEUX MÉDIATIQUES ET POLITIQUES

L'engagement environnemental contemporain est né d'une prise de conscience des conséquences du développement économique sur l'environnement. Depuis les années 1950, la conscience écologique a acquis un caractère toujours plus politique, pour conquérir son propre espace dans les mouvements contestataires des années 1970. Parallèlement, cet engagement a commencé à attirer l'attention de l'opinion publique grâce à des initiatives comme le Jour de la Terre (*Earth Day*) le 22 avril 1970, auquel participèrent des centaines de milliers d'étudiants sur les campus universitaires aux États-Unis. Il a joui dès lors d'une plus grande visibilité dans les médias, ce qui a établi un rapport privilégié et destiné à durer avec des informations de plus en plus régulières sur l'environnement, comme le montrent Castrechini et Pol dans leur analyse des médias au cours des années 1990 (cf. chapitre 12).

Toujours dans les années 1970, l'engagement voire l'activisme environnemental s'est imposé dans la sphère politique et institutionnelle de différents pays en se présentant comme un mouvement d'avant-garde (Milbrath, 1986), ce qui a conduit les institutions à adopter des perspectives plus écocentriques qu'anthropocentriques. Il s'est alors consolidé à la fois comme idéologie et comme forme de participation à des actions collectives et gouvernementales (Doyle & McEachern, 2001).

Cependant, on assiste, ces dernières années, à une véritable crise des Verts, connaissant une érosion des consensus (Apuzzo, 2004), alors que la politique environnementaliste tend à être remplacée par une politique de l'environnement. Il s'agit en effet pour certains de normaliser voire pacifier l'engagement environnemental en le réduisant à une « technique de gestion » (Barry, 2004).

Il y aurait en effet dans le discours vert des différences, non seulement terminologiques, mais aussi conceptuelles, en mesure de remettre en question l'identification fréquente et erronée entre « écologisme » et « environnementalisme ». En citant Dobson (2000), Pilbeam (2003) rappelle comment les environnementalistes proposent une approche managériale, avec des solutions techniques aux problèmes environnementaux, alors que les écologistes adoptent un point de vue plus général, qui part de la reconnaissance de la valeur intrinsèque du monde non humain, pour entrer en conflit avec le système contemporain de consommation et de production. Ce passage de l'écologisme à un « environnementalisme gestionnaire » est accentué par le développement de concepts tels que celui de développement durable, conciliant les thèmes du développement économique et de la sauvegarde de l'environnement au détriment de l'esprit le plus radical de la pensée verte.

Parallèlement, les réseaux associatifs et en particulier les organisations non gouvernementales, sont restés actifs, développant une conception non institutionnelle de la politique, qui s'oppose à la conception institutionnelle, apanage des partis politiques (Sensales, 2005). Ces groupes ont acquis une force et une visibilité médiatique nouvelles, notamment avec l'opposition aux institutions internationales de la finance et du gouvernement du monde (OMC, FMI, G8, etc.), en donnant naissance aux mouvements alter-mondialistes. D'acteurs marginaux, ils sont alors devenus des agents de changement en mesure d'agir au niveau planétaire. Leur action politique implique aussi la problématisation de nombreux concepts clés utilisés par les sciences sociales et politiques comme celui d'« identité collective » qui, dans sa formulation orthodoxe, ne parvient pas à rendre compte de l'enrichissement mutuel de ces différents groupes parvenant, malgré leur hétérogénéité, à interagir en passant outre les frontières socioculturelles et géographiques.

D'autre part, comme cela a été souligné par ailleurs (Sensales, 2005), les mouvements alternatifs développent des formes de démocratie participative qui suivent avec suspicion les instances officielles et les différentes formes de savoirs scientifiques et techniques. Ils font preuve de scepticisme à l'encontre des supposés bénéfices de la croissance économique et donnent naissance à ces formes de « sous-politique » de la « seconde modernité » (Beck, 2000), ou aux *Life politics* (Giddens, 1994/1997), véritables expressions de « contre-hégémonie » en mesure de développer des pratiques de « désorganisation du consensus et d'organisation du désaccord » (Kebede, 2005). Dans cette perspective, leur impact n'est pas confiné à la seule sphère politique ou culturelle, mais a des conséquences plus larges qui contribuent à modifier le paysage économique, politique, culturel et intellectuel de toute la société.

Les mouvements écologiques illustrent bien cette dynamique, même s'ils sont parfois considérés, à tort, comme n'ayant que des actions ciblées sur des questions locales. Ils se caractérisent pourtant bien par leur intérêt pour les conséquences globales de ces problèmes environnementaux locaux (Torgerson, 1999). Ce n'est pas un hasard si ces mouvements ont contribué de façon déterminante à la diffusion d'idéologies et de comportements, désignés par le néologisme « glocal », dont la logique fait référence à un mot d'ordre largement diffusé : « Pensez globalement, agissez localement ». Les initiatives ne s'arrêtent alors pas à la seule problématique environnementale, mais s'attaquent à différents aspects de l'ordre social : critique d'une organisation économique tournée vers une croissance incontrôlée, remise en cause de l'ordre intellectuel fondé sur l'utilitarisme, ou encore renégociation du concept de démocratie. Autant de thèmes à l'ordre du jour dans le programme politique d'un environnementalisme qui se présente comme une force antagoniste dans une « société du risque » (Beck, 1986/2001).

Il est intéressant de s'arrêter un instant sur ce dernier concept qui, dans l'élaboration théorique de Beck, a été pensé en relation avec les questions environnementales, même s'il s'est ensuite développé jusqu'à couvrir, après le 11 septembre 2001, le thème dramatique des « réseaux terroristes transnationaux » (Beck, 2002/2003). Beck montre que, si les risques étaient autrefois appréhendés au niveau individuel, ils sont aujourd'hui mondiaux et impliquent le genre humain dans son ensemble, puisque l'autodestruction de la planète est envisagée : dans le cas de l'environnement, l'exploitation de la nature a atteint, pour la première fois, un tel niveau qu'elle a façonné une société « catastrophique », dans laquelle l'état d'urgence apparaît comme une nouvelle norme. La science et la technologie, nées pour classer et contrôler la réalité, deviennent elles-mêmes des sources de production de nouveaux risques qui, d'une part, acquièrent une forme dilatée dans l'espace et dans le temps jusque-là inconnue (il suffit de penser aux radiations atomiques) et d'autre part, introduisent l'impondérabilité du calcul du risque (comme dans le cas des organismes génétiquement modifiés). Ainsi s'est-on affranchi, dans les pays occidentaux, de la pauvreté à grande échelle, pour finir par découvrir que nos sources de richesses ont un potentiel destructeur très élevé.

Comme on a eu l'occasion de le rappeler ailleurs (Sensales & Areni, 2002), certains psychologues ont focalisé leur attention sur les facteurs psychologiques impliqués dans la perception des risques environnementaux, aussi bien au niveau individuel, qu'au niveau social. C'est notamment l'approche la plus communément développée pour l'étude des risques naturels (cf. Weiss, Colbeau-Justin, & Marchand, chapitre 14).

Concernant l'environnement global, Graumann et Kruse (1990) ont alors attiré l'attention sur la difficulté voire l'impossibilité de percevoir directement l'état de l'environnement et son évolution. Ainsi, « nombre de processus reconnus comme nuisibles se sont développés pendant très longtemps avant qu'on ne prenne conscience de leur caractère dangereux, comme par exemple l'effet de serre ou l'extinction progressive des espèces rares. Souvent, nous ne devenons conscients de tels effets cumulatifs que lorsqu'il est trop tard pour y remédier » (Sensales & Areni, 2002, p. 323). En outre, « nous n'avons pas d'organes sensoriels pour percevoir tous les processus de changement environnemental. Un bon exemple en est fourni par la radioactivité générée avec la catastrophe de Tchernobyl. Lors de cet événement, l'importance des moyens de communication de masse qui ont suppléé à notre absence de perception directe du risque radioactif a été bien mise en évidence : grâce aux médias, chacun a pu imaginer le nuage toxique passer, avec tous ses effets dangereux, en survolant les territoires de l'Europe » (*ibid.*). Les médias peuvent en effet être considérés comme de véritables « capteurs» sociaux capables de rendre visibles des problèmes environnementaux difficilement perceptibles. Le public, stimulé par les médias, peut alors apporter un soutien indispensable à la mise en œuvre de politiques environnementales. Il faut souligner que cette nécessité d'un soutien public aux politiques de protection de l'environnement a invité les sciences sociales à étudier les attitudes environnementales en mesure de prédire un tel soutien.

À travers l'action des mass médias, mais aussi des institutions assignées à leur définition, les risques environnementaux acquièrent une visibilité qui les voit dramatisés ou minimisés, selon les intérêts et les points de vue. Ils occupent de cette façon une place toujours plus importante aux niveaux aussi bien social que politique. Mais, précisément sur le concept de risque, il faut souligner, comme le remarque justement Joffe (2003), que la psychologie est encore très liée à des modèles qui tendent à ignorer le contexte dans lequel les risques naissent, en traitant ces derniers de façon réductrice, en termes de perception plutôt que comme faisant partie intégrante d'un processus social complexe de type représentationnel.

Enfin, l'approche psychosociale des risques doit mettre l'accent sur la « relative transversalité sociopolitique du discours environnemental » (Sensales & Areni, 2002 ; Sensales, Areni & Kosic, 2004) liée à une exposition au risque qui, en raison de sa globalité, dépasse aujourd'hui les frontières. Les désastres écologiques frappent en effet sans discriminer tous les groupes et toutes les classes sociales. Ils ignorent les frontières nationales et encouragent, dans le même temps, des situations de coopération transversale pour affronter les menaces potentielles ou effectives. De cette façon, le risque environnemental exige et provoque une réorganisation des pouvoirs et des compétences, non seulement scientifiques, mais aussi politiques. Garcia-Mira et Real (chapitre 13) montrent ainsi comment la catastrophe du Prestige a permis une réflexion sur une telle réorganisation.

La prise de conscience des risques et de leurs conséquences locales et globales a un impact au niveau psycho-comportemental et social qui reste encore à explorer, alors que les sciences sociales sont appelées à s'interroger sur la valence d'une société du risque qui est désormais aussi traversée par un climat de guerre permanente. Selon certains spécialistes, ces situations d'exposition continue et globalisante au risque donneraient naissance à des formes de « totalitarisme inversé », fondées sur une peur généralisée, en opposition aux totalitarismes fondés sur un sentiment de puissance comme le nazisme (Wolin, 2003, dans Chesters & Welsh, 2005). L'inquiétude sociale provoquerait en effet un sentiment d'indétermination et d'inutilité collective, permettant de déclencher plus facilement des processus de manipulation, de consumérisme hédoniste et de désengagement social et moral. Cette situation voit les mouvements environnementaux appelés à occuper un rôle extrêmement diversifié, qui rend le panorama de l'engagement environnemental complexe et contradictoire. Ces mouvements peuvent ainsi être déclinés selon une idéologie de droite ou de gauche (Pepper, 1996) même s'ils sont nés d'une culture politique de gauche (Doyle & McEachern, 2001). Les mouvements environnementaux sont cependant le fruit de nombreuses contaminations contradictoires avec d'autres champs culturels, pas nécessairement politiques, comme la religion ou la spiritualité (Areni & Sensales, 2006). Ainsi, le panorama des institutions relatives à l'environnement est-il particulièrement riche et varié, reflétant la place, de plus en plus importante des problématiques environnementales et leur implication dans les décisions politiques.

Gilda SENSALES et Alessandra ARENI

DE LA NATURE À L'ENVIRONNEMENT : REPRÉSENTATIONS ET IDÉOLOGIES

Le dualisme nature/environnement fonde le code binaire « culture versus nature » constitutif de nos sociétés (Eder, 1996). Au début des années 1970, Moscovici (1972) soulignait déjà les origines anciennes de ce dualisme, liées à la volonté du genre humain d'affirmer sa propre unicité, en opposition à la nature. Deux univers distincts ont ainsi été dessinés : la société, c'est-à-dire l'univers des hommes, et la nature, qui serait l'univers des choses. Ainsi se serait construite une seconde nature culturelle, superposée à la nature biologique, qui accompagne l'affranchissement lent, progressif et cependant jamais total de l'homme par rapport à la nature. Ce dualisme de fond est passé dans les deux concepts opposés d'« environnement » et de « nature ». Le premier est marqué par l'intervention de l'homme et de ses prolongements, la science et la technique, qui semblent de façon entièrement fictive participer au règne de l'anti-nature (cf. le texte le plus marxiste de Moscovici, 1968, p. 29-43). La seconde, règne du non humain, est souvent idéalisée (cf. Graumann & Kruse, 1990). Les deux concepts sont caractérisés par une vision de la nature que Moscovici définira, au cours des années successives, comme « fixe et anhistorique », dans le sens d'une déresponsabilisation de l'homme.

En opposition à cette nature idéalisée, Moscovici relancera l'idée d'une nature historique qui a comme contrainte des choix continus conscients qu'« aucun état de nature n'est indépendant de la société humaine » (1996, p. 290). Sur la base de la reconnaissance de cette étroite interdépendance entre nature et environnement, Moscovici finit par affirmer la nécessité d'un engagement dans les mouvements écologistes, pour soutenir et confirmer la primauté d'une politique radicalement renouvelée qui s'oppose à la prédominance d'une économie tournée vers l'environnement avec un rapport uniquement instrumental. « L'écologie a inspiré un nouveau souffle politique dans de vastes couches de la population, comme a pu le faire le socialisme au début, en reconnaissant l'étroitesse d'esprit qui sévissait à l'intérieur des partis. Elle a réalisé cela par l'intermédiaire de groupes, qui ont proposé des sujets situés très bas sur l'échelle politique, comme les problèmes de la protection de sites particuliers, ou la prévention de la pollution dans les villes. Ce sont des problèmes incontestablement pratiques. Dans l'ensemble, le principal événement (politique et social) des vingt dernières années n'a rien à voir avec tel ou tel succès électoral, mais est formé par le remarquable déplacement en faveur de la cause de la nature, qui s'est vérifié dans toutes les couches de l'opinion publique… » (Moscovici, 1990, p. 16).

Ce dualisme environnement-nature se trouve exprimé avec la mise en cause, dans les années 1970, du paradigme social alors dominant, complètement anthropocentrique (*Dominant Social Paradigm* – DSP – ou encore *Human Exemptionalism Paradigm* – HEP), qui plaçait les hommes à la fois au centre de l'univers et au-delà des lois et des contraintes naturelles (Rauwald & Moore, 2002 ; Castro & Lima, 2001), vers un paradigme plus écologique, avec lequel ont été développées des mesures afin d'identifier les différents contenus des croyances relatives à l'environnement. De nombreuses enquêtes ont ainsi été menées en utilisant la *New Environmental Paradigm* – NEP – *Scale*, mise au point aux États-Unis en 1978 par Dunlap et Van Liere en réponse au DSP. Plus tard, pendant les années 1990, cette échelle a été réadaptée et renommée *New Ecological Paradigm Scale* (Dunlap, Van Liere, Merting, & Jones, 2000). À la même période, témoin de l'intérêt croissant pour ce thème, une autre échelle des attitudes écologiques a été mise au point (Maloney, Ward, & Braucht, 1975) aux États-Unis. Le grand nombre de recherches menées avec ces instruments à travers le monde a mis en évidence la diffusion des croyances écologiques. L'idée que l'environnement doit être protégé et préservé semble ainsi s'affirmer comme une véritable norme.

Malgré la diffusion de ce nouveau principe social, la recherche continue cependant à souligner des différences quant à l'engagement vis-à-vis de l'environnement, différences liées à divers ensembles de valeurs, d'orientations politiques et culturelles, de structures de la personnalité ou encore de caractéristiques sociodémographiques.

Environnementalisme, orientation politico-culturelle et idéologique

La psychologie politique a tendance à sous-estimer le domaine de l'engagement environnemental, malgré son importance croissante. Il est en effet difficile d'y trouver des références explicites et systématiques à l'environnement, exception faite du travail de Milbrath (1986) sur les valeurs et croyances environnementales. Mais les analyses de cet ordre semblent avoir été complètement déléguées à la psychologie environnementale. Ainsi, Lubell (2002), tout en confirmant des tendances déjà mises en évidence par Milbrath, souligne le rôle de certaines variables démographiques, comme celles relatives à l'éducation, au revenu, à l'âge ou au sexe (sur le rôle de ce dernier, voir les travaux méta-analytiques de Zelezny, Chua & Aldrich, 2000). Selon les résultats analysés, les citoyens avec un niveau scolaire et un revenu plus élevés, les plus jeunes, les femmes et ceux qui n'appartiennent pas aux minorités, semblent être plus enclins à soutenir des actions relatives à la protection environnementale. En cherchant une explication à de telles tendances, Lubell remarque que les coûts de l'activisme environnemental peuvent être plus bas pour les citoyens scolarisés, grâce à l'acquisition d'une plus grande compétence civique. D'autre part, les individus ayant un revenu plus élevé supportent mieux les contraintes financières, ce qui leur permet de mieux absorber les coûts de leur engagement. Les plus jeunes ont davantage de temps à disposition pour se consacrer à cette forme d'activisme, ou sont plus sensibles aux questions relatives à la qualité de l'environnement, alors que les femmes développent une plus grande disposition pour des actions de protection de l'environnement, en raison de leur rôle dans le contexte familial. Enfin, si les minorités sont confrontées à de véritables obstacles qui les empêchent de participer à ce type d'actions, cela est dû à leurs difficultés plus générales d'accès aux ressources politiques. Ces conclusions font cependant preuve d'une confiance excessive dans la stabilité des résultats et la recherche récente semble remettre en cause ces derniers, en évoquant l'importance de facteurs contextuels trop souvent ignorés (McFarlane & Hunt, 2006 ; Blake, 2001) et en mesure de modifier les tendances à peines dessinées.

Ainsi retrouvons-nous ce qui était déjà apparu dans le domaine des attitudes environnementales liées aux attentions pro-environnementales : des données extrêmement contradictoires (Fransson & Gärling, 1999 ; Olli, Grendstad, & Wollebaek, 2001), laissant apparaître une sorte de champ miné et poussant certains spécialistes (Olli *et al.*, 2001 ; Bonnes & Bonaiuto, 2002 ; Carrus, Passafaro & Bonnes, 2004) à mettre l'accent sur les contextes spécifiques. L'analyse des systèmes de valeurs au sein desquels les individus ont été socialisés permettrait ainsi de mieux comprendre la formation de leurs attitudes spécifiques au lieu (MacFarlane & Hunt, 2006). Toujours dans le domaine des valeurs, mais cette fois en interaction avec l'orientation politique, Schwartz *et al.* (2001) ainsi que Barnea et Schwartz (1998), ont montré que le positionnement sur les valeurs de l'universalisme, qui comprennent des valeurs environnementales et de protection de la nature, met en évidence une différence significative entre nationalistes/conservateurs et libéraux/réformateurs. Les seconds exposeraient une emphase particulière sur l'universalisme et, en conséquence, sur les valeurs pro-environnementales.

Au niveau de l'orientation politique, le lien entre les préférences électorales et les attitudes pro-environnementales a fait l'objet d'enquêtes destinées à souligner la complexité de ces relations. Même si les thèmes environnementaux font maintenant partie du débat politique et si certains partis politiques en ont fait une priorité, en se constituant dans certains cas autour de ces questions, d'autres formations les maintiennent en marge ou nettement en retrait de leur action politique. Ainsi, Biel et Nilsson (2005) remarquent par exemple que les électeurs des partis Verts associent les questions environnementales aux thèmes politiques, au contraire de ce qui se passe en général avec les électeurs des partis conservateurs.

À côté de l'étude du rôle des valeurs et de l'orientation politique, il existe aussi une importante littérature qui a exploré l'impact de la religiosité, aussi bien pour déterminer des attitudes plus ou moins anthropocentriques envers l'environnement et la nature, que des comportements environnementaux. On peut rappeler avec Biel et Nilsson (2005) que, depuis 1967, et un célèbre article publié dans *Science* (White, 1967), le christianisme est considéré comme étant la religion la plus anthropocentrique, à cause de son indifférence à la sphère naturelle et d'un dualisme homme/nature qui aurait fini par promouvoir la spoliation de la nature. D'autres spécialistes ont cependant soutenu, plus récemment, la thèse opposée, en affirmant que la tradition judéo-chrétienne pouvait être à l'origine de comportements pro-environnementaux, alors que les valeurs néo-matérialistes, partisanes de la compétitivité et de la croissance économique effrénée, seraient un puissant stimulus pour le déclin des mouvements environnementaux (Blühdorn, 2002).

La recherche empirique reflète le caractère contradictoire de ces argumentations en présentant des résultats contrastés (Hayes & Marangudakis, 2001). Certaines études ont ainsi établi une relation négative significative entre les croyances religieuses judéo-chrétiennes et différents aspects des intérêts environnementaux. Elles ont notamment mis en évidence un effet nettement positif de la participation religieuse sur le comportement environnemental (Kanagy & Willits, 1993), alors que d'autres études, toujours en opposition avec la thèse de White, ont montré qu'il n'existait pas de différences significatives dans les attitudes environnementales des Chrétiens et des non Chrétiens (cf. Hayes & Marangudakis, 2001). D'autres encore (Biel & Nilson, 2005) ont montré que les valeurs religieuses avaient un impact dans la façon de réagir aux problèmes environnementaux dans le cas des organismes génétiquement modifiés. Dans cette enquête, l'importance du sexe met également en évidence le fait que les femmes sont généralement plus sensibles que les hommes aux problèmes environnementaux (Stern, Dietz & Kalof, 1993) : elles font preuve de plus d'attention aux risques environnementaux en général (Lai & Tao, 2003) et aux aliments génétiquement modifiés en particulier (Frewer, Miles & Marsh, 2002).

La relation entre les valeurs religieuses et les problèmes environnementaux a aussi été étudiée du point de vue de la sacralité de la nature. En ce sens, Gardner et Stern (1996) ont montré que les personnes qui affirment le caractère sacré de la nature tendent à reproduire des actions pro-environnementales alors que ceux qui croient en l'importance de la nature, sans y voir un caractère spirituel et sacré, sont moins enclins à s'engager dans des actions pro-environnementales (résultat confirmé par l'étude de Biel et Nilsson, 2005).

Enfin, les attitudes pro-environnementales ont aussi été mises en relation avec des structures de personnalité, et en particulier la personnalité de type autoritaire. Des enquêtes ont alors permis de mettre en évidence une relation importante entre un fort autoritarisme et des attitudes anti-environnementales ou, comme les définissent Schultz et Stone (1994), des attitudes en faveur d'une croissance incontrôlée (Peterson, Doty & Winter, 1993 ; Carrus, Passafaro & Bonnes, 2004). L'explication d'un tel résultat renvoie, dans la plupart des cas, à l'hypothèse que les sujets autoritaires tendent à se conformer aux normes existantes qui, jusqu'à ces dernières années, étaient orientées vers une vision totalement anthropocentrique de défense d'une croissance sans contrôle. Cependant, cette vision est aujourd'hui remise en question, alors que la relation négative entre autoritarisme et conscience environnementale demeure et l'explication irait plutôt vers un refus de la diversité (Carrus *et al.*, 2004) : dans le cas de l'autoritarisme, la diversité sociale serait refusée et, dans le cas des attitudes anti-environnementales, il y aurait un refus de la diversité de l'environnement biophysique ou, au moins, une certaine indifférence envers celle-ci.

Nature et environnement : des représentations contrastées

Un ensemble d'études a été mené en Italie, pour étudier les représentations de la nature et de l'environnement, d'une part sous la forme d'enquêtes auprès de sujets naïfs (Areni & Sensales, 1998 ; Sensales & Areni, 2002 ; Sensales, Areni & Chirumbolo, 2004 ; Sensales, Areni & Kosic, 2004), à l'aide notamment d'associations libres, et d'autre part sous la forme d'analyse de moyens de communication de masse : presse quotidienne [1] et affiches publicitaires d'associations environnementalistes [2] (Bonnes, Sensales, Bonaiuto & Aiello, 1994 ; Bonnes, Bonaiuto, Metastasio, Aiello & Sensales, 1997 ; Bonnes & Sensales, 1998 ; Sensales, Areni & Bonnes, 1998 ; Sensales, Areni & Chirumbolo, 2004). Au-delà de l'analyse du dualisme nature/environnement et de son actualisation dans les différents types de discours explorés (réponses de sujets naïfs *vs* communications de masse), nous avons cherché à mettre en évidence les caractéristiques idéologiques, culturelles et

1. 612 articles publiés par *Il manifesto, Il Corriere della sera* et *Il Tempo* entre 1983 et 1993, puis 448 articles parus dans *Il Giornale, La Repubblica* et *Il Corriere della sera* entre 1993 et 1994.
2. 75 affiches publicitaires commandées par le *WWF*, *Legambiente* et *Greenpeace*.

individuelles permettant d'illustrer ce dualisme, caractéristiques qui ne se sont révélées stables que dans quelques cas.

Ces enquêtes empiriques font référence, du point de vue théorique, à la tradition des représentations sociales. Dans ce cadre, elles privilégient l'emploi de différents modèles de triangulation (Sensales, Areni & Chirumbolo, 2005), garantissant une bonne restitution de la complexité, typique de l'objet des recherches sociales et environnementales, à travers l'hybridation de points de vue différents. L'approche des représentations sociales est aussi particulièrement utile pour étudier les liens entre les médias et la formation, la transmission et la reproduction du sens commun. Dans le cas de l'environnement, cette approche est particulièrement appropriée car la science, la technique et les moyens de communication de masse jouent un rôle fondamental de médiation dans la relation individu-environnement-nature (Hansen, 1993 ; Phillips, 2000). Les médias peuvent en effet être définis comme de véritables véhicules de la connaissance des problèmes environnementaux (il suffit de penser à la pollution, qui n'est pas toujours perceptible physiquement, mais dont on a connaissance à travers les informations diffusées par les médias).

Au niveau des aspects invariants des représentations, nos données ont mis en évidence une caractérisation « naturaliste » et positive de la nature, qui ne se retrouve que dans certains cas avec l'environnement. Ce dernier est en effet surtout vu à travers des aspects négatifs, à cause de l'intervention destructrice de l'homme qui, dans le cas d'attitudes favorables à l'environnement, peut toutefois être considéré comme étant en mesure de mener des actions de protection. Les représentations de ces deux « mondes » s'accompagnent, dans la plupart de nos études, d'orientations politiques et culturelles clairement définies et différenciées, alors que la question de la sauvegarde de l'environnement se traduit par une sensibilité pro-environnementale qui traverse les différents groupes.

Au sujet du rôle joué par les aspects politiques et culturels, nos enquêtes permettent en effet de relever une convergence des résultats qui démontre que, audelà d'une certaine transversalité du discours environnementaliste, la culture de gauche est plus impliquée par rapport aux thématiques environnementales, aussi bien émotionnellement que du point de vue comportemental. Ce résultat est cohérent avec d'autres recherches menées en Italie au début des années 1990 (Censis, 1992). Une enquête menée en 2004 auprès d'étudiants vient confirmer ce résultat (Areni & Sensales, 2006) : dans la structure représentationnelle revient, pour les étudiants de droite, la naturalisation de l'environnement, avec un jugement positif des processus de globalisation. Chez les étudiants de gauche, on observe plutôt une politisation du discours environnemental, avec une valorisation des aspects relatifs aux mouvements politiques et une considération principalement négative des processus de globalisation.

Dans l'ensemble de nos travaux menés sur les communications de masse (presse quotidienne et campagnes publicitaires) apparaît également une construction surtout « naturaliste » de la nature et de l'environnement chez les sympathisants de droite et du centre, alors qu'à gauche, les références aux aspects socioculturels et politiques sont privilégiées. Ces derniers sont interprétés négativement quand ils évoquent la destruction de la nature et de l'environnement de la part de l'homme et positivement quand ils rappellent l'intervention normative de l'homme en vue de sauvegarder la nature et l'environnement. Les résultats relatifs à l'analyse de la publicité des associations environnementales sont cohérents avec ces tendances. On remarque en particulier que, dans la stratégie publicitaire du *WWF*, l'association qui rassemble le public le plus hétérogène, émerge une rhétorique de la « nature » construite sur sa pureté présumée et sa bonté. Cette nature est non marquée par l'intervention de l'homme qui, par contre, l'a transformée en un « environnement » corrompu, pollué et mauvais. Dans la communication publicitaire de *Legambiente*, association enracinée dans la gauche réformiste, on remarque au contraire un usage idéologique de l'environnement pour construire un discours politique univoque, faisant référence à des idéaux et à des valeurs de gauche. La publicité de *Greenpeace*, qui privilégie une approche écologiste de combat, indique, quant à elle, une construction rhétorique fortement polarisée entre un environnement détruit par l'homme et un autre environnement sauvegardé grâce à l'action militante de *Greenpeace*.

Un autre aspect à souligner concerne la présence constante, dans l'ensemble de nos données, des références aux éléments de risque, en ce qui concerne aussi bien l'environnement local que global, ce qui confirme les affirmations de Beck (1986/ 2001) sur les sociétés contemporaines, qui sont envisagées comme des « sociétés du risque », notamment au sujet des questions environnementales (cf. Singer & Endreny, 1993). Cependant, les sujets naïfs de droite ont tendance à surestimer les risques à un niveau global, alors que ceux du centre se focalisent sur des risques locaux et sur leurs conséquences socio-économiques. Les sujets de droite et de gauche se concentrent, eux, sur les conséquences sanitaires des risques. La presse, quant à elle, s'intéresse plus aux causes des détériorations environnementales : causes naturelles pour la presse de droite et causes humaines pour la presse de gauche. C'est cependant l'évolution dans le temps qui est la plus parlante quant aux aspects développés par la presse, avec la tendance d'un passage des risques locaux, principalement causés par des agents naturels, à des risques globaux, surtout causés par des facteurs humains ces dernières années. Cette donnée confirme les résultats d'une de nos enquêtes exploratoires menée en février 1993 sur des programmes télévisés et sur la presse quotidienne italienne (Bonnes, Sensales, Bonaiuto & Aiello, 1994). À cette occasion, les références aux changements mondiaux furent pratiquement totalement absentes, alors qu'elles allaient devenir un des leitmotivs de la communication des médias sur l'environnement (cf. Diani, 2001, au sujet de la plus grande attention désormais accordée au thème du développement durable, concept global par excellence).

Les représentations de l'environnementalisme

Pour compléter ces résultats, on a voulu sonder les configurations représentationnelles de l'environnementalisme, en mettant également en lumière les différents rôles joués par l'appartenance idéologique, religieuse et politique, ainsi que par des caractérisations sociocognitives et de personnalité spécifiques. Il a en effet été décidé de se centrer sur l'idéologie politique (étroitement ancrée dans la sphère des valeurs), l'autoritarisme et le besoin de fermeture cognitive, ce dernier facteur étant apparu, dans toutes nos enquêtes (Sensales, Chirumbolo & Areni, 2003 ; Sensales, Areni & Chirumbolo, 2005) et dans la littérature en général (Kruglanski, 2004), comme étroitement corrélé avec l'autoritarisme. En outre, considérant le rôle joué par la religiosité dans la structuration représentationnelle de la politique en général et de l'environnementalisme en particulier, cette variable a également été prise en compte.

Dans cette étude, quatre mots stimulus (environnementalisme, globalisation, mouvements, partis) ont été présentés à 244 étudiants romains. L'analyse a en outre pris en compte leurs caractérisations idéologiques, relevées à travers une échelle mesurant l'idéologie politique (Sensales, Chirumbolo & Areni, 2003), les orientations politiques et religieuses, ainsi que des structures de personnalité et sociocognitives, comme l'autoritarisme (Aiello & Areni, 1998) et le besoin de fermeture cognitive (BFC ; Pierro *et al.*, 1995), qui sont en général considérés par la littérature comme corrélés avec l'orientation politique (Sensales, Areni & Chirumbolo, 2005). Les variables catégorielles, considérées comme variables actives, font ainsi référence à l'orientation politique (Gauche 41,8% ; Centre 45,5% ; Droite 12,7%), au vote (Centre Gauche 62,3% ; Centre Droite 25,8% ; Autre 11,9%, qui a été éliminé de l'analyse car trop ambigu), à la croyance religieuse (avec deux modalités : Croyants et Non Croyants), à la religiosité (exprimée avec trois niveaux : Faible, Moyenne, Élevée), à l'idéologie « spiritualiste-conservatrice », « progressiste » et « pacifiste », à l'autoritarisme et au besoin de fermeture cognitive (ces cinq dernières variables sont articulées selon trois modalités : niveau d'adhésion Faible, Moyen, Élevé).

L'analyse a été menée sur un corpus initial de 2 383 mots, dont 882 étaient différents (37,01% du total). En parcourant les différentes associations, on remarque que certains mots sont connectés aux autres : « mouvements » apparaît en association avec « environnementalisme » et « partis » et ce dernier est cité comme réponse au mot « mouvements ». En revanche, « environnementalisme » et « globalisation » ne sont jamais associés aux autres mots stimulus. Par ailleurs, le mot stimulus qui provoque le plus grand nombre d'associations est « mouvements » (626 mots dont 253 mots différents, soit 41,5%). « Partis » et « globalisation » viennent ensuite, alors qu'« environnementalisme » occupe la dernière place (avec 577 mots cités dont 167 mots differents, soit 29%). Ce pourcentage, le plus faible, peut être utilisé comme l'indice d'une plus grande homogénéité évocatrice induit par le mot environnementalisme.

En considérant le réseau de relations qui existent entre les mots stimulus, l'environnementalisme n'apparaît pas connecté aux autres, et son niveau de fluidité associative présente les valeurs les plus basses. Ces deux résultats indiquent le caractère relativement périphérique du concept dans les processus représentationnels examinés. La convergence élevée dans les associations produites semble, au contraire, dénoter une certaine stéréotypie, sans aucun doute en opposition avec le pluralisme et l'hétérogénéité de l'univers environnementaliste, appelé métaphoriquement « l'archipel vert » ; une expression qui permet de faire allusion à la diversité de positions que celui-ci recouvre.

En passant ensuite à la caractérisation des associations produites à partir du mot environnementalisme, le lemme *nature* est le plus important, avec 13% des associations, qui atteignent même 27% si l'on ajoute les références à l'environnement naturel (*vert, animaux, arbres, bois, plantes)*. Les évocations de l'intervention de l'homme représentent quant à elles 13,2% des associations, avec une attention particulière portée aux aspects de protection (*respect, protection, propreté, sauvegarde, défense, parcs*), auxquelles il est possible d'ajouter 13,3% représentés par les renvois à des associations, des partis ou des perspectives (*WWF, Greenpeace, verts, écologie)*, qui impliquent encore des attitudes de responsabilité et de préoccupation. On trouve également une mise en valeur de l'environnementalisme à travers les évocations *futur, vie, culture* et une caractérisation de celui-ci, clairement descriptive, avec *environnement* et *mouvement*. Enfin, l'évocation du risque est présente, mais de façon marginale (4,5% des associations).

Pour passer plus rapidement sur les autres inducteurs, on remarque que « globalisation » détermine de nombreuses associations descriptives (environ 21%), mais aussi un certain nombre d'associations négatives (environ 15%), alors que celles qui sont clairement positives sont plutôt limitées (environ 7%). « Mouvements » et « partis » renvoient essentiellement à des termes descriptifs orientés vers la sphère politique, mais avec une évocation limitée (environ 7%) de sa dimension conflictuelle lorsqu'il s'agit des mouvements, alors que les partis sont, eux, plus largement connotés négativement (14%) avec des réponses telles que : *voleurs, faux, corruption, chaos,* etc.

Une analyse des correspondances a ensuite été menée sur 1 136 mots, dont 101 différents (après regroupement des singuliers, pluriels, féminins et masculins de même sens), et sur les 25 modalités relatives aux 9 variables catégorielles décrites précédemment. Les deux premiers facteurs expliquent 35,73% de l'inertie totale. La figure 1 présente le plan factoriel 1-2, sur lequel on peut repérer des zones bien distinctes.

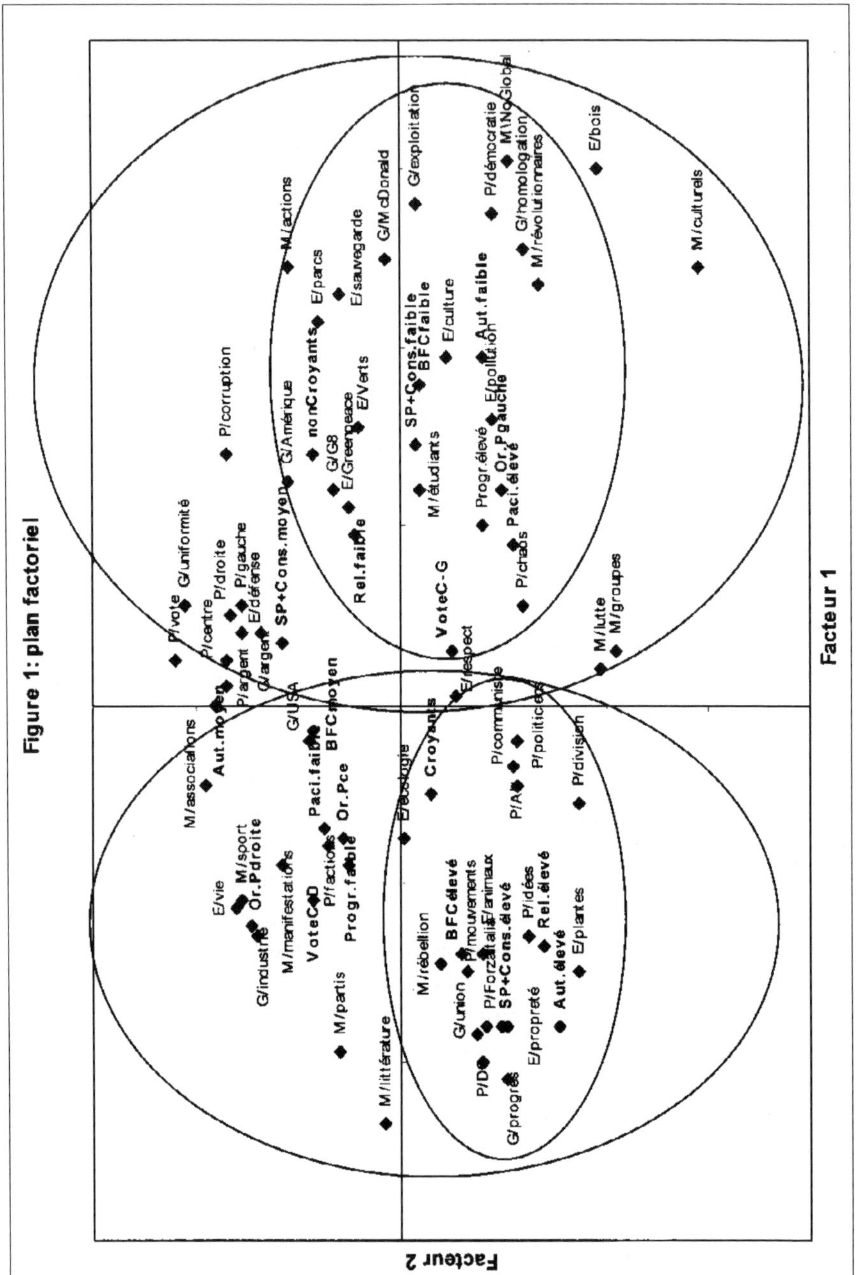

Figure 1: plan factoriel

La première zone, à gauche du plan, est caractérisée par les étudiants orientés politiquement à droite et au centre, qui votent Centre-Droit. Ils sont croyants, ont un niveau élevé de religiosité et d'idéologie spiritualiste et conservatrice, un niveau moyen ou élevé d'autoritarisme et de besoin de fermeture cognitive et, enfin, un faible niveau d'idéologie progressiste et pacifiste. Les associations qui caractérisent cette zone mettent en évidence les chaînes lexicales suivantes (par ordre alphabétique) :

- Environnementalisme, *animaux, défense, écologie, plantes, propreté, respect, vie.*
- Globalisation, *industrie, progrès, union, USA.*
- Mouvements, *associations, littérature, manifestations, partis, rébellion, sport.*
- Partis, *AN, argent, centre, communiste, DC, division, factions, Forza Italia, idées, mouvements, politiques.*

Ainsi voit-on que l'environnementalisme est décliné avec des mots qui ramènent aux aspects naturels et à des éléments humains cités positivement pour leur fonction de protection. Nous serions donc en présence d'un environnementalisme interprété dans sa forme écoconservatrice, portant avec lui un net refus du pessimisme environnemental (Pilbeam, 2003). Cela est cohérent avec les aspects « naturalistes » mis en évidence précédemment chez les sujets de droite. Ces aspects (avec *plantes* ou *animaux*), sont placés sur le plan factoriel à proximité des sujets qui, en plus d'une religiosité élevée, ont aussi des niveaux élevés de fermeture cognitive et d'autoritarisme. Le résultat semble corroborer d'une part le point de vue avancé par Carrus *et al.* (2004) d'un autoritarisme et d'autre part, une tendance au besoin de fermeture cognitive, orientée vers la négation de la diversité. Cela s'expliquerait par une réduction de l'environnementalisme à une dimension taxinomiste des genres botaniques et zoologiques (cohérente avec le besoin de fermeture cognitive qui implique une nécessité d'ordre). Toujours dans la zone factorielle étudiée, notons que la sous-zone, dans laquelle les associations à l'environnementalisme se concentrent, est caractérisée par une forte référence à une idéologie « spiritualiste et conservatrice », alors qu'elle est éloignée de la référence au comportement électoral de droite et encore plus du renvoi à l'orientation politique de droite, qui caractérise l'ensemble de la zone. L'espace sémantique éloigné semble faire allusion à une distanciation entre la culture environnementaliste de droite et la politique au sens strict.

La zone opposée est caractérisée par des étudiants orientés politiquement à gauche, votant Centre Gauche. Ils sont non croyants, ont de faibles niveaux de religiosité, d'autoritarisme, de besoin de fermeture cognitive, un niveau faible ou moyen d'idéologie spiritualiste et conservatrice et un niveau élevé d'idéologie progressiste et pacifiste. Les associations qui distinguent cette zone mettent en évidence les chaînes lexicales suivantes :

– Environnementalisme, *bois, culture, Greenpeace, pollution, parcs, sauvegarde, verts.*
– Globalisation, *Amérique, argent, G8, McDonald's, exploitation, homologation, uniformité.*
– Mouvements, *actions, culturels, étudiants, groupe, lutte, no global, révolutionnaires.*
– Partis, *chaos, centre, corruption, démocratie, droite, gauche, vote.*

Dans ce cas, les références à l'environnementalisme apparaissent plus articulées, avec un renvoi aux aspects naturels. Les associations se réfèrent à des systèmes complexes qui, dans le cas de *parcs*, impliquent l'intervention directe de l'homme. Une telle intervention est également évoquée avec l'association *sauvegarde*. La politisation du discours environnementaliste apparaît ensuite avec la référence aux *Verts* et aux mouvements plus combatifs tels que *Greenpeace*. On peut enfin relever une référence à un risque environnemental provoqué par l'homme (*pollution*), qui est totalement absente dans la zone des sympathisants de droite.

En considérant la séparation spatiale des chaînes associatives, on remarque également la contiguïté entre les étudiants non croyants et avec un niveau faible de religiosité et les références à un environnementalisme politisé au sens réformiste et plus militant (écologiste), qui illustre les implications positives de l'athéisme. La proximité du syntagme environnementalisme-*Greenpeace* avec le syntagme globalisation-*G8*, semble faire allusion à une caractérisation des représentations de l'environnementalisme fortement antagoniste et relative aux mouvements. En outre, on peut remarquer la proximité étroite entre un autoritarisme et un besoin de fermeture cognitive faibles et le syntagme environnementalisme-*Culture*, qui fait transparaître une attention portée aux artefacts les plus complexes et pluralistes produits par l'homme, confirmant de manière spéculaire les interprétations avancées pour les niveaux élevés d'autoritarisme et de besoin de fermeture cognitive. Une dernière considération, toujours relative à l'espace factoriel examiné, concerne la sous-zone qui regroupe les caractérisations relatives non seulement à l'idéologie politique pacifiste, mais aussi au comportement électoral de Centre-Gauche et, encore plus, à l'orientation politique de gauche, démontrant ainsi qu'elles participent pleinement à une culture environnementaliste.

En ce qui concerne les autres chaînes associatives, on notera que la globalisation acquiert plutôt un caractère positif pour les sujets de droite et négatif pour ceux de gauche. L'immoralité et le désordre des partis sont, pour leur part, plutôt soulignés chez les étudiants de gauche, alors qu'ils sont plutôt évoqués de façon descriptive à droite.

Soulignons pour terminer que l'ensemble de ces résultats permet un approfondissement des processus représentationnels relatifs à la politique et à l'environnementalisme. En résumé, cette étude confirme un ancrage de la politique à sa dimension institutionnelle et de l'environnementalisme à sa dimension écoconservatrice, pour les étudiants de droite. Ce conservatisme prévoit des éléments de naturalisation qui se réfèrent à un principe d'homogénéité, ouvertement en opposition avec la variété du monde naturel et sans évocation des éléments de risque. De la même façon, la caractérisation positive des processus de globalisation est confirmée chez ces jeunes sympathisants de droite, alors que l'environnementalisme reste dans l'ensemble périphérique dans leur culture politique. La sphère des valeurs idéologiques remarquable chez ces étudiants, est d'ordre spiritualiste-conservatrice, alors que la religiosité, l'autoritarisme et le besoin de fermeture cognitive élevés apparaissent comme étant leurs traits caractéristiques, ce que confirme la littérature sur le sujet.

Pour les étudiants de gauche, au contraire, l'ancrage politique se fait plutôt dans sa dimension relative aux mouvements, ce qui n'exclut pas toutefois la dimension institutionnelle, par rapport à laquelle des attitudes contradictoires, positives et négatives, ont été mises en évidence, alors que la politisation du discours environnementaliste apparaît centrale. Cet enracinement de l'environnementalisme dans les représentations de la politique des jeunes sympathisants de gauche semble être la revendication d'une primauté historiquement conquise par la gauche dans ce domaine particulier. Il s'agit d'un environnementalisme qui confirme l'attention portée aux aspects naturels et, encore plus, humains. Ces derniers sont évoqués dans leur fonction de protection et d'entretien, mais aussi pour leur rôle destructeur de l'environnement. Les résultats confirment également une appréhension entièrement négative de la globalisation. Sur le plan des valeurs idéologiques, ce sont les sphères liées au progrès et au pacifisme qui apparaissent comme étant importantes, alors que la religiosité, l'autoritarisme et le besoin de fermeture cognitive faibles sont les traits caractéristiques de ces étudiants.

Conclusion

De tels résultats, même s'ils exigent une vérification de leur stabilité, ouvrent la voie à une réflexion sur la tendance à dépasser le dualisme nature/environnement, sur la multiplicité de caractérisations politiques et idéologiques en termes de valeurs au sujet de l'environnementalisme, ainsi que sur l'affaiblissement des aspects liés aux risques environnementaux, qui invitent à revenir sur l'exploration des représentations plus générales de la nature et de l'environnement. Ils montrent en outre que certaines représentations de l'environnementalisme peuvent être compatibles et cohérentes avec des structures de personnalités autoritaires, avec une tendance à la fermeture cognitive et avec un niveau élevé de religiosité qui, dans notre cas, est intuitivement assimilable au catholicisme.

La variété des représentations pourrait être retenue comme une des explications des résultats contradictoires obtenus dans le domaine des attitudes pro-environnementales et plus généralement de l'environnementalisme. Maintenir une perspective large, qui reste enracinée dans le contexte dans lequel naissent les représentations, est le défi que nous lance ce secteur d'études. Il faut l'accepter pour pouvoir poursuivre l'exploration de ce domaine de la connaissance, en ayant à l'esprit le jeu social auquel participent ces avancées qui stimulent le changement et, à la suite de ce dernier, la nécessité de nouveaux approfondissements.

Angela Castrechini et Enric Pol

LE RÔLE DES MÉDIAS DANS LA CONSTRUCTION DES REPRÉSENTATIONS SOCIALES DE L'ENVIRONNEMENT[1]

De nombreux problèmes environnementaux qui préoccupent la plupart des personnes sont devenus de plus en plus abstraits et difficiles à percevoir. Les problèmes se situant à un niveau global, tels que le trou de la couche d'ozone, la pluie acide ou le changement climatique, ne sont pas directement perceptibles : bien que nous puissions percevoir leur présence à travers certains indicateurs (comme par exemple, une plus grande récurrence de cancers de la peau, la perte de cultures agricoles ou la fonte des glaces en Antarctique), leur manifestation directe échappe à nos sens. En lieu et place de cela, les gens sont tributaires de l'information, essentiellement scientifique, qui leur parvient principalement par le biais de moyens de communication sociale. Le comportement social et individuel dépend de cette information, des valeurs partagées et des symboles construits ou attribués à la conceptualisation de l'environnement. Les représentations sociales de l'environnement deviennent donc très importantes, et les médias jouent un rôle déterminant dans la mise en œuvre de ces représentations.

Dans ce chapitre, nous décrirons comment les thèmes environnementaux sont conceptualisés dans le processus de création de l'actualité environnementale par les médias. Nous partirons d'une approche constructiviste et considérerons les principales contributions de la théorie des représentations sociales appliquées aux sujets environnementaux. Enfin, nous développerons quelques résultats obtenus avec une étude empirique sur la représentation sociale de l'environnement, construite et diffusée par la presse de Barcelone.

1. Traduction : Brice Clément Kouassi

Sources de détermination des représentations sociales

Partant et se différenciant du concept de représentation collective que Durkheim avait décrit dès 1898, Moscovici définit les représentations sociales comme « un ensemble de concepts, affirmations et explications dans le cadre de la vie quotidienne, qui naissent au cours des communications interindividuelles » (1981, p. 181). Plus tard, en 1993, il fait un parallèle entre les représentations sociales dans les sociétés modernes et les systèmes de croyances et mythes des sociétés traditionnelles, donnant ainsi aux représentations sociales une connotation moderne et actuelle. Il va même jusqu'à affirmer qu'elles peuvent être considérées comme la version contemporaine du sens commun.

Il existe une variété de sources de détermination des représentations sociales ; cependant, les auteurs s'accordent à les regrouper en trois types (Ibañez, 1988) :

- L'ensemble des conditions économiques, sociales, historiques qui caractérisent une société et le système de croyances et de valeurs qui y circulent.
- La dynamique propre des représentations sociales et de leurs mécanismes internes de formation : objectivation et ancrage.
- Enfin, l'ensemble des pratiques sociales liées aux diverses modalités de communication sociale (communications provenant de médias, communications scientifiques et communications interpersonnelles).

Représentations et communications sociales

Dans la théorie des représentations sociales, l'individu est considéré comme un participant actif dans son interaction avec d'autres individus, interaction durant laquelle se construit la connaissance. Les représentations sociales sont conceptualisées comme des idées, des pensées, des croyances, des connaissances, des images et des métaphores ou des systèmes collectifs de signification. Elles sont partagées par les membres du groupe, peuvent être exprimées par les valeurs et les pratiques et jouent un rôle vital dans la construction de l'environnement quotidien immédiat des personnes (Wagner, 1996).

Cependant, une des fonctions des représentations sociales est de faciliter la communication intragroupe, servant de moteur à leur genèse et leur maintenance. Les analystes du discours et de la rhétorique et, en général, les psychologues du discours, ont élaboré un ensemble de critiques sur la théorie des représentations sociales (Billig, 1988 ; Potter & Litton, 1985a, 1985b ; Potter & Wetherell, 1998 ; Potter & Edwards, 1999). Ils reprochent aux tenants de cette théorie le peu d'attention accordée aux processus de la communication, et notamment d'avoir négligé la littérature relative à l'analyse de la conversation. Moscovici (1998) a répondu à ces critiques en insistant sur le caractère complémentaire des deux processus.

Pour approfondir la relation entre représentation et communication sociale, Rouquette (1996) analyse comparativement ces deux processus. L'auteur pose les questions suivantes : *comment et dans quelle mesure les moyens de communication exercent-ils une influence sur les représentations sociales ? Comment et dans quelle proportion les représentations sociales sont-elles reflétées par les moyens de communication ?* La formulation de ces questions semble présupposer que les moyens de communication influencent et reflètent les représentations sociales. Rouquette s'oriente plus vers une analyse du processus de construction de la représentation par les différents acteurs sociaux (incluant les moyens de communication) que vers un travail d'analyse du contenu, produit de ladite représentation.

Représentations sociales et environnement

Peu nombreux sont les travaux qui ont été menés avec la théorie des représentations sociales pour étudier l'environnement. Les recherches existantes sont cependant remarquables et iconiques, marquant les tendances des travaux postérieurs, particulièrement fertiles dans le contexte français.

Les recherches de Milgram et Jodelet constituent les travaux pionniers qui ont permis d'établir la relation entre la théorie des représentations sociales et l'étude de l'environnement. Un des référents classiques est en effet l'étude de Milgram et Jodelet (1976) sur les représentations de Paris et de New York. Ces auteurs ont conclu que toute carte mentale ne peut pas être considérée comme une représentation sociale, et observent trois conditions nécessaires pour qu'elle puisse l'être : son élaboration doit inclure plus d'objets sociaux qu'individuels ; les objets inclus doivent être partagés par un nombre significatif de personnes (haut consensus) ; et la présence de significations sociales doit être sur-représentée par rapport aux éléments purement géographiques. Dans « Cities as social representation », Milgram (1984) développe la relation théorique entre l'image collective et la représentation individuelle. Il souligne non seulement les aspects fonctionnels de cette relation mais aussi ses aspects émotionnels ainsi que ses significations.

Plus récemment, Jodelet (1996) reconsidère le corpus des recherches sur les représentations sociales de l'environnement qui prévaut en France dans les années quatre-vingt, à partir de deux axes : les représentations liées aux usages individuels ou collectifs d'un environnement spécifique (rural, urbain, public, privé, institutionnel, professionnel ou de loisir) ; et les représentations relatives aux problèmes que suscite le développement industriel, les politiques environnementales, leurs changements humains ou naturels et leurs implications du point de vue de la sensibilisation du public et des décideurs. De ces recherches, deux travaux nous semblent particulièrement remarquables. Le premier est une étude qui analyse les représentations sociales de l'environnement (comme un concept abstrait) auprès d'un ensemble de scientifiques de différentes disciplines liées à l'environnement (Jodelet, Naturel, Oliviero, 1987). L'objectif était de trouver des points de rencontre afin de faciliter et de promouvoir un travail interdisciplinaire. Une étude similaire fut commandée par le Ministère de l'Environnement français avec l'objectif d'analyser les représentations de l'environnement de personnalités politiques, de responsables de différents ministères affectés par les problèmes environnementaux. De ces travaux, il convient de souligner le caractère éminemment appliqué des résultats orientés vers la recherche de solutions. Le second groupe d'études analyse les représentations des espaces urbains, que Jodelet (1996) appelle « représentations socio-spatiales ». L'auteur décrit les résultats sur les études de trois villes (Paris, Rome et Nantes) et met en relief la valeur symbolique et identitaire des espaces urbains en affirmant que « les pierres changent d'attrait et de signification en fonction de ceux qui les occupent. C'est le groupe social auquel elles appartiennent ou auquel elles veulent appartenir ou encore auquel ou auxquels elles ne veulent en aucun cas s'identifier » (p. 37).

Après l'impulsion donnée par Milgram et Jodelet, peu de travaux mettant en relation représentations sociales et environnement ont été menés. On les retrouve cependant dans des contextes variés. En Grande-Bretagne, Gervais (1994) analyse les représentations sociales de l'environnement des habitants de l'île de Shetland (nord du Royaume Uni), affectés par le naufrage d'un pétrolier (le tank Braer) en janvier 1993. L'auteur applique des stratégies de triangulation méthodologique (observation, entretien, focus group, analyse de contenu, analyse de documents, etc.) pour étudier les représentations que les habitants de l'île construisent en relation avec la catastrophe. Gervais trouve des attitudes « ambivalentes » qui se meuvent entre deux pôles : naturalisant ou problématisant la situation, pôles exprimés par les mêmes personnes. D'une part, on observe une tendance à réduire ou à nier l'importance de la crise pour l'île et, d'autre part, à mettre en relief ses effets dévastateurs. De plus, en ce qui concerne la gestion de la crise, il est observé que les décisions et les actions n'ont pas été jugées sur la base de leur valeur inhérente mais plutôt en fonction des groupes sociaux les ayant réalisés (depuis Greenpeace jusqu'à Westminster), faisant l'objet de critiques systématiques. Gervais (1994) conclut que les éléments du paysage ne peuvent pas être disjoints des identités sociales et collectives de ses habitants, étant donné que ceux-ci se chargent constamment de faire la distinction entre « ceux de l'intérieur » et « ceux de dehors ». En outre, elle soutient que l'histoire et la culture spécifique de l'île sont des éléments d'analyse qui ne doivent pas être employés uniquement comme des éléments différentiels du contexte, mais plutôt autour desquels se structurent les représentations sociales de l'environnement.

Dans le contexte latino-américain, Castrechini (1996) analyse la représentation sociale de l'environnement dans une communauté coopérative. À l'aide d'entretiens semi-directifs et de cartes cognitives des habitants d'un quartier périphérique de Caracas, l'auteur met en évidence une représentation du quartier, lui-même entendu comme noyau urbain, chargée de significations sociales et affectives. Cette représentation est déterminée en grande partie par le processus d'appropriation de l'espace développé par ses habitants depuis un difficile processus d'acquisition des terrains et de planification urbaine jusqu'à la construction des logements. Ce processus a forcé la construction partagée et l'échange de significations entre ces habitants. Cela explique également l'attachement de ses habitants au lieu, non seulement des premières générations, mais aussi des secondes et troisièmes (les fils et petit-fils des fondateurs du quartier). Ils établissent ainsi la relation entre les concepts d'appropriation (ainsi défini par Pol, 1996, 2002) et de représentation.

En Italie, on soulignera tout particulièrement l'étude réalisée par Bonnes, Bonaiuto, Metastasio, Aiello et Sensales (1997) dans laquelle le discours environnemental et la responsabilité écologique présents dans les médias de ce pays sont analysés. Cette étude s'insère dans le cadre plus vaste d'une recherche européenne, dont l'objectif est d'analyser la relation entre les attitudes et conduites environnementales et la construction sociale des thèmes environnementaux, réalisée et diffusée à travers les médias. Il en ressort un grand intérêt, de la part des médias, porté sur l'attribution de responsabilités face aux changements environnementaux et une mise en relief des thèmes relatifs au patrimoine historico-artistique, au territoire et au paysage construit plutôt que naturel. En outre, les auteurs soulignent la priorité que donnent les médias à un certain modèle de changement environnemental, modèle qui s'ajuste probablement mieux à leur vision politique (*op. cit.* p. 97).

Dans cette même lignée, mais dans le contexte espagnol, Cortés, Aragonés, Sevillano et Amérigo (2004) ont analysé le discours environnemental de trois journaux espagnols. Les auteurs mettent l'accent sur le fait que les médias agissent comme agents de socialisation, lesquels non seulement déterminent l'importance, la magnitude ou l'actualité des problèmes, mais en plus suggèrent comment les interpréter ou quelles solutions adopter. Ils remarquent que certains événements biaisent le volume d'informations abordées (par exemple la grande quantité d'articles publiés autour du débat sur la polémique *Plan Hydrologique National* en Espagne, entre 1994 et 2004). Aussi, les différentes lignes éditoriales des journaux analysés semblent-elles conditionner la spécificité avec laquelle sont traités certains thèmes. Cortés *et al.* (2004) suggèrent la nécessité d'approfondir l'analyse des différentes formes de compréhension des questions environnementales, en les mettant en relation avec la mémoire collective.

Au Portugal, Castro et Lima (2001) et Castro (2002, 2003), effectuent deux recherches liées entre elles ; dans la première, Castro et Lima (2001) examinent la relation entre les représentations de la connaissance scientifique et les représentations de l'environnement et de la nature, essayant d'évaluer si ces représentations se rapprochent plus de la perspective anthropocentrique ou de l'écologie. Dans la seconde étude, Castro (2003) cherche à identifier les discours employés par les groupes dont les représentations sociales sur ce thème (Castro, 2002) sont différentes. En d'autres termes, elle analyse comment les personnes pensent et parlent de l'environnement et de la nature. Elle identifie quatre types de discours différents en fonction du thème environnemental: *discours de conciliation* (enseigner, informer, sensibiliser); *discours d'action* (propagande); *discours de résistance* (un certain « *fondamentalisme environnementaliste* »); *discours de l'espèce humaine* (une espèce comme les autres). Retenons de cette étude essentiellement deux résultats : d'une part, la relation que l'auteur établit entre la théorie des représentations sociales et le discours, relation que n'importe quel puriste, de l'une ou l'autre approche, refuserait catégoriquement; d'autre part, la mise en relation des discours identifiés avec les mythes de la nature (nature tolérante, éphémère, robuste et capricieuse) tels que définis dans la théorie culturelle (Douglas & Wildavsky, 1983; Dake, 1992). En résumé, le travail de Castro fait un pas en avant, dépassant les frontières de notre discipline, et recherchant dans la transdisciplinarité la compréhension de phénomènes aussi complexes que celui qui nous concerne.

Plus récemment, Bomfim et Pol (2005) comparent les représentations sociales de deux villes : Sao Paulo et Barcelone. Ils analysent la valeur des significations affectives de l'espace et demandent à leurs sujets de dessiner leur ville en traduisant ce qu'elle représente et ce qu'ils ressentent pour elle. Ainsi, ils proposent le concept de « cartes affectives » en contradiction avec les « traditionnelles » cartes cognitives. Les auteurs identifient six images des deux lieux décrits en terme de métaphores : chacune des images, sans doute chargée d'affect (ville de contrastes, ville attractive, ville destructrice, ville de surprises, ville en mouvement et ville de plaisir), s'explique de manière différente pour chaque ville, indiquant l'existence de représentations différentes pour chacune des villes.

Dans le même ordre d'idées, Valera (1993, 2000) propose d'aller au-delà du lien classique mis en évidence avec l'utilisation de cartes cognitives et suggère d'insérer des aspects liés à la signification sociale et symbolique de l'espace urbain. L'auteur établit la connexion avec d'autres concepts psychosociaux importants, essentiels dans l'intervention psycho-environnementale et qui mettent autant l'accent sur les aspects symboliques de l'espace et sa relation avec les processus d'identité, tels que les concepts d'identité de lieu (*place identity)* (Proshansky, 1978; Proshansky, Fabian & Kaminoff, 1983), d'*identité urbaine* (Lalli, 1988; 1992), d'*appropriation de l'espace* (Korosec, 1976; Pol, 1996, 2002; Vidal & Pol, 2005) et d'*attachement au lieu* (*place attachement*; Altman & Low, 1992). En définitive, la proposition de l'auteur est d'intégrer le cognitif et le symbolique « comme parties indissociables de la représentation de l'environnement » (Valera, 2000, p. 143).

Breakwell (2001a, 2001b) pose que les processus identitaires influencent les représentations sociales à travers des thèmes socialement importants, tels que la santé ou les risques environnementaux. Ses études montrent combien les processus identitaires (comme par exemple la recherche d'estime de soi, la distinction, la continuité et l'efficacité) pèsent sur l'interprétation d'informations relatives aux risques environnementaux, le niveau de confiance dans les sources de ces informations et l'ancrage de nouveaux contenus dans les représentations sociales déjà existantes.

Ainsi donc, les études empiriques se caractérisent par le fait d'être réalisées par peu de chercheurs, bien que provenant d'une grande variété de contextes géographiques. Ces études analysent la représentation de différents objets liés à l'environnement, depuis la conceptualisation même de l'environnement comme notion abstraite, en passant par les contextes urbains (villes, communautés ou urbanisations) et jusqu'à la représentation des problèmes environnementaux de divers types (du niveau local au niveau global).

D'un point de vue méthodologique, les techniques employées pour recueillir les représentations sociales reposent sur l'usage combiné de cartes cognitives et affectives et d'entretiens individuels ou collectifs. Sont également utilisées des sources d'origines diverses, comme c'est le cas dans l'analyse des médias (TV et presse), afin de disposer de documents susceptibles d'être étudiés. Bien qu'il y ait une légère tendance à utiliser plusieurs techniques dans une même étude, les recherches de Gervais (1994) et Valera (1993, 2000) apparaissent comme la proposition la plus claire de triangulation méthodologique. Il ressort de ces recherches une relation entre le processus de la représentation et d'autres processus psychosociaux tels que l'appropriation, l'attachement et l'identité. En outre, ainsi que nous l'avons souligné, les représentations sociales permettent l'interaction sociale et génèrent un sentiment d'appartenance au groupe, rendant possible l'identification intragroupe.

Dans le cadre de ce chapitre, il s'agit pour nous d'évaluer comment les mass médias participent à la construction de la représentation de l'environnement. Pour cela, il convient d'analyser la place donnée à l'environnement dans la presse ainsi que la façon dont sont conceptualisés les différents objets environnementaux qui y sont traités.

Les représentations de l'environnement dans la presse

Les analyses que nous présentons sont issues d'une étude empirique qui s'inscrit dans le cadre théorique développé plus haut sur les représentations sociales de l'environnement. Notre objectif est d'explorer d'une part l'évolution des représentations de l'environnement dans la presse et, d'autre part, de montrer le rôle de la presse écrite sur la construction et la diffusion de la représentation sociale de l'environnement. L'étude repose sur une analyse longitudinale, cherchant à caractériser l'évolution de cette représentation dans la presse de Barcelone au cours des années 1990.

L'étude s'est centrée sur l'analyse d'un ensemble d'informations environnementales publiées par deux journaux de Barcelone (*La Vanguardia* et *El País*). Afin de limiter la taille de la base de données, un exemplaire de chaque journal par mois et par année paire a été analysé, suivant un système de dates rotatif établi a priori. Au total, 12 exemplaires par an et par journal ont été analysés, en sélectionnant les informations relatives à des thèmes environnementaux. Finalement, l'échantillon comptait 800 articles de presse.

La méthode d'analyse repose sur une combinaison des approches quantitative (analyse descriptive et analyse des correspondances multiples) et qualitative (analyse catégorielle) afin d'aboutir à une meilleure compréhension du phénomène étudié. L'analyse des articles de presse s'est structurée autour du support (journal, section, longueur de l'article, emploi de photographies/graphiques, etc.) et du contenu des informations (acteurs sociaux, contexte, thème, position de l'auteur, etc.).

Les résultats traduisent une augmentation du nombre d'articles publiés sur l'environnement au cours de la décennie. Entre 1992 et 2002, le nombre d'articles relatifs à l'environnement a pratiquement doublé. Concrètement, on est passé d'une moyenne de 6,75 articles par jour (par journal) en 1990 à 14,25 articles en 2002. On doit remarquer deux événements exceptionnels dans la période analysée qui expliquent quelques fluctuations des résultats : le sommet de Rio en 1992 et le débat du Plan Hydrologique (en 1994 et en 2002). En outre, il convient de noter le faible écho médiatique de Johannesburg 2002 comparé à Rio 92, qui, de surcroît, perd la vedette devant la catastrophe du pétrolier « Prestige ».

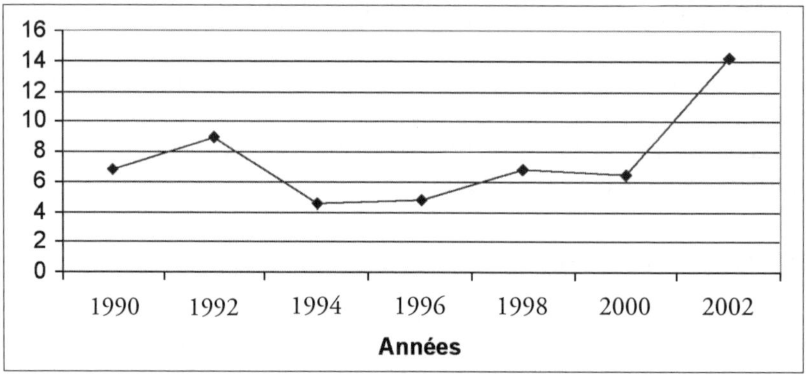

Figure 1 : nombre moyen d'articles publiés par jour

Un style monographique s'observe surtout au cours de la première moitié de la décennie, mais vers la fin de la période, on note l'augmentation du nombre d'articles portant sur des thèmes divers édités le même jour. Ce fait semble indiquer que les informations environnementales gagnent de plus en plus de terrain et ne dépendent plus de la tenue d'un événement concret favorisant sa visibilité. On observe par ailleurs que plus de la moitié des informations n'apparaît pas de façon spécifique dans une sous-section déterminée. Avec l'analyse de l'évolution de ce phénomène au cours de la décennie, on observe une tendance à réduire l'usage de signalisations telles que « Ecologie » ou « Environnement » (réduction de 33%). Nous l'avons interprété comme une normalisation de l'information environnementale au sein de l'information générale, perdant son caractère exceptionnel. Cela pourrait indiquer d'une part une représentation des problématiques environnementales clairement établie et d'autre part, l'apparition d'une mise en relation des thèmes « naturalistes » avec d'autres problématiques à caractère économique, politique ou social. Dans tous les cas, cela nous conduit à une nouvelle question : l'information environnementale en perd-elle sa visibilité ?

De même, analysant dans quel type de pages (à partir de la perspective du lecteur : droite ou gauche) apparaissent les informations environnementales, on observe que la majorité se trouve sur les pages paires (gauche). Dans un journal, on attribue aux pages impaires une valeur communicative et un coût économique plus élevé que les pages paires, dû à la tendance des lecteurs à fixer leur attention sur ces pages. Les informations environnementales étant le plus souvent publiées sur les pages de moindre impact visuel, cela fournit une donnée essentielle quant au poids ou à l'importance que l'équipe éditoriale accorde à cette information.

En ce qui concerne le format des informations, la majorité présente seulement du texte (59%) et environ un tiers contient au moins un appui graphique, principalement des photographies. Cet aspect est également important puisqu'il est évident que les éléments graphiques de l'information contribuent non seulement à attirer l'attention du lecteur, mais participent aussi activement à la construction de la représentation des thèmes qui y sont traités.

Pour ce qui est du style littéraire employé dans les coupures de presse, on observe que la majorité de l'échantillon se compose de dépêches, conformément au style journalistique le plus commun. Cependant, il convient de souligner que les styles journalistiques qui ont connu la plus grande croissance, multipliant plusieurs fois leur présence vers la fin de la décennie sont les articles d'opinion, les reportages, les lettres des lecteurs, qui renferment une plus grande part de subjectivité et par conséquent contribuent de manière beaucoup plus directe au processus de construction sociale des thèmes traités. L'objectivité propre au code de déontologie des journalistes fait place, dans l'exercice de cette profession, à l'intersubjectivité des temps postmodernes soulignant la relativité de la réalité reflétée dans les médias.

Les informations environnementales peuvent être de diverses envergures : locale, régionale, étatique, internationale et globale. Néanmoins, notons que seulement 2 % des dépêches de l'échantillon se réfèrent à des problèmes environnementaux globaux, laissant apparaître une grande disproportion par rapport aux nouvelles à caractère local, lesquelles tendent à être sur-représentées. Dans la littérature, on observe une forte tendance à affirmer que ce sont essentiellement les thèmes globaux qui devraient être les plus relayés par les médias, d'autant plus qu'ils sont difficiles à observer ou à comprendre par le public du fait de leur inaccessibilité. Cependant, l'argument sur lequel se base la plupart des dépêches publiées à l'échelle locale est puissant : est publié ce qui intéresse l'audience !

L'analyse thématique identifie cinq grands thèmes qui regroupent la plus grande proportion des dépêches (cf. figure 2). Premièrement se distinguent les thèmes urbains, catégorie qui inclue des sous-thèmes tels que l'impact environnemental dérivé de la planification et de la rénovation urbaines ; la création et la réhabilitation de parcs, jardins et espaces verts publics, etc. Deuxièmement, apparaît le thème de l'eau, qui regroupe des sous-thèmes tels que la sécheresse, les problèmes d'accès à la ressource et le développement de plans hydrauliques. La troisième catégorie est relative à la vie animale, regroupant des sujets tels que les espèces menacées ou protégées, l'expérimentation et les mauvais traitements sur les animaux, etc. La quatrième catégorie est relative au thème de la contamination, qui inclue des dépêches principalement sur la contamination des sols, de l'eau et de l'air, mais aussi d'autres types de contamination moins fréquents comme la contamination nucléaire ou la radioactivité. Enfin, apparaît une catégorie faisant référence aux problèmes liés à la déforestation, incluant surtout des dépêches sur les feux de brousse, problèmes récurrents en Espagne durant l'été.

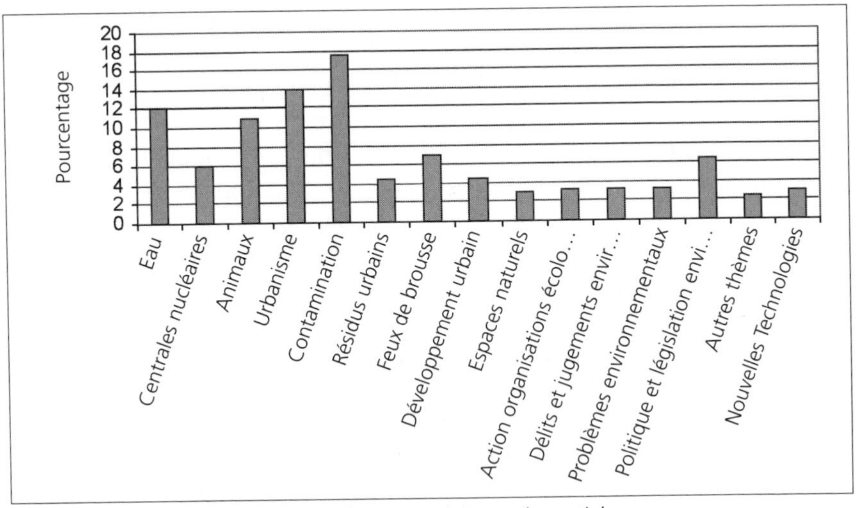

Figure 2 : thèmes traités par les articles

Par ailleurs, l'analyse de l'évolution des thèmes tout au long de la décennie met en relief la proéminence de certains thèmes, avec une variation chaque année. Ainsi, par exemple, les dépêches qui se préoccupent de la conservation et de la protection des espèces animales se distinguent au début de la décennie, alors que les problèmes liés aux thèmes urbains et à la contamination prennent de l'ampleur vers la fin de la même décennie. Il convient de souligner, cependant, que les thèmes urbains n'apparaissent conceptualisés comme thèmes environnementaux que vers la fin de la décennie, lorsqu'on commence à parler de « *villes durables* » à travers l'Agenda 21. En outre, il ne faut pas perdre de vue le fait que la proximité de l'information est un indicateur de ce que l'audience compte trouver dans les médias, conditionnant dans une certaine mesure la prédominance des nouvelles urbaines. Ainsi, l'environnement apparaît moins éloigné et abstrait et devient plus concret et proche.

Un fait important qui vient corroborer ce point, et qui en partie provient de l'analyse qualitative effectuée, correspond à la substitution progressive de termes très habituels dans les coupures de presse au début de la décennie tels que *conservation* ou *protection de l'environnement*, par d'autres plus « nouveaux » ou « modernes » tels que *développement durable, impact environnemental,* en même temps que des termes plus classiques comme *plans de rénovation urbaine* ou *réhabilitation d'environnement* ayant subi un quelconque type de contamination ou de dégradation. L'importance accordée au début de la décennie aux mesures de « conservation » et de « protection » ne fait que refléter une notion d'environnement tout à fait liée à la nature et opposée aux environnements urbains. Par contre, à la fin de la décennie, le concept d'environnement devient plus varié, comprenant aussi bien le naturel que l'urbain ou la question des ressources naturelles et énergétiques.

Par conséquent, reprenant la distinction théorique proposée par Abric (1993) entre les éléments qui composent le noyau central et les éléments périphériques de la représentation sociale, nous pourrions affirmer, en ce qui concerne la représentation de l'environnement telle qu'elle apparaît dans les médias, que son noyau se déplace de la primauté du « naturel » comme unique composante de l'environnement au « construit » (incluant les questions énergétiques, l'eau et l'urbanisme) explicitement considéré comme faisant partie de l'environnement. Cela reflète clairement un changement dans la notion d'environnement. En même temps, les mesures de protection ou de conservation de l'environnement sont remplacées par des mesures correctrices, dans la plupart des cas liées à la recherche de solutions techniques.

Par ailleurs, les processus d'*objectivation* (sélection et décontextualisation des éléments constitutifs de l'environnement, transformant l'abstrait en concret) et d'*ancrage* (intégrant les objets symboliques au système de pensée et conditionnant l'action) peuvent aussi être observés. Le premier (*objectivation*) à travers la médiatisation et la divulgation de la connaissance scientifique liée à l'environnement (processus, problématiques, effets sur la santé, développement de nouvelles technologies, etc.), en simplifiant les contenus et en rapprochant l'abstrait à l'ensemble de la société. Le second (*ancrage*) s'observe clairement dans les pratiques sociales reflétées par les médias, comprenant tant les actions collectives qu'individuelles, depuis celles liées aux centres de décision gouvernementale, jusqu'à celles de pouvoir et de participation citadine.

En conclusion, nous avons vu comment l'étude longitudinale a démontré non seulement que les informations environnementales ont augmenté au cours des années 90, mais aussi qu'elles se sont diversifiées quant à la variété de thèmes qu'elles couvrent. Dans ce processus de diversification, on constate une présence importante des problèmes urbains. Malgré cela, l'environnement s'associe, dans une certaine mesure, à l'environnement naturel principalement du fait de l'usage de ce type d'images dans les photographies qui accompagnent l'actualité environnementale. Il est devenu évident que l'influence des médias ne joue pas seulement un rôle d'intermédiaire entre le corps scientifique et le reste de la société, en rendant plus accessibles et compréhensibles les problèmes environnementaux, leurs répercussions et les solutions possibles. Les médias diffusent aussi leurs propres représentations de ce qu'ils jugent important.

Les résultats de l'étude montrent également une contradiction entre la conceptualisation de l'environnement, telle qu'elle apparaît dans la littérature de psychologie environnementale et celle qui se reflète dans la presse. Au début des années 90, la littérature est plutôt orientée autour des dimensions urbaines (cf. Milgram & Jodelet, 1976 ; Milgram, 1984). Au même moment, la presse traduit l'environnement comme un concept proche de la nature. En revanche, à la fin des années 90, les travaux de la psychologie deviennent plus 'environnementaux' au sens large (cf. par exemple Gervais, 1994 ; Castrechini, 1996 ; Bonnes *et al.* 1997 ; Castro, 2003, etc.), alors que la presse insère la question urbaine dans celle du « développement durable ». Si l'on considère les représentations sociales comme un déterminant de l'interaction sociale, un changement identifié peut à son tour, provoquer un changement dans la nature même de cette interaction. Ce changement influence les politiques et les décideurs, qui vont être plus focalisés sur le comportement des citoyens et sur une gestion environnementale concrète que sur des questions naturalistes plus abstraites.

Ricardo GARCÍA-MIRA et Eulogio REAL

PSYCHOLOGIE ET POLITIQUE ENVIRONNEMENTALE : ÉLÉMENTS PSYCHOSOCIAUX ET POLITIQUES LIÉS À LA CATASTROPHE DU « PRESTIGE »

Introduction

L'étude des rapports mutuels entre la politique environnementale et le comportement social par rapport à l'environnement est un thème qui suscite un intérêt croissant dans le domaine des sciences sociales. En particulier, la psychologie environnementale s'est attachée à approfondir l'analyse des processus qui interviennent dans l'interaction des humains avec l'environnement.

La politique environnementale, en ce qui concerne non seulement la politique à proprement parler, mais aussi les personnes qui font de la politique, constitue, dans ce contexte, un cadre d'action qui demande une analyse toute spéciale. D'une part, les politiques environnementales mises en œuvre par les gouvernements ont des conséquences certaines sur la vie des citoyens ; d'autre part, les comportements, les attitudes et les croyances des citoyens sont déterminants pour le succès ou l'échec de ces politiques. Le rôle de la psychologie environnementale, partant de cette perspective, serait double. D'une part, elle fournirait les instruments qui permettraient aux gestionnaires publics de connaître les opinions et les attitudes de la population envers des hypothèses de politiques environnementales, prévoyant ainsi leur succès ou leur échec possible. D'autre part, elles apporteraient de l'information sur les besoins du public en général quant à l'environnement, permettant ainsi d'orienter la politique environnementale dans le but de pourvoir à ces besoins.

Malgré tout, la collaboration entre la recherche psycho sociale et environnementale et les politiques publiques n'a pas toujours donné les fruits que l'on aurait pu en attendre, en raison, d'une part, du fait que les psychologues sociaux, dont la démarche s'est axée sur l'étude de l'environnement, ont été beaucoup plus soucieux du progrès dans le domaine théorique que de prendre contact avec les disciplines appliquées au terrain complexe de la prise de décisions. Et, d'autre part, les politiques et gestionnaires publics ont montré davantage d'intérêt, à leur tour, pour les contributions provenant des autres disciplines à caractère plus technologique que la psychologie sociale (cf. García-Mira, Stea & Elguea, 2005). Voici donc le moment venu de réfléchir et de clarifier quelques points. Quel genre de contributions pourrait découler des avancées des sciences sociales, en général, et de la psychologie en particulier, qui pourraient servir d'application aux politiques environnementales? Comment pouvons-nous contribuer à bâtir des ponts entre la psychologie sociale et la prise de décisions dans le domaine public ?

L'un des principaux apports que la psychologie a fourni à la recherche se trouve dans l'étude de la perception sociale et environnementale. Une facette appliquée de cette recherche est liée au processus psycho social de la *perception publique* des problèmes environnementaux. Une seconde catégorie d'apports est liée au domaine de la communication concernant les questions environnementales. Finalement, un troisième point de repère s'avère nécessaire pour comprendre le rapport cognitif des personnes avec l'environnement, en référence au défi que nous avons à relever dans la construction de ces ponts entre la psychologie et la politique environnementale au moyen de la *participation sociale*. De tels ponts devraient être parfaitement tracés, aussi bien à partir du secteur public que du secteur privé, compte tenu de leurs intérêts communs.

Pour mettre en œuvre cette participation sociale, il nous faut, cependant, prendre en charge plusieurs données. Tout d'abord, assumons le fait que la politique trouve sa place dans un contexte démocratique (direct ou représentatif), et que ce contexte demande un développement préalable de certaines formes de démocratie urbaine à travers la participation sociale dans les processus de prise de décision concernant la gestion des ressources. Deuxièmement, assumons que politiques et administrateurs publics s'intéressent véritablement aujourd'hui à la perception du public. Pour finir, assumons que le public est ouvert à des processus innovateurs d'interaction. Les politiques, comme nous l'avons souligné ailleurs (García-Mira, Stea & Elguea, 2005), n'en ont pas le monopole. De plus, traditionnellement, les administrateurs publics ont maintenu la communication à sens unique, dans la mesure où les gouvernements ont tranché, des années durant, sur les actions à mener à propos de l'environnement, avant d'en informer le public. Le public, pour sa part, était censé recevoir les décisions passivement, à propos de sujets sur lesquels il n'avait jamais donné son avis ou auxquels il n'avait jamais participé. De nos jours, la conscience environnementale croissante dans les sociétés modernes a donné naissance à une considérable demande de participation à la prise de décisions à caractère environnemental, cela ne se faisant pas toujours dans la direction proposée par le gouvernement.

Notre thèse de départ est que la participation et la collaboration sont interconnectées, mutuellement impliquées, et qu'elles ne sont possibles sans une communication allant dans les deux sens. Ce chapitre prétend analyser les processus de communication après la crise à la suite du naufrage du *Prestige*, ainsi que le besoin et les conditions requises pour améliorer la communication et la collaboration. L'étude de la catastrophe du *Prestige*, dont nous montrerons ici certains résultats importants, représente une tentative de joindre trois aspects appliqués de la psychologie environnementale, en combinant la « recherche appliquée » avec « l'application de la recherche ». Même s'il s'avère parfois difficile de voir l'application directe de la recherche psychologique sur les catastrophes environnementales, la contribution des psychologues s'est révélée importante, en particulier pour la compréhension de certains aspects en rapport avec la communication du risque que nous allons commenter ici. Néanmoins, l'impact de la psychologie sur les décisions finales a été plutôt modeste, pour des raisons qui ont déjà été discutées par Stern et Oskamp (1987) et par Vlek (2000).

Aspects ayant trait à l'échelle du problème

Lorsqu'il s'agit d'évaluer un problème, il est crucial de prendre en compte le niveau auquel ce problème intervient, afin de concevoir des structures et des procédures effectives permettant d'affronter avec succès la communication et la collaboration (cf. García-Mira, Stea, & Elguea, 2005). En général, pour les problèmes à grande échelle, une large expérience est requise, ainsi que l'établissement d'objectifs à moyen et à long terme, tandis que les problèmes à petite échelle peuvent être affrontés efficacement à travers des organisations locales par l'établissement d'objectifs à plus court terme car il est davantage possible de préparer relativement vite les intervenants et participants.

Depuis les études de Barker (1968), qui avait souligné l'importance des pressions et des opportunités de participation, au moyen de l'analyse des « schémas comportementaux », nous savons que l'implication du public diminue normalement lorsque l'échelle du problème augmente. En effet, la communication entre toutes les parties impliquées tend à devenir plus difficile dans les problèmes à grande échelle que dans ceux à petite échelle. De semblables différences ont été aussi repérées dans la motivation des gens pour participer à l'analyse du problème et à la conception de stratégies de solution, en fonction du niveau de l'échelle du problème.

La participation publique

L'importance de la participation publique dans les décisions environnementales a été reconnue par des instances telles que La Commission Mondiale sur l'Environnement et le Développement (World Commission on Environment and Development ; WCED) ou l'Agenda 21. Au niveau européen, la Directive 85/337/EEC, modifiée par la 97/11/EC, établit le besoin de l'implication du public préalable à la mise en oeuvre d'un projet (Johnson & Dagg, 2003).

Cependant, bien souvent la communication entre les politiques et le public n'est pas un processus à deux sens mais à un sens unique, et ce, de haut en bas (*top-down*). Comme nous le signalions, nous discutons dans ce chapitre d'un cas prototypique de cette situation, celui du naufrage du pétrolier *Prestige* en 2002, sur les côtes espagnoles. Les conséquences liées aux suites de la stratégie unidirectionnelle prise par le gouvernement espagnol pendant la crise revêtent une importance toute particulière pour les administrateurs publics en raison de leur gravité et de leur large répercussion internationale.

La psychologie environnementale, dans ce domaine de la participation publique avec l'introduction de stratégies participatives, peut jouer un rôle fondamental. Bien souvent, aux niveaux les plus globaux, les politiques environnementales qui sont développées institutionnellement de la part des agences nationales ou internationales sont mal comprises ou méconnues de la plus grande part du public, si elles ne sont pas clairement expliquées. À des échelles plus régionales ou locales, de tels malentendus peuvent même occasionner l'opposition de la part du public.

La catastrophe du Prestige

Le cas de la catastrophe du pétrolier « Prestige » sur les côtes de la Galice en novembre 2002 est un bon exemple qui illustre comment une décision politique basée sur une gestion inadéquate de l'information d'une part, et sur l'absence d'une structure de communication où seraient intégrées les différentes parties impliquées dans la gestion, d'autre part, peut avoir d'importantes implications sociales, environnementales et, bien entendu, politiques, donc conduire à la modification de l'échelle du problème et de son impact tant local que global.

Les résultats obtenus dans cette recherche sur l'évaluation de l'impact psychosocial du « Prestige » (pour une plus ample information, cf. García-Mira, 2004 ; García-Mira *et al.* 2005 ; 2006), concernant le soutien des citoyens aux décisions adoptées pendant la gestion de la crise après le naufrage, montrent que, en plus des conséquences évidentes sur les écosystèmes côtiers et marins, la catastrophe a entraîné une forte commotion sociale et politique.

Les recherches

Notre démarche consistait à explorer la perception de la population dans les zones concernées et, en même temps de tous ceux qui se sont impliqués bénévolement dans les tâches de nettoyage après la marée noire. En décembre 2002, un mois après la catastrophe, nous avons interrogé un échantillon de 1491 individus (51% hommes, 49% femmes) ; un an après, en décembre 2003, un échantillon de 1504 individus a été interrogé (49,5% hommes et 50,5% femmes). Parmi d'autres variables, nous avons analysé les appréciations sur l'action et l'efficacité de l'Administration dans la gestion de la crise. La réponse publique s'est organisée vite et spontanément. Le rôle joué par les bénévoles a été décisif, non seulement pour affronter les conséquences de la catastrophe, mais aussi pour obtenir une réaction aussi bien de la part des institutions que du gouvernement. En plus d'une commotion sociale, un aspect important résidait dans la crédibilité et la confiance, des conditions absolument requises pour mettre en place une gestion efficace lors d'un moment de crise. Sans une relation de confiance, il est très difficile de convaincre les citoyens à propos des lieux sûrs, comme, par exemple, en autorisant de nouveau la pêche. L'absence de crédibilité et de confiance s'est alliée au fait que l'efficacité et la satisfaction perçues envers le gouvernement étaient faibles.

Des évaluations effectuées tant par des bénévoles que par des résidents en 2002 se dégageait un profil négatif pour les institutions publiques, de même que pour le degré d'information, de connaissance ou d'expérience. Sur la figure 1 nous pouvons voir que, lorsqu'il s'agit d'attribuer les responsabilités des événements, un pourcentage élevé de la population concernée, ainsi que de bénévoles, percevait nettement le gouvernement comme étant le responsable de la catastrophe.

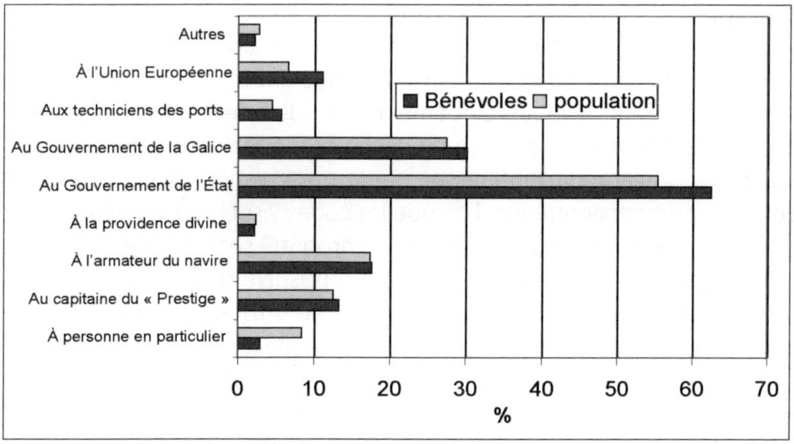

Figure 1 : Attribution de responsabilités après la catastrophe

D'autre part, l'ampleur de la catastrophe a nettement été perçue par le public comme une grande alarme sociale. La gravité de l'accident n'a pas du tout été minimisée de la part de la population. Au contraire, un fort pourcentage, tant de la population résidente que des bénévoles s'est montrée largement affectée face au désastre, comme on peut l'apprécier sur la figure 2.

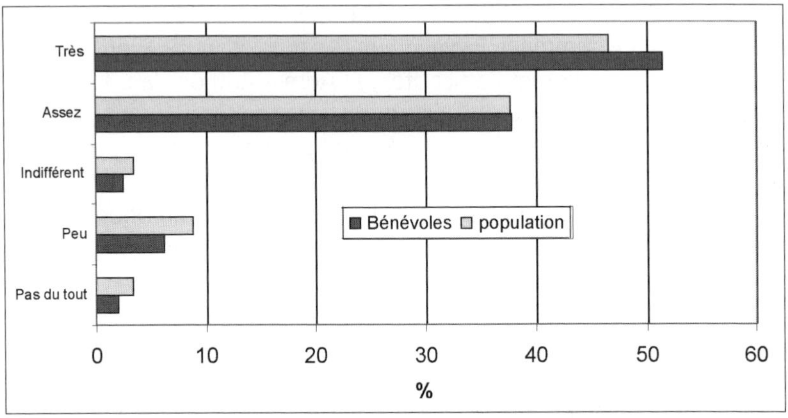

Figure 2 : Degré auquel les résidents et les bénévoles se sont montrés affectés face à la catastrophe

Cependant, lors de la seconde phase de l'étude, menée en décembre 2003, la population s'est montrée moins critique ; l'efficacité et la crédibilité n'étaient plus jugées aussi négativement. Nous pourrions nous demander : comment expliquer l'apparente complaisance de la population face à la situation un an après? Il semble difficile que l'avis du public change alors que la plupart des erreurs gouvernementales sont en train d'être démontrées.

Une première explication pourrait être liée aux aides économiques gérées par le gouvernement. La majorité des pêcheurs ont connu une augmentation appréciable de leurs revenus, et même bien au-delà de leurs revenus habituels dans de nombreux cas. Le genre de pêche pratiquée dans cette zone est de nature prédatrice, moins intéressée par la préservation de l'environnement que par le profit économique. Lorsque les codes visuels de la pollution disparaissent et que les signes de « vie » ou de propreté sont de retour, il est facile d'oublier ce qui s'est passé. La perception positive des aides économiques entraîne donc une récupération psycho sociale satisfaisante (cf. Bolin, 1988) qui se concrétise par une plus grande complaisance de la population envers la situation. Si l'aide institutionnelle avait été perçue de façon négative ou bien comme inadéquate, l'impact psycho social aurait pu se prolonger au-delà. Ceci soulève une question supplémentaire par rapport à la gestion des conséquences d'une catastrophe : il faudrait recommander d'introduire l'inclusion de services de soutien qui comportent non seulement des stratégies économiques ou technologiques, mais aussi psychologiques et sociales.

Finalement, le scénario socio-politique peut aussi expliquer le changement dans l'opinion des résidents. Il s'agit ici de petites sociétés, closes et rurales.

Elles sont conservatrices dans tous les sens du terme. Être critique et tenir tête au Gouvernement, voilà qui n'est pas une attitude facile à maintenir sur la durée. Par conséquent, une fois que la contestation a assez duré et que les messages ont été transmis convenablement, on suppose que tout doit être remis entre les mains des autorités.

L'identification du niveau de l'échelle

Lors de la phase initiale, une question fondamentale concernait l'identification du niveau de l'échelle du problème et les niveaux de gestion des décisions qui s'ensuivaient, parallèlement à la conceptualisation différente du problème faite par les citoyens, d'une part, et les politiques, de l'autre.

Tandis que les citoyens ont tout de suite identifié la portée du problème, le gouvernement, sans doute penché sur d'autres intérêts locaux, a décidé de nier l'évidence du risque, dans le cadre d'un processus de minimisation de la menace, ce qui est fréquent dans de nombreuses réactions gouvernementales. Après l'ordre d'éloigner le pétrolier, sans prendre en compte les implications de cette décision, ce qui n'aurait jamais dû arriver arriva : une marée noire sans précédent.

Ceci dit, le problème aurait pu être réglé à un niveau d'échelle moindre (local), nécessitant uniquement un système local d'organisation sociale. Néanmoins, la décision de l'éloignement en combinaison avec une mauvaise météo, provoquant la rupture en deux morceaux du pétrolier, son naufrage et la marée noire qui s'ensuivit, a augmenté considérablement le niveau d'échelle de la crise. Quant au problème, on aurait pallié ses effets les plus nocifs si on avait activé un système de participation sociale à un niveau donné, moyennant l'établissement de schémas de communication (à 2 sens) entre politiques, citoyens, experts et autres organisations qui par la suite ont joué un rôle dans la gestion de la crise (associations de pêcheurs, communes, organisations écologistes, etc.).

La construction sociale du risque

Le milieu physique semble avoir des interactions avec le milieu social, culturel et psychologique, ce qui nous permet de dire que les citoyens élaborent leur propre système de croyances sur la nature du risque provenant d'une catastrophe, comme faisant partie du processus d'affrontement. De la même manière, ils élaborent, développent, forment et reformulent la perception de leur environnement de façon à ce qu'il s'ajuste au mieux à leurs besoins et souhaits.

Comme le remarquaient Berger et Luckmann (1966), les croyances se construisent socialement et sont influencées par l'interaction de facteurs individuels, sociaux, culturels, politiques et économiques, en plus des caractéristiques propres au polluant. Lors des investigations sur le *Prestige* nous avons pris en compte les croyances sur la durée de la pollution, ses effets sur la santé ou la portée de la catastrophe mais nous avons aussi utilisé les appréciations faites par les citoyens sur l'action et l'efficacité institutionnelle pour gérer la crise. Ceci a donné lieu à une perception de méfiance et à un manque de crédibilité institutionnelle, des aspects qui sont la conséquence d'une construction collective, en soi, ou peut-être en combinaison avec un certain type d'élaboration individuelle (cf. Williams, Brown, & Greenberg, 1999).

L'absence d'information sur la menace

L'absence d'information sur la menace pour la population ou pour l'écosystème, ainsi que la réponse minimisant le risque de la part de l'Administration, joint au fait que, avant le naufrage le navire avait perdu du fuel à 3 milles de la côte, alors que le Gouvernement informait de sa situation à plus de 40 milles, a provoqué une crise sérieuse pour la crédibilité institutionnelle.

L'information fournie par d'autres organisations sociales, des groupes écologistes et autres organismes français et portugais, d'une part, et la prise de position claire de certains médias comme le quotidien *La Voz de Galicia* ou la chaîne de télévision *Tele-5*, misant sur une information assez proche des faits, a permis de bien comprendre la nature du désastre et la menace qu'il constituait à travers ses effets sur l'économie, l'écologie ou l'emploi, et ont fourni une base solide pour la mobilisation collective.

D'autre part, l'attribution initiale de la responsabilité au Gouvernement qui, en minimisant l'impact de la tragédie, se montrait incapable de bien conduire la gestion de la crise, a favorisé la mobilisation sociale à travers des plates-formes d'action citoyenne et l'apparition de collectifs divers qui ont coordonné la gestion de la crise depuis les différents points de la Galice.

La réponse collective

La réponse collective a présenté de multiples avantages, malgré l'attitude gouvernementale de censure publique contre la plate-forme citoyenne « *Nunca Mais* » – plus jamais –, qui a conduit une part importante de la contestation sociale pendant la première année qui a suivi la tragédie. La réponse du Gouvernement s'est efforcée de réduire la vitalité du mouvement social créé. Il a tenté d'affaiblir les réseaux sociaux naissants et de diviser la réponse communautaire afin de minimiser, entre autres, l'impact politique de la catastrophe.

Une attitude de cette nature est justement la conduite à ne pas tenir. Les réseaux de soutien social constituent l'une des composantes les plus importantes pour la communication et la récupération lors d'une catastrophe.

La crédibilité et la confiance

Cependant, l'une des facettes les plus importantes dans la gestion environnementale de la crise était liée au fait de voir comment la confiance des citoyens envers les institutions et les chaînes publiques de TV, ainsi que leur crédibilité ont été endommagées. Comme le signalent Williams, Brown et Greenberg (1999), ces variables constituent des conditions indispensables pour garantir une gestion effective sur les lieux les plus touchés par une catastrophe, c'est-à-dire, pour le cas présent, sur les sites où le mazout est arrivé sous la forme la plus agressive. La confiance et la crédibilité publique, étant donné leur caractère dynamique, possèdent des déterminants très divers, fondés sur la perception de l'expérience et sur la connaissance, mais aussi sur le degré d'information révélée, sur l'honnêteté, sur la franchise ou même sur la sensibilisation des médias au problème (cf. Peters, Covello, & McCallum, 1997 ; Williams, Brown, & Greenberg, 1999).

Les résultats nous ont permis de conclure que la perte de crédibilité et de confiance avait un effet sur le processus d'affrontement, et trouvaient leur origine dans le manque de communication de la part du Gouvernement. Ce dernier, en dissociant l'organisation sociale de la prise de décisions, a bloqué la communication et, par conséquent, la participation qui, comme nous le postulons, est en interaction avec cette dernière. Les conséquences en sont visibles non seulement dans le développement ultérieur et la résolution du problème environnemental, mais aussi dans le débat social.

L'amélioration de la communication et la collaboration

Les résultats fournis pour l'évaluation de l'impact social et environnemental du *Prestige*, en plus des objectifs spécifiques de l'étude en soi, montrent bien le besoin qui existe d'établir des canaux qui permettent d'améliorer la communication entre les citoyens et l'Administration et de renforcer la collaboration entre scientifiques et politiques. Ceci permettrait qu'un travail conjoint, rassemblant autour d'une même table scientifiques, gouvernement, entreprises de gestion de l'information, associations locales, groupes écologistes et autres organisations non gouvernementales, puisse apporter du matériel de grande utilité pour la gestion mais aussi pour la recherche sur la perception publique du risque environnemental.

L'affaire du *Prestige* illustre à quel point il est important de connaître les préoccupations des citoyens, leurs connaissances et préférences, et de voir comment ces éléments peuvent être pris en compte par les politiques et les administrateurs de décisions. Elle met également l'accent sur les apports issus de la réflexion partagée et de l'interaction sociale et environnementale sur le problème. Une reformulation des problèmes politiques, prenant appui sur des questions et des hypothèses scientifiques pourrait constituer le point de départ vers un avenir de collaboration féconde. Cette collaboration inclurait le besoin de contrôler certaines contributions scientifiques qui produisent des rapports mal vérifiés, obéissant davantage aux intérêts qui les financent qu'à l'intérêt public, et qui, hélas, peuvent réussir à concurrencer dans les mêmes conditions l'information scientifique la plus attestée.

Travailler avec des politiques peut parfois s'avérer une tâche complexe. En effet, il est très difficile de manier les points de vue, tant des citoyens que des décideurs publics, avec toutes leurs préférences. Cependant, une société moderne requiert la création urgente d'espaces de participation sociale compétente, avec la possibilité d'établir un niveau de décision inaliénable, du moins à un certain niveau, pour les politiques et les citoyens, détachée de l'influence d'autres intérêts autres que l'intérêt public.

Conclusion

En conclusion, que pourrions-nous apprendre de l'affaire du *Prestige?* La catastrophe du *Prestige* nous informe surtout sur le fait que l'information mal gérée et la communication pauvre, à sens unique et peu coordonnée entre l'Administration et les citoyens produit de la méfiance, de la perte de crédibilité et un plus grand niveau de difficulté dans la gestion de la crise de problèmes environnementaux. La communication contradictoire, par exemple, entre les médias et le gouvernement, crée de l'incertitude et peut contribuer à la contestation sociale, au sein d'un processus d'attribution de responsabilité (cf. Hallman & Wandersman, 1992), faisant croître le besoin de trouver une partie coupable. Il se produit aussi un changement, faisant passer le problème d'une échelle locale à une échelle globale.

Les approches fondées sur le règlement de ce genre de problèmes venu d'en haut sont généralement contre-productives et provoquent des résistances au sein de la population. Au contraire, les approches basées sur la participation de la communauté, c'est-à-dire celles qui partent des contributions des citoyens à la solution du problème, comportent souvent des solutions locales qui peuvent ensuite être transférées à d'autres niveaux plus complexes dans le domaine régional, national ou global. Ce genre d'approches participatives implique aussi un changement dans la culture de la communauté et, par conséquent, dans la prise de décisions, renforçant ses leaders et ses administrateurs publics. Un tel changement culturel devrait comporter l'utilisation des médias (radio, TV, quotidiens locaux) ainsi qu'un contact étroit avec des organisations locales, des groupes de bénévoles organisés et autres groupes d'intérêt. Lorsqu'il s'agit d'affronter une crise, la nature de l'information qui est maniée est un facteur clé et, par conséquent, elle doit être claire, honnête, réelle, transparente et immédiate, des conditions élémentaires de la théorie de la communication de crise. Par conséquent, il faut mettre en place des processus transparents dans la gestion de la crise, ce qui implique en même temps l'introduction de l'analyse d'une approche fondée sur des valeurs sociales qui tiendra compte du contexte de la situation du problème et autres facteurs culturels locaux.

Pour ce qui est de la confiance, des précisions s'imposent. Le développement de la confiance du public vis-à-vis des sources d'information est très important car c'est de sa perception de la crise que va dépendre la réaction du public face au risque. D'après Frewer (2004), la confiance diminue le risque perçu et fait augmenter les bénéfices perçus. En outre, la confiance est surtout importante dans des circonstances où les gens ont peu de contrôle sur les dommages potentiels que peut produire la catastrophe.

Enfin, il faut souligner que la promotion de citoyens compétents dans la réponse face à des événements environnementaux est importante pour impliquer le public de façon plus responsable dans le développement de règles de comportements pro-environnementaux, comme nous l'avons montré dans une autre investigation (Losada & García-Mira, 2003). Cette implication requiert l'existence de schémas de communication efficients à double sens, permettant la participation et la gestion des problèmes à différents niveaux de l'échelle. Le cas que nous avons étudié montre que les degrés de liberté dont disposent les sociétés démocratiques peuvent être utilisés pour activer des processus participatifs et véritablement démocratiques où ces schémas de communication entre citoyens, scientifiques et politiques de différents niveaux tracent de nouvelles voies vers une société plus durable du point de vue de l'environnement.

Ce chapitre s'est appuyé sur des recherches dont les résultats ont été pris en compte trois ans après la crise, lorsque l'administration a entrepris l'élaboration d'un guide pour le soutien à la gestion informative de crise lors de catastrophes maritimes (Rey Fernández-Latorre, 2005). Il prétend aussi contribuer à l'augmentation du nombre d'études sur les processus psychologiques à l'œuvre dans la gestion du risque et, en même temps, il tente d'être un élément d'appui au développement de politiques et de programmes d'aide au processus de réponse des communautés aux risques et menaces environnementales.

Karine Weiss, Ludvina Colbeau-Justin et Dorothée Marchand

ENTRE CONNAISSANCE, MÉMOIRE ET OUBLIS : REPRÉSENTATIONS DE L'ENVIRONNEMENT ET RÉACTIONS FACE À UNE CATASTROPHE NATURELLE

Largement médiatisées, les catastrophes naturelles mettent en évidence la fragilité de nos sociétés modernes. En raison de leurs coûts humains et économiques de plus en plus importants (Peek & Mileti, 2002), elles renvoient une image de vulnérabilité à la fois individuelle et sociale. Ce sont d'ailleurs « les événements, beaucoup plus que les analyses théoriques, qui ont imposé l'idée de société vulnérable » (Fabiani & Theys, 1987, p. 20). Avec l'augmentation de la population mondiale et ses migrations vers des zones potentiellement à risque, les bilans des catastrophes majeures s'alourdissent. Et, même si nous ne pouvons pas connaître tous les risques auxquels nous sommes confrontés aujourd'hui et dans le futur, pouvons-nous agir comme si nous les connaissions, comme le suggèrent Douglas & Wildavsky à titre d'introduction à leur théorie culturelle de la perception des risques (Douglas & Wildavsky, 1983) ? Se pose alors la question de la représentation de ces risques, de leur acceptation, et des motivations à agir.

En France, les inondations constituent les désastres les plus fréquents, et ces dernières années leur médiatisation accrue a mis en évidence la vulnérabilité de la population face à ces événements. La véritable cause de ces tragédies semble être la pression exercée sur un espace inondable par des populations en forte croissance. Ainsi ces catastrophes ne sont pas que « naturelles », même si elles trouvent leur origine dans une cause physique (Lemartinel, 2001). Cependant, qualifier ces événements de naturels permet de s'en construire l'image de phénomènes accidentels et imprévisibles, liés à une certaine fatalité. De fait, la nature, l'importance et les conséquences de la plupart des phénomènes environnementaux qui peuvent avoir un impact à plus ou moins long terme sont soumises à de fortes incertitudes (Steg &

Sievers, 2000). Les prises de décisions sont complexes face à ces incertitudes, notamment parce qu'il est difficile de mettre en relation les niveaux local et global, ainsi que les conséquences immédiates et à long terme des comportements. Ainsi, ce sont davantage les propres certitudes individuelles concernant l'état de l'environnement que les aspects objectifs qui conditionnent la perception des risques environnementaux.

Mais, « qu'elle soit d'origine naturelle ou anthropique, une catastrophe est toujours un événement traumatique majeur qui peut profondément affecter le système de croyances et de valeurs fondamentales de l'individu et avoir un impact sur ses relations aux autres » (de Vanssay, 2005, p. 278). Dès lors, on se retrouve face à des croyances qui, d'une part reflètent principalement un manque de connaissances, et d'autre part sont indissociables des valeurs auxquelles nous croyons et de la culture à laquelle nous appartenons. Ce « biais culturel » n'est qu'un de ceux qui reflètent la diversité des perceptions profanes du risque et rendent le discours scientifique inopérant (Peretti-Watel, 2001). Il s'ensuit que le public sait mal évaluer le risque tel qu'il est estimé par les experts.

Une question essentielle est alors de savoir quelles mesures peuvent être prises face aux risques encourus et notamment comment s'en protéger. Les différents travaux menés sur les catastrophes naturelles dans les sciences humaines et sociales, et en particulier en psychologie environnementale et en sociologie, montrent que les mesures de mitigation ou de prévention des risques doivent nécessairement tenir compte de la perception, de la connaissance et de l'acceptation du risque par les populations. Comme le note Peretti-Watel (2000) tout en le définissant d'un point de vue socio-économique, « le concept de risque définit à la fois un champ de représentation et d'action » (p. 54). En effet, si des mesures de réduction de l'aléa ou d'atténuation de la vulnérabilité sont parfois possibles, elles ne peuvent être efficaces qu'appropriées par les individus concernés. Cette appropriation passe par la compréhension des phénomènes, mais aussi par des relations particulières au territoire.

Représentation du risque et vulnérabilité

En outre, au-delà des différences maintes fois mises en évidence, notamment avec le paradigme sociométrique, entre le risque subjectif, perçu par le public et le risque « objectif » reflétant les connaissances scientifiques, une différence essentielle apparaît entre risque global perçu et risque personnel perçu. Comme le notent par ailleurs Arciszewski et Drozda (cf. chapitre 17) au sujet du risque alimentaire, il est alors important de distinguer entre le risque (défini en termes de probabilité objective ou subjective) et le sentiment de menace liée à la perception d'une vulnérabilité personnelle, et qui correspond à ce risque personnel perçu. D'autres auteurs (Douglas & Calvez, 1990) ont également montré, avec une analyse des attitudes à l'égard du SIDA, que la représentation du risque dépendait à la fois des sources d'informations que l'individu privilégiait, et de la perception de sa vulnérabilité individuelle. Les personnes choisissant leurs sources d'information selon des critères reflétant leur « type culturel », mais aussi plus simplement des motivations et préoccupations personnelles, l'acquisition de connaissances est en soi problématique. L'information scientifique diffusée par les canaux de communication officiels ne toucherait que certains des types culturels définis par Douglas et Wildavsky dans leur théorie culturelle (Douglas & Wildavsky, 1983), et en particulier les hiérarchistes qui se distinguent par leur respect à l'égard des institutions scientifiques légitimes, ce qui explique en partie que l'information « ne se propage que lentement et rencontre des résistances dans certains segments de la société » (Peretti-Watel, 2000, p. 26). En outre, même une bonne connaissance de l'état de l'environnement ne suffit pas pour se construire une représentation adéquate du risque encouru, et par conséquent pour mettre en place comportements et stratégies de prévention adéquats. D'autres recherches vont dans ce sens, soulignant que la connaissance du risque et l'information réglementaire sur le risque n'ont pas d'effets particuliers sur la perception de l'inondation (Pottier, 1996).

À cela s'ajoute que la plupart des personnes interrogées après une inondation pensent qu'il est difficile de prévoir un sinistre futur. Plus exactement, même s'il paraît possible de se prononcer sur la récurrence possible d'un phénomène orageux et de ses conséquences en terme d'inondation, il semble plus délicat de se prononcer sur la capacité d'un service public en charge de l'alerte à donner de l'information précise au moment de l'occurrence de l'inondation. Après les inondations dans le Gard en 2002 (Colbeau-Justin, Marchand, de Vanssay, & Cartier, 2003), la majorité de l'échantillon interrogé utilisait ce double sens du mot « prévisible » et l'entendait aussi bien au sens de probabilité que de prédictibilité. Les sujets développaient alors un double argumentaire : s'il était probable que d'autres inondations surviennent, il était peu probable de réussir à les prévoir localement, que ce soit en terme d'intensité, de temporalité ou de localisation précise. Cette notion de probabilité n'est d'ailleurs pas la plus pertinente pour comprendre la perception de la vulnérabilité individuelle : Sjöberg (1998) a mis en évidence que l'évaluation du risque par le public s'appuyait davantage sur la perception de la gravité des conséquences de l'événement que sur sa probabilité d'occurrence. De fait, c'est le type ou la qualité même de l'objet impacté qui va orienter cette perception du risque et les mesures de protection qui en découlent. Ainsi, dans une situation de crise volcanique, les stratégies de protection, si elles intègrent la probabilité d'occurrence d'une éruption, reposent avant tout sur une évaluation conjointe de différents risques (naturel, social, économique, identitaire, etc.) en fonction des valeurs individuelles à protéger (de Vanssay & Colbeau-Justin, 1999).

On observe alors un décalage entre la connaissance existante du risque et l'évaluation de sa probabilité d'occurrence qui est liée en partie à l'expérience. Dans nos enquêtes menées sur des sites inondables, cette expérience se traduit par une différence systématique du niveau de connaissance entre les populations anciennes et nouvelles, reflétant également la transmission d'une mémoire collective.

La difficile acceptation du risque

La loi du 30 juillet 2003 relative aux risques technologiques et naturels majeurs contient de nombreuses dispositions destinées à développer l'information préventive et la conscience du risque chez les populations : pose obligatoire de repères de crues, réunions d'information sur les crues dans les communes les plus exposées, mention du risque lors des transactions immobilières. Ces dispositions reflètent la nécessité d'informer et d'avoir un discours officiel clair quant aux risques auxquels sont exposés les riverains. Elles reflètent une question soulevée par les théories environnementales, relative à l'insuffisance d'une culture du risque et à la nécessité d'encourager son développement au niveau local, ce qui implique des prises de responsabilités individuelles et collectives.

Cependant, les différentes études menées par notre équipe sur les risques naturels, et plus particulièrement sur les inondations en France ces dernières années [1], ont mis en évidence la difficile acceptation du risque, et ce quelles que soient la situation et la connaissance que peuvent en avoir les individus. En effet, qu'il s'agisse de régions dans lesquelles les inondations constituent un problème récurrent (dans le sud de la France), un phénomène oublié (dans la Somme) ou encore un risque diffus non expérimenté personnellement (dans la Loire), les populations ne semblent pas se sentir suffisamment concernées. Même dans la zone de Sommières [2], où l'expérience des inondations affecte régulièrement le centre-ville ancien et les commerces (qui sont les seuls réglementairement autorisés à occuper les rez-de-chaussée), les habitants n'étaient en 2002 que 60% à admettre que le risque de voir leur maison inondée fasse partie des aléas de la vie dans leur région. Compte tenu de la récurrence de ce type d'événement, on aurait pu s'attendre à ce que cette acceptation du risque concerne la quasi-unanimité de la population. Pour comprendre ce chiffre, il faut toutefois noter que les personnes rejetant l'idée du risque inondation étaient en majorité des habitants récents. Néanmoins, l'expérience préalable

1. Inondations dans le Doubs (1999), la Somme (2001), et le Gard (2002); prévention des crues centennales dans la Loire (2005). Le présent chapitre s'appuie essentiellement sur les travaux menés dans le Gard et la Somme (financements Ministère de l'Écologie et du Développement Durable, D4E).
2. Village médiéval situé à une vingtaine de kilomètres de Nîmes et où le phénomène des inondations fait partie de la vie depuis des temps immémoriaux.

d'inondations pré-formate la perception du risque. Dans la Somme, le sentiment, très ancré chez les Picards de longue date, de savoir vivre « les pieds dans l'eau » a été un obstacle à la perception de la gravité et à la mobilisation. De même, à Sommières, chaque nouvelle inondation étant perçue à l'aune des précédentes, l'ampleur de celle de 2002 a surpris même les anciens résidents.

Culture du risque et attributions de responsabilités

En réalité, deux tendances se dégageaient au sein de cette population interrogée dans le Gard[3] ; elles s'opposaient parfois de façon manichéenne mais pouvaient être complémentaires dans d'autres discours. La première tendance envisageait le risque comme faisant partie du lieu de vie et reflétait une intégration du risque dans la vie quotidienne. Cette prise de conscience faisant suite à la catastrophe semblait être un très fort révélateur des relations entre les habitants et leur territoire : l'attachement au lieu semblait être proportionnel à l'acceptation du risque et de la responsabilité individuelle, les discours recueillis montrant une volonté d'adaptation à l'environnement liée à une attitude fataliste (avec des discours du type : « Quand la nature n'est pas domptable, c'est à l'homme de s'adapter »). La deuxième tendance, opposée, projetait la responsabilité de l'événement sur l'État qui n'aurait pas rempli son devoir de sécurisation des biens et des personnes. On lui reprochait une défaillance dans la procédure de l'alerte, le mauvais entretien des digues, la conception d'ouvrages et une politique d'aménagement local irréfléchies. Une attitude mixte consistait à dénoncer une politique d'aménagement trop localisée. Elle s'accompagnait d'une demande de politique d'aménagement global des zones concernées par les inondations. Les revendications se faisaient alors par voie d'associations déclarant qu'une culture du risque n'avait de sens que si les conditions sécuritaires minimales (entretien des berges, consolidation des réservoirs, mais aussi évacuation de l'eau en cas de sinistre) étaient prises par les pouvoirs publics. Les mesures individuelles intégratives d'une culture du risque pourraient alors prendre leur sens. Ces trois attitudes se retrouvent à parts quasi égales dans l'échantillon interrogé dans le Gard.

Le fait de voir apparaître des attitudes diversifiées semble marquer l'évolution des mentalités malgré la difficile acceptation du risque. En effet, cette question relative à l'acceptation du risque, posée dans des contextes locaux différents, a montré qu'il existait des prises de dispositions personnelles d'autoprotection contre l'inondation future dès lors que les habitants estimaient que le risque faisait partie de la vie locale. Par contre, le refus de l'inondation

3. Quatre villes ont été enquêtées : Lunel, Remoulins, Alès et Sommières. L'échantillon interrogé comportait 80 personnes.

comme phénomène local reconnu et accepté renvoyait la responsabilité à l'État et aux services de l'aménagement du territoire.

À titre de comparaison, lors de l'enquête menée en 2001 dans la Somme en période post-crise immédiate[4], 4 % seulement des sinistrés interrogés acceptaient que voir leur maison inondée puisse constituer un risque avéré et 75% refusaient absolument cette perspective. L'inondation était alors perçue comme un phénomène inadmissible dont les sinistrés refusaient d'envisager le retour. La connaissance des inondations antérieures, de moindre impact et n'atteignant pas les zones de vie, n'avait préparé les sinistrés ni à l'importance ni à la durée du phénomène qu'ils ont vécu alors[5]. Ainsi, 58% des sinistrés interrogés dans la Somme désignaient l'État comme responsable de la protection de l'habitat. Ils étaient d'ailleurs 63% à appuyer leur discours sur des solutions techniques aux problèmes d'inondation. Dans le Gard, les services publics étaient également mis en cause par une partie des personnes interrogées, à travers une politique d'aménagement ne tenant pas compte des caractéristiques locales : la ligne TGV, des ponts mal conçus, des départementales surélevées, autant d'ouvrages qui auraient dévié le cours de l'eau.

Ce type d'affirmation correspond à un discours classique qui reflète la colère des sinistrés pour ce qu'ils estiment être lié au manque d'entretien des cours d'eau, au laxisme des responsables, riverains ou services publics. Il s'agit de trouver un ou des coupables face à un événement que l'on ne parvient pas à comprendre. Afin de donner un sens de façon individuelle ou collective au vécu de la catastrophe, on observe un phénomène de rationalisation à travers la circulation de théories explicatives (plus ou moins fondées). Ces théories visent tantôt à expliquer les causes et le déroulement de l'inondation, tantôt à défendre des intérêts propres, auquel cas on se trouve au cœur d'un processus de victimisation et d'une démarche de revendication. On assiste alors à une inversion de la figure de bouc émissaire (Douglas, 1990) : si autrefois celui-ci était un individu dont les caractéristiques ou les actes pouvaient mettre en péril une communauté, c'est aujourd'hui l'individu même qui est menacé et recherche les causes de cette menace personnelle dans les institutions ou dans toute autre forme de collectivité susceptible d'endosser cette responsabilité. Les risques naturels ou écologiques, qui correspondent à des menaces diffuses, et dont la cause est par conséquent difficile à attribuer, se prêtent parfaitement à cette rhétorique (Peretti-Watel, 2000). Cette position est confortée par le nombre important des sinistrés qui estiment que le gouvernement devrait freiner la construction en zone inondable ; dans la Somme, ils étaient 88% à se situer dans cette demande de régulation de la part de l'État.

4. 50 sinistrés adultes ont été interrogés en avril 2001.

5. Les inondations de la Somme ont provoqué une crise largement médiatisée. Il s'agissait d'inondations de plaine par débordement et remontées de nappes, dont la durée exceptionnelle (6 mois, de décembre à mai) a créé un état d'incertitude aggravant le stress chez les sinistrés.

Cette attribution des causes de la catastrophe est toutefois à moduler en fonction de l'attachement au lieu, dans la mesure où les quelques répondants qui ne souhaitaient pas cette régulation de l'État étaient ceux qui habitaient dans des zones ayant été très fortement inondées, mais souhaitaient toutefois reconstruire sur place. La motivation individuelle reflétant ce fort attachement vient ainsi ajuster la représentation de la situation.

En outre, ces différentes attitudes en terme de culture du risque sont associées à des attentes diversifiées quant au type d'information préventive : lorsque le risque est accepté, les attentes sont centrées sur des informations opérationnelles, et notamment les moyens de s'informer en cas d'alerte ; lorsque le risque n'est pas considéré comme faisant partie de la vie dans la région, les attentes se portent sur le risque lui-même, avec par exemple des demandes sur la connaissance des zones inondables.

Incompréhension et rumeur

Parallèlement, les rumeurs peuvent également s'avérer d'importants révélateurs des rapports sociaux et des dysfonctionnements institutionnels perçus par la population. En ce sens, elles doivent également être considérées, en temps de catastrophes naturelles, comme essentielles dans la construction de la représentation du risque : de façon générale, elles apparaissent pour combler un vide informationnel et permettent, tout en permettant de désigner des responsables, d'expliquer un événement incompréhensible.

Ainsi, dans la Somme, aucun des sujets interrogés ne pouvait donner d'explication rationnelle de l'inondation vécue. Même s'ils y accordaient plus ou moins foi, tous évoquaient alors la rumeur selon laquelle les inondations auraient permis de préserver Paris par des lâchers d'eau des canaux du Nord et de Saint Quentin dans la Somme. Dans le Gard, la majorité des rumeurs concernait l'arrivée de « vagues » inexplicables durant les inondations, mais aussi, comme dans la Somme, la volonté de certains décideurs d'inonder certaines zones pour en protéger d'autres. Un comité de quartier s'était ainsi créé à Lunel (Gard) pour demander des comptes à la mairie à propos d'une faille ouverte dans l'ancienne voie de chemin de fer, responsable de l'arrivée d'une vague dans certains quartiers de la ville.

L'apparition d'une rumeur dans ce contexte de crise correspond à un phénomène classique et nécessaire pour la pensée sociale : comblant le vide laissé par les discours officiels et face à l'incompréhension des événements, en tant qu'extension du processus de recherche d'information (Turner, Nigg, & Paz, 1986), elle a une fonction explicative en permettant de comprendre et de justifier un aspect de la réalité que les individus redoutent ou contrôlent mal. À cela s'ajoute l'impuissance de la population face à l'invasion des maisons par l'eau. La rumeur vient donc à la fois combler un vide informationnel et expliquer l'impuissance des sinistrés face à un « complot » des autorités. Cette théorie du complot est très fréquente dans la genèse des rumeurs (Groh, 1987 ; Rouquette, 1997) et permet de cristalliser les craintes des personnes affectées. Système d'exclusion sociale visant à identifier des boucs émissaires, la rumeur constitue alors le régulateur principal des situations de catastrophe (Fabiani & Theys, 1987). Elle crée ainsi de la différenciation sociale en accentuant les distinctions voire les oppositions entre groupes : ceux qui détiennent le pouvoir sont à la fois stigmatisés comme responsables de la catastrophe et accusés de cacher ou de travestir la vérité. En outre, les travaux réalisés lors de l'inondation de Nîmes sur la « rumeur des morts cachés » (de Vanssay & Hansen, 1988) avaient montré que, dans le cadre des catastrophes naturelles, la rumeur correspond souvent à un discours d'identification et de reconnaissance des personnes ayant vécu une même expérience tragique. Elles mettent alors en place un système de défense vis-à-vis des tentatives de normalisation administratives qui ne tiendraient pas suffisamment compte de leur sentiment d'un vécu exceptionnel et douloureux dont le deuil n'a pas encore pu se faire. La rumeur joue ainsi un rôle d'intégration sociale ou de renforcement de la cohésion en invoquant et renforçant la ressemblance entre les sinistrés, leurs intérêts ou leur destin.

La rumeur s'inscrit également dans la mémoire collective, c'est-à-dire dans la reconstruction du passé à partir des cadres sociaux propres à un espace donné (Halbwachs, 1925). Existant parfois depuis fort longtemps, elle ressurgit en cas de « besoin », c'est-à-dire lorsque les explications plus rationnelles viennent à manquer. C'était le cas dans la Somme où il s'est avéré que la rumeur du sacrifice de la Somme au profit de la sauvegarde de la capitale réapparaissait régulièrement, permettant d'exprimer le mécontentement des administrés vis-à-vis de l'État. Il semble que si la rumeur a trouvé ainsi un terrain favorable, c'est qu'elle s'alimentait à de vieilles rancunes, à des prises de position politiques et à des conflits locaux latents contre la construction du Canal du Nord, difficilement admise depuis près de 40 ans. D'après la Protection Civile et quelques sinistrés, l'apparition de cette rumeur aurait vu le jour lors des inondations de 1966. Elle était portée au départ par une association quasi institutionnelle ; elle s'est appuyée sur des documents et des images filmées constituant des preuves de son authenticité, elle s'est transformée en arme politique pour les maires qui l'ont utilisée.

L'incompréhension des fonctions de la rumeur et le refus d'entendre, au-delà des mots, la demande pressante des sinistrés, conduisent le plus souvent les institutionnels à une gestion par le mépris ou par l'indignation qui ne peut que susciter davantage de rumeurs. On peut ainsi parler, dans le cas de la Somme en particulier, d'une gestion déficiente de la rumeur par l'État.

Entre connaissance, mémoire et oublis

Rumeur et mémoire fonctionnent ainsi de concert, ne serait-ce qu'à travers les mécanismes de transformation qui sont à l'œuvre dans les deux cas : réduction, accentuation, assimilation (Allport & Postman, 1945). Dans la mémoire sociale, ces mêmes mécanismes révèlent les systèmes de représentations et de croyances des individus, et expriment finalement l'insertion du souvenir dans l'actualité : la représentation et l'identité du cadre de vie sont largement liées à la mémoire sociale, orientée par des « biais sociaux du groupe » qui fixent ce que les individus perçoivent dans leur environnement et ce qu'ils prennent dans le passé pour le connecter à la situation actuelle en l'assimilant aux problèmes du moment (Rateau & Rouquette, 2002). De nombreux travaux montrent que la mémoire des catastrophes a souvent été, sciemment ou non, oubliée. La catastrophe est alors souvent le fruit de l'oubli et de la négligence. Par exemple, dans le midi méditerranéen, une certaine culture du risque, structurée autour du souvenir des grandes catastrophes antérieures, n'a pas résisté aux évolutions du début du XXe siècle (Meschinet de Richemond, 1997). Les grandes migrations de population, les transformations économiques et des styles de vie ont achevé de disloquer les anciens réseaux traditionnels de connaissances et de méfiance vis-à-vis du risque inondation. De la même façon, dans la Somme, les sinistrés recherchaient des points de comparaison dans l'histoire de leur région et évoquaient d'anciennes inondations de moindre ampleur, mentionnées comme habituelles ou faisant partie de la mémoire collective. Le fait que l'environnement puisse produire un événement catastrophique de cette ampleur était en dehors de leur référentiel.

La mémoire est donc un processus qui fonctionne avec celui de l'oubli. Ainsi, les repères des inondations qui appartiennent à des générations anciennes sont oubliés et de nouvelles références se créent sur ce qui a été vécu plus récemment. La mémoire des lieux semble alors faire défaut à certaines catégories d'habitants : les plus jeunes et les plus récemment installés. On observe systématiquement un écart de connaissance entre les populations anciennes et nouvelles, lié à l'expérience de l'inondation et à la transmission d'une mémoire collective. Dans le Gard, l'inondation de 1958 était devenue la crue de référence alors que pour certains, celle de 1933 était plus importante. La nouvelle référence va devenir 2002. La catastrophe de septembre a provoqué un sursaut et une prise de conscience, de la part des sinistrés et de certains acteurs qui ont vécu la crise, de la nécessité de vivre avec la mémoire d'un lieu. En outre, la connaissance locale du risque se traduit également, chez les populations installées de longue date, par l'existence de relais informels qui permettent la circulation d'informations concernant la montée des eaux.

Au-delà des aspects identitaires inhérents à la mémoire locale et sa fonction de rationalisation, la mémoire collective peut donc être considérée comme un outil. Mais son actualisation peut prendre différentes formes, avec des conséquences différentes : si la mémoire des lieux, c'est-à-dire les souvenirs attachés aux lieux est une mémoire vive, les lieux de mémoire, tels que les musées ou les repères de crues risquent fort de constituer rapidement une mémoire morte (Bonardi & Galibert, 2002). Il faut alors s'interroger sur la pertinence d'une « mise en mémoire » ne tenant pas compte d'une participation de la société civile. C'est par le transfert de la connaissance vers l'expérience que peut se faire l'appropriation. Par exemple, le marquage des repères de crues trouvera une plus grande utilité si les habitants sont impliqués d'une façon ou d'une autre dans la démarche.

Perception du risque et relations au territoire

La perception du risque, la représentation de l'événement catastrophique, ainsi que la représentation de l'environnement sont intimement liées et leur analyse permet de comprendre certaines réactions face à une catastrophe naturelle. La psychologie environnementale apporte alors un regard original en mettant l'accent sur l'évolution importante subie par l'environnement, évolution contraignant les individus, les groupes et les institutions à adapter leurs évaluations et leurs comportements. De fait, la transformation des lieux peut avoir des conséquences psychologiques dramatiques. Pour Proshansky (1978), le changement brutal d'un site physique, qui ne correspondra plus jamais aux cognitions qui servaient à définir l'identité des individus, peut provoquer de profonds changements sociaux, comme par exemple la dislocation de groupes ancrés dans le territoire concerné. Ceux-ci peuvent se sentir perdus dans un site nouveau, dans lequel ils ne peuvent plus se projeter. Le traumatisme, plus ou moins fort, provoqué par la rupture brutale avec le passé, est essentiellement dû à la perte de trois éléments : l'aspect physique du lieu, la qualité du lieu investi émotionnellement et les activités habituelles qui faisaient partie du sens du lieu (Relph, 1976). Ces trois éléments sont toujours bouleversés, du moins de façon transitoire, lors de catastrophes naturelles.

Dans le cas de la Somme, la transition a été particulièrement longue, ce qui a engendré des difficultés à faire face à l'événement. De surcroît, les inondations ont constitué une rupture de la relation habituelle que les Picards entretenaient culturellement avec l'eau : intégrée dans le mode de vie, elle ne faisait pas seulement partie du paysage mais jouait également un rôle structurant, aussi bien au niveau des pratiques que de l'organisation urbaine et de l'identité des lieux. Le rapport au territoire a été remis en question par le bouleversement des caractéristiques principales qui lui étaient attribuées. Dans ce cadre environnemental, un double problème s'est posé aux sinistrés : en premier lieu, ils ont éprouvé un sentiment d'incompréhension voire de trahison doublé d'une forte incertitude environnementale. Une réelle incrédulité a été ressentie vis-à-vis d'un environnement qui n'était habituellement pas pensé comme potentiellement dangereux mais plutôt comme bénéfique. La menace entraîne en effet la perte de confiance des habitants dans leur relation avec l'environnement (de Vanssay & Colbeau-Justin, 2003) : alors qu'ils s'approprient leur environnement afin d'exercer un contrôle psychologique sur celui-ci, ce qui en fait un territoire rassurant, la catastrophe provoque un bouleversement qui perturbe ce processus de l'appropriation.

Deuxièmement, la perte d'un mode de vie et d'un espace personnel a été éprouvée par la majorité des personnes interrogées (69% ont spontanément évoqué cette perte). La remise en cause d'un mode de vie proche de la nature a été doublement ressentie. Du point de vue du mode de vie, les inondations ont contraint les sinistrés (47%) à quitter leur maison, et par conséquent des conditions de vie qu'ils jugeaient privilégiées, pour s'installer dans des conditions précaires, chez des amis, en logement social, en mobil-home, etc. Pourtant, la perspective de partir définitivement pour se soustraire au risque d'inondation était catégoriquement rejetée par les sinistrés interrogés. Des arguments d'attachement au lieu, d'investissement personnel, de mode de vie, mais aussi de capacité de rebondir sont évoqués. Seuls 20% des sinistrés envisageaient ce départ si les inondations devaient se répéter. Les personnes interrogées développaient en effet un investissement émotionnel très fort vis-à-vis de leur maison. L'attachement au territoire et le sentiment d'appartenance territorial sont des facteurs explicatifs de comportements tels que le refus d'évacuer des zones à risque. L'attachement et l'appropriation d'un lieu entrent en jeu de façon décisive dans la représentation de l'environnement : ils sont liés à la construction d'un sentiment de sécurité, d'une illusion de prédictibilité et de stabilité qui peuvent expliquer les comportements des personnes installées dans des zones à risque (de Vanssay & Colbeau-Justin, 2003).

Par ailleurs, à travers ces bouleversements des relations à l'environnement, les inondations ont remis en cause la fonction de protection de l'habitat : dans un premier temps, la majorité des sinistrés ne croyait pas que l'eau pouvait atteindre les zones de vie. Puis, la crainte et la perte d'un sentiment de sécurité sont apparues chez 58% des sinistrés qui ont vu « lâcher » un rempart considéré comme stable et indispensable. Cette perte de sécurité s'exprimait à travers un sentiment de peur et d'angoisse face à l'avenir et à l'éventualité d'une mise en danger récurrente de leur habitat. Et, lorsque l'habitat ne peut suffire à fournir une protection, les sinistrés se tournent à nouveau vers l'état en exigeant des solutions techniques (travaux d'aménagement des berges, nettoyage du fleuve, etc.).

Face à la destruction massive, à la désorganisation physique et sociale du territoire, s'observe néanmoins une volonté de restructurer l'environnement, comme base incontournable pour repartir et reconstruire. Après de violents séismes, les tentatives de redessiner, ne serait-ce que symboliquement, l'emplacement d'une chambre effondrée, le tracé des maisons détruites, les trottoirs disparus, sont la marque d'une volonté de rentrer en « re-connaissance » de son territoire et de se réapproprier l'environnement malgré les bouleversements (Colbeau-Justin, 1999).

Conclusion

Les recherches récentes sur lesquelles s'appuie ce chapitre ont mis en évidence l'importance de la relation entretenue par l'individu avec son environnement dans sa capacité à se mobiliser contre les inondations. La représentation et la perception de l'environnement et du risque reflètent une image subjective de la réalité ; formées à travers les valeurs sociales et individuelles, elles influencent les attitudes et les comportements face au risque mais aussi les comportements de relèvement et de reconstruction (Colbeau-Justin & Mauriol, 2004). L'explication que donne l'individu à la cause des événements et notamment des dommages encourus et le sentiment de maîtrise, c'est-à-dire la croyance que l'individu a de pouvoir contrôler son environnement, va orienter la manière dont il évalue et agit face au risque. L'apparition de certains comportements ou attitudes face à une inondation reflète en effet la volonté de comprendre l'événement et de se l'approprier en développant des stratégies de faire face aussi bien individuelles que sociales : *coping,* mais aussi solidarité, organisation sociale, et rumeur (Laska, 1990 ; Colbeau-Justin, de Vanssay, Weiss, Chahraoui, & Laurent, 2001).

Troisième partie

RISQUES SANITAIRES ET INCERTITUDES SOCIALES : VERS DE NOUVEAUX RAPPORTS À LA NATURE

Dominique Lassarre

INTRODUCTION : RISQUES SANITAIRES ET INCERTITUDES SOCIALES : VERS DE NOUVEAUX RAPPORTS À LA NATURE

Le risque est une thématique qui donne lieu à de très nombreuses publications tant dans le domaine des sciences physiques que dans celui des sciences humaines. Cette littérature scientifique porte sur les risques environnementaux naturels, industriels ou technologiques, les décisions économiques, les conditions de travail, mais aussi sur la santé publique. Si les sciences physiques tendent à définir et évaluer les risques, les sciences humaines s'interrogent sur l'écart entre les risques ainsi évalués et la perception que le public en a. Ainsi dans le domaine de la santé, on mesure les écarts entre les évaluations des experts des sciences de la vie et des médecins, les recommandations des organismes de santé publique, les projections des enquêtes épidémiologiques et la perception des risques et les conduites de tout un chacun.

La perception des risques fait référence aux jugements et aux évaluations par les personnes des dangers auxquelles elles peuvent être ou sont confrontées. Rohrmann (1999) a analysé 55 recherches publiées entre 1980 et 1998 portant sur cette perception. Ces recherches présentent des résultats convergents quant à la perception de l'amplitude des risques et leur acceptation, mais elles restent le plus souvent descriptives. Birckerstaff (2004) et Rohrmann (1999) en soulignent la fréquente absence de fondements théoriques. Les sciences humaines et sociales ont diverses approches des réactions du public face aux risques. Les théories psychologiques sont utilisées pour étudier comment les individus évaluent (aspects cognitifs) et redoutent (aspects émotionnels) les situations à risque et comment ils s'y comportent. Les théories socioculturelles expliquent comment les sociétés construisent (histoire), analysent (sociologie) et gèrent (économie) « un spectre de plus en plus large et complexe de dangers pour le bien être des humains et pour l'environnement naturel » (McDaniel & Small, 2004). Les théories psychosociales expliquent comment les facteurs sociaux, culturels et relationnels influencent la façon dont chaque individu donne du sens aux risques et se les représente.

L'écart habituellement observé entre les évaluations des experts et les perceptions courantes est le plus souvent interprété en termes d'ignorance ou d'irrationalité. Kahneman & Tversky (1979) ont décrit expérimentalement les biais cognitifs à l'œuvre dans les évaluations des risques et les décisions qui en découlent. Les résultats de ces travaux convergent sur des distorsions systématiques. Par exemple, les accidents et les homicides sont surestimés en tant que causes de mortalité alors que l'asthme ou le suicide sont sous-estimés.

De nombreux travaux ont exploré la logique des risques au moyen de questionnaires psychométriques (échelles bipolaires). Les réponses sont interprétées en termes d'oppositions logiques à partir d'analyses factorielles produisant ainsi des modèles à valider. Slovic, Fischhoff & Lichtenstein (1982) ont demandé à un large échantillon d'évaluer 90 sources de risques sur 18 échelles bipolaires opposant des caractéristiques qualitatives. Le premier facteur oppose la peur, l'incontrôlable, la catastrophe globale, injuste et les risques grandissants à l'absence de peur, le contrôlable, l'individuel, l'équitable et les risques en diminution. Le second facteur oppose les risques inconnus, inobservables, qui ont des effets retardés aux risques bien connus, observables et avec des effets immédiats. Il obtient ainsi quatre catégories de risques : les risques inconnus mais contrôlables (médicaments), connus et contrôlables (habitudes alimentaires, tabagisme, alcoolisme), les risques connus mais incontrôlables (accidents) et les risques inconnus et incontrôlables (technologies médicales nucléaires ou génétiques). En France, Mullet, Duquesnoy, Raiff, Fahransmane et Namur (1993) ont trouvé les mêmes axes auxquels ils ont ajouté une troisième dimension rendant compte du nombre de personnes exposées au danger. Le Baromètre de l'IRSN (2004) se présente aussi sous la forme d'une analyse factorielle. Il porte sur 27 situations évaluées sur trois échelles : estimation du risque, confiance dans l'information diffusée et confiance dans les autorités en charge du problème. Les résultats font apparaître cinq groupes de risques : les conséquences de certains choix de vie des jeunes (tabagisme, drogue, alcoolisme, obésité), les pollutions (pollution de l'eau, de l'air, pesticides, radiations nucléaires, OGM), les sources potentielles de pollution (industrie nucléaire, incinérateurs d'ordures ménagères, produits alimentaires, irradiations diagnostiques), les risques collectifs non industriels (bruit, inondations, accidents domestiques, canicule). Les résultats de ces travaux sont donc variables. Ils dépendent des items choisis pour les échelles d'évaluation, mais ils font apparaître des différences sociales systématiques. Les personnes de faible niveau d'éducation et de revenus montrent une plus grande sensibilité (peur) aux risques que les personnes plus aisées et mieux éduquées vivant dans les grandes villes (Bastide, Moatti, Pages & Fagnani, 1989).

Ces travaux concluent à la nécessité d'une meilleure éducation et d'une meilleure information du public. C'est ainsi que procèdent la plupart des campagnes de prévention. Toutefois, d'autres auteurs (Loewenstein, Hsee, Weber & Welch, 2001) s'appuyant sur les travaux théoriques de Zajonc (1980) interprètent ces résultats différemment et soulignent la prévalence des affects sur les cognitions en matière d'évaluation des risques et d'influence sur les comportements, expliquant ainsi le médiocre succès de ces campagnes.

D'un point de vue sociologique et ethnologique, la construction des risques repose sur les valeurs culturelles (Douglas & Wildavsky, 1983). Les dangers sont évalués dans chaque société à partir de biais culturels, de « conceptions du monde » ou idéologies, attitudes générales à l'égard de la réalité sociale et de la réalité physique qui guident les réponses des personnes dans des situations complexes. Les comportements face aux risques répondent à des normes sociales.

L'approche nouvelle des risques dans le contexte scientifique et politique du développement durable (Peretti-Watel, 2001 ; Lagadec, 1981) invite à l'étude de leur perception sur de longues périodes historiques dans les sociétés occidentales. Ces études ont mis en évidence trois conceptions idéologiques successives (religieuse, scientifique et écologique) avec leurs logiques propres, causes et conséquences des risques. Dans la conception religieuse, le risque essentiel est la damnation éternelle. Deux dangers guettent l'homme au cours de sa vie, les dangers naturels (dont font partie les maladies) qui sont des manifestations de la colère divine et la violence des humains. Tous ces risques ont pour cause commune les fautes et les péchés individuels ou collectifs. Seule la Miséricorde divine peut protéger l'humanité. L'idéologie scientifique est à l'origine de la notion du risque calculable, aléa ou péril. Les risques sont dus à l'ignorance ou à de mauvais choix. À chaque risque, son expertise : la santé est le problème des médecins et des biologistes, éventuellement des psychologues. Le calcul du risque s'accompagne du calcul de l'assurance contre le risque. Chacun croit dans le progrès scientifique et technique pour réduire les risques sanitaires sans toutefois pouvoir les supprimer : « Le risque zéro n'existe pas. » Plus récemment, les risques écologiques sont apparus à partir des limites de la rationalité scientifique. Ils sont de plus en plus nombreux. Leurs causes sont trop complexes pour être saisies et leurs conséquences sont inconnues et incalculables. Ces risques ne peuvent être qu'acceptés et gérés par l'ensemble de la communauté humaine sur la base du principe de précaution (Ewald, 1996 ; Beck, 1986) et du développement durable (Brundtland, 1987).

Bien que ces idéologies soient apparues successivement, chacune n'a pas totalement remplacé la précédente et elles coexistent dans les pensées et les discours. L'approche culturelle est très précieuse pour comparer la perception des risques selon les sociétés ou les générations. L'évolution historique des idéologies permet d'expliquer la diversité des réactions face aux risques dans une même société. « La notion d'un public tout venant en tant qu'entité indifférenciée percevant les risques est à présent reconnue comme une conception erronée » (Bickerstaff, 2004, p. 6).

La perception des risques et des dangers est élaborée au sein de différents groupes et les processus cognitifs individuels sont influencés par les relations des membres de ces groupes et entre ces groupes. La définition et la perception des situations à risques résultent aussi d'un processus social de traitement de l'information. Les représentations sociales (Moscovici, 1961) donnent du sens à l'information qui circule dans la société concernant des objets scientifiques (Farr, 1993). En tant que théorie à l'articulation du social et de l'individuel, elles permettent d'apporter d'autres explications aux différences systématiques constatées entre la perception des risques par les experts et celle du public.

Une représentation sociale est un ensemble structuré d'attitudes, de croyances, de connaissances et de pratiques à propos d'un objet social ou dans une situation sociale. Elle est déterminée à la fois par l'individu et le système social dans lequel il est impliqué par sa position et ses pratiques. Elle constitue l'interface entre deux réalités, la réalité psychique individuelle (cognitions et émotions) et la réalité collective extérieure (normes sociales). Elle explique comment les régulations sociales influencent le fonctionnement cognitif (Doise, 1993). L'opposition entre risque objectif, défini par les experts, et risque subjectif, en tant que distorsion causée par l'irrationalité s'efface au profit d'une construction conjointe par les rapports sociaux. Les risques sont définis, évalués et expliqués par les scientifiques mais ils sont adoptés et adaptés par le public. Les risques remplissent les critères spécifiques pour être objets de représentations sociales (Moliner, 1993) : ils ont de nombreuses facettes, les jugements et les opinions concernant leurs causes sont variables et parfois même conflictuels. Leur analyse dépend d'enjeux de nature différente qui sont liés à l'identité et à la cohésion sociales. Les représentations sociales des risques sont aussi fonctionnelles (Abric, 1994b). Elles constituent une source valable de connaissances car elles sont utiles pour comprendre et expliquer la réalité. Elles contribuent à l'expression de l'identité sociale pour se situer et situer les autres dans le champ social. Elles fonctionnent comme un système d'attentes et elles influencent les conduites en tant que normes. En retour, elles sont utilisées pour communiquer et justifier les conduites individuelles et les décisions collectives.

De nombreux travaux ont porté sur les représentations sociales de la santé (Morin, 1996), par exemple sur le SIDA (Morin, 1994 ; Joffe, 1999) ou sur les théories naïves du stress au travail (Furnham, 1997). Herzlich (1969, 1986) a montré que la maladie est avant tout un vécu personnel, mais elle est aussi le produit d'un mode de vie imposé par la société ; elle véhicule des significations sociales. Morin a souligné la fonction adaptative des représentations sociales en tant que guides pour l'action : elles « sont des combinaisons organisées et structurées d'éléments cognitifs et affectifs qui permettent aux individus et aux groupes de faire-face aux incertitudes et aux menaces associées au sida » (Morin, 1994, p. 113).

Les chapitres proposés dans cette partie portent sur les risques liés à la santé et plus particulièrement sur l'environnement et l'alimentation comme sources de risques sanitaires. Les auteurs y développent des conceptualisations psychosociales à l'articulation des relations interpersonnelles et groupales et des processus individuels comme les impressions, les croyances, les représentations ou l'optimisme comparatif.

Michel Morin

POUR UNE APPROCHE PSYCHO-SOCIO-ENVIRONNEMENTALE DES RISQUES SANITAIRES

La définition, la surveillance et le contrôle des risques sanitaires sont devenus des enjeux majeurs de la vie sociale. L'appréhension des menaces pour la santé est maintenant un impératif qui s'impose aux différents étages de fonctionnement de ce qui a été décrit depuis quelques années comme la « société du risque ». Mobilisées dans le désordre des crises et des urgences, les sciences sociales ont accumulé de nombreuses contributions théoriques, méthodologiques et pratiques qui sont présentes au cœur de la recherche de nouveaux dispositifs d'analyse et de décision dans le rapport à l'environnement. La régulation des échanges associés aux dangers pour la santé publique et le bien-être individuel s'impose progressivement comme composante incertaine de la mondialisation. La mise en place de nouveaux principes comme le principe de précaution, en passe de dominer le principe de prévention, est une illustration visible de l'ampleur des mouvements en cours. Ces mouvements qui prennent volontiers un ton martial dans le discours des acteurs institutionnels du politique prennent acte aujourd'hui d'une impossibilité reconnue d'éradiquer les risques et de la nécessité d'apprendre à mieux les « gérer ».

Comment donc se dessine aujourd'hui la place et le rôle des approches socio-environnementales et représentationnelles dans la recherche et l'intervention qui construisent le champ mal délimité d'une psychosociologie du risque sanitaire ?

L'environnement comme mal, l'environnement comme bien : la perspective déterministe et les études d'impact

À l'interface de la psychologie environnementale et de la psychologie de la santé, la toxicité, le risque et le danger s'imposent depuis quelques années comme des enjeux essentiels pour la connaissance et l'action. Les menaces de maladies anciennes et nouvelles ne cessent d'être annoncées et propagées dans un paysage épidémiologique constamment changeant mais toujours plus incertain. Dans ce paysage inquiétant l'environnement physique devient ou redevient périodiquement le porteur de multiples agresseurs qui transforment la bonne santé en pathologies virtuelles, silencieuses ou au contraire bruyantes. Rares sont ceux qui peuvent encore ignorer que le milieu qu'ils traversent ou qu'ils habitent, la nourriture qu'ils absorbent ou l'air qu'ils respirent préparent dans leur organisme des cancers pas toujours détectables, des allergies respiratoires peu maîtrisables tandis que virus et toxines relancent chaque année d'effrayantes épidémies aux noms insolites : Sida, Creutzfeld-Jacob, SRAS, Dengue, Chicungunya, grippe aviaire. Dans le même temps on peut découvrir qu'on a peut-être travaillé dans un cadre qui cachait une amiante cancérigène, on se demande si la téléphonie (mobile) n'est pas une pratique dangereuse ou si l'eau que l'on consomme n'est pas une boisson à proscrire. On ne peut même pas se rassurer dans un scepticisme anti-media : les institutions internationales les plus respectées comme l'Organisation Mondiale de la Santé (OMS) confirment l'interdépendance entre dégradation de l'environnement, processus de développement et santé. Le milieu « naturel » et « industriel » agit sur la santé des populations et des évolutions délétères mettent en péril ce que les progrès de la médecine paraissaient avoir établi en termes d'espérance et de qualité de vie. La cause est entendue : l'environnement physique a un impact sur la santé. Des conditions physiques hostiles peuvent provoquer des réactions toxicologiques, mettre en péril l'équilibre homéostatique, produire du trauma ou fonctionner comme des vecteurs porteurs d'agents pathogènes.

Le mal et le danger environnemental

Pour objectiver ce phénomène, de nombreuses disciplines sont mobilisées et la psychologie s'est imposée comme un partenaire efficace dans des évaluations qui localisent et mesurent des impacts environnementaux défavorables à la santé (Jutras, 2002). En France, la mise en place récente de « tableaux de bord santé-environnement » (Bocquier & Verger, 2005) témoigne d'une attention grandissante des autorités de santé publique, nationales et régionales, aux possibilités d'améliorer les bilans prospectifs de ces menaces.

Les nuisances et stresseurs environnementaux, tels que le bruit, l'entassement résidentiel, la pollution atmosphérique, ou encore les catastrophes naturelles et technologiques, ont été largement décrits et leurs effets étudiés en psychologie environnementale, depuis les années 1970 (cf. Moser, 1992). La nuisance est le terme le plus général et le plus neutre dans la description des études d'impact. Elle renvoie à un ensemble non délimité de facteurs physiques environnementaux repérables à un moment donné par des experts et par l'opinion publique comme source de perturbations ou de gêne pour ceux qui y sont exposés.

Le terme « stresseur environnemental » est mieux inscrit dans une problématisation théorique. Pour la psychologie environnementale comme pour la psychologie de la santé, le modèle du stress est une source d'inspiration et d'analyse, banalisée mais encore féconde (Graziani & Swendsen, 2004). On s'accorde en général à attribuer à la notion de stresseur environnemental l'idée d'un excès de stimulation ou de surcharge qui déclenche une réaction physiologique et cognitive pouvant dépasser les ressources de l'individu et ses capacités de faire face, ce qui peut entraîner, au-delà d'un désordre momentané, une détérioration durable de l'équilibre et du fonctionnement de l'organisme et potentiellement une ou des maladie(s), via des changements physiologiques comme l'augmentation de la pression artérielle et la perturbation du système immunitaire. D'impacts moins spectaculaires, les gênes qu'on nomme au Canada les « irritants » n'en constituent pas moins des attaquants pernicieux de la santé humaine. Ils renvoient à tout ce qui est perçu comme pouvant miner le bien-être au quotidien et se fixent tout particulièrement dans l'habitat c'est-à-dire dans le logement et le quartier où il se trouve. Le logement de mauvaise qualité est plus souvent une base d'exposition aux polluants, au bruit, aux allergènes. Il est aussi associé fréquemment à la détresse psychologique, et peut mettre en péril la santé mentale, indépendamment même du revenu, avec de fortes tendances à l'autodépréciation et, en quartier perçu comme porteur d'hostilité et de violence, des effets relevant de syndromes post-traumatiques peuvent être notés. La menace pour la santé mentale et le bien-être est également dénoncée par la recherche de terrain avec la notion de « sclérose environnementale ». Être dans un cadre de vie figé avec le sentiment qu'on ne peut rien changer conduit à une image de soi négative et une détresse résignée (Jutras, 2002). Ce dernier constat bien documenté montre clairement la nécessité reconnue dans la stressologie environnementale contemporaine de dépasser l'étude pas à pas des effets isolables de certains facteurs nocifs en ne tenant compte que de l'immédiateté des dégâts. La durée d'exposition, le temps, sont des paramètres essentiels pour toute recherche dans ce domaine. Ceci est pris en compte dans une distinction utile entre stresseurs environnementaux aigus et stresseurs chroniques.

Les bienfaits de l'environnement

La psychologie environnementale comme la psychologie de la santé sont très attachées aujourd'hui à ne pas enfermer leurs approches dans la description d'effets néfastes des conditions environnementales même si, très clairement, l'orientation dominante des curiosités est dirigée du côté du catastrophisme. Dans le cadre même d'un paradigme déterministe, le souci d'une « salutogenèse » (Antonovsky, 1979, 2002) et la recherche des raisons qui font qu'on puisse survivre voire être en bonne santé même dans des conditions physiques difficiles, sont bien présents dans la littérature et s'opérationnalisent dans quelques notions-clés.

Le « potentiel psycho-environnemental » est « la capacité d'un lieu à favoriser l'adéquation entre la personne ou le groupe et l'environnement selon qu'il soutient six fonctions : l'abri et la sécurité, le contact social, l'identification symbolique, l'instrumentalité reliée à la tâche, le plaisir et la croissance » (Jutras, 2002, p. 510). Cette notion qui emprunte aux théories de la hiérarchisation classifiée des besoins de Maslow (1954) est utilisable comme une sorte de guide des fonctionnalités de l'espace architectural. Elle a comme horizon l'évaluation des satisfactions des usagers d'un espace et l'ambition d'aider à corriger les insatisfactions en référence à la notion de qualité. Des « cadres reconstituants » dont le prototype est le paysage « naturel » sont pensés et utilisés depuis longtemps comme d'excellents moyens de conquérir ou de retrouver la pleine forme physique que promet le marketing bien avisé du tourisme moderne. En quoi il ne fait que jouer avec des représentations sociales où l'on voit que « l'environnement est principalement perçu sous l'angle des problèmes de pollution et de nuisances urbaines alors que la nature est appréhendée comme synonyme de campagne, d'arbres, de soleil, autrement dit idéalisée comme l'envers de l'environnement » (Dobré, 2003). L'attention au psycho-environnemental et aux « expériences environnementales restauratrices » se différencie ainsi d'une stricte approche déterministe « cause-effet ». La personne n'est plus seulement réceptacle, cible ou victime de stimuli néfastes ou bienfaisants. Elle est porteuse d'attentes, de perceptions, de besoins liés à des états de santé ou de maladie. Elle recherche un équilibre qui se traduit dans l'idée d'une « congruence personne-environnement » vue comme « degré d'adéquation entre les besoins biologiques, comportementaux et socioculturels des gens, et les ressources environnementales disponibles » (Jutras, 2002, p. 510). Reste que cette conception positive du bonheur de vivre dans le cadre supposé le mieux adapté aux besoins se heurte fondamentalement à des réalités sociétales qui paraissent amplifier plutôt qu'elles ne les minorent les risques et les dangers, malgré l'appel souriant aux opportunités environnementales.

Le questionnement psycho-socio-environnemental dans la société du risque

La société du risque : du principe de prévention à l'impératif de précaution

Depuis le début des années 80 on parle de « Société du risque » (Beck, 1986/2001, Peretti-Watel, 2000). Le sociologue allemand Ulrich Beck a promu cette notion en 1986, peu de temps après la catastrophe nucléaire de Tchernobyl. Son analyse, critique et polémique, témoigne de la sensibilité de l'époque aux risques industriels et environnementaux, tout particulièrement en Allemagne. Elle témoigne du passage au plan sociopolitique des préoccupations grandissantes dans l'opinion publique qu'ont suscitées de grandes catastrophes comme Bhopal ou Seveso (1976) avant que la peur du nucléaire ne trouve une tragique confirmation dans l'événement. Dès cette époque, outre une mise en évidence d'une manifeste hétérogénéité inégalitaire des expositions au danger, on identifie l'importance et l'ambiguïté de ce qu'on nomme la perception des risques : « Les risques qui sont actuellement au centre des préoccupations sont de plus en plus fréquemment des risques qui ne sont ni visibles ni tangibles, pour les personnes qui y sont exposées, des risques qui parfois même restent sans effet du vivant des personnes concernées, mais en ont pour leur descendance, des risques en tout état de cause qui ont besoin du recours aux "organes de perception de la science – théories, expériences, instruments de mesure – pour pouvoir devenir 'visibles'" interprétables en tant que risques » (Beck, 1986/2001, p. 40). Les menaces sont diffuses car les nouveaux risques échappent à la perception sensible, même lorsqu'il s'agit de risques environnementaux. La conscience collective au quotidien passe par les capteurs et les messages vulgarisés de la science mais aussi par la construction active de théories profanes du risque. L'intangible de menaces comme celles que font peser la radioactivité et la difficulté d'appréhender les transformations génétiques qu'elles peuvent entraîner forment un terreau inépuisable pour enrichir les craintes, les rumeurs et un besoin de savoir qui trouve un débouché dans une grande variété de théories du risque, naïves ou scientifiques. Certes on peut se protéger et protéger contre des risques identifiés mais comment « agir contre des risques qui ne sont pas encore identifiés, ou même en l'absence de risque » (Ewald, Gollier & de Sadeleer, 2001) ? Le principe de précaution [1] vient ainsi s'ajouter au « principe de prévention » entendu comme « la recherche maximale d'une correction des dangers connus à leur source » (Lascoumes, 1997). Ces deux impératifs

1. Principe de précaution : « Principe, dans le domaine de la gestion des risques, qui prescrit dans le cadre d'une incertitude scientifique, une action réglée par l'anticipation d'un risque potentiellement grave » (Lecourt, 2004).

se conjuguent pour bâtir « une nouvelle culture du risque » (*id.*), culture placée sous le signe de la précaution qui impose un dépassement des limites des approches prédictives déterministes au profit d'anticipations d'un danger improbable ou à probabilité très difficilement estimable.

L'ancrage sociétal de la conception épidémiologique du risque sanitaire

Le rattachement du risque à la maladie et à la santé est progressivement devenu un trait fondamental de l'organisation de la santé publique et plus généralement encore de la pensée sociale profane. On le doit à la progression de la médecine scientifique et de l'épidémiologie ainsi qu'au renforcement des appareillages de mesure mais aussi sans doute, dans des pays comme la France, à l'impact d'événements fortement médiatisés comme « le scandale du sang contaminé » qui a fortement contribué à la promotion de ce nouveau vocable qu'est le « risque sanitaire » (Setbon, 2000a). Une « conception épidémiologique du risque » (Dab, 1992) s'est imposée dans le champ médical et, au-delà, dans l'approche de la qualité de vie en ville (De Hollander & Steatsen, 2003). Même si doutes, polémiques et conférences mettent régulièrement en cause les bases épistémologiques et idéologiques de la notion de risque (Duclos, 2003), la définition probabiliste reste la plus utilisée sinon la plus consensuelle: « Une probabilité de dommage par exposition à un danger » (Got, 2001, p. 34). Cette formule est compatible avec un questionnement assurantiel : comment quantifier l'aléatoire et déterminer des parts de responsabilité ?

Une autre manière de rendre compte du risque consiste à opposer des conceptions « objectivistes » et des conceptions « subjectivistes », ou encore à distinguer les approches qui décrivent le risque comme réalité et celles qui s'attachent aux dimensions imaginaires et représentationnelles (le risque comme perception ou représentation) (Augé & Herzlich, 1984; Bajos & Ludwig, 1995). Dans la première orientation, on s'appuie sur des définitions institutionnelles et techniques qui font office de réalité et on opère ainsi une « réification » du risque. Dans la seconde, c'est la réalité « sociale » qui sert de postulat et de base référentielle à l'analyse : le risque comme représentation est décrit et interrogé en tant qu'objet et construction sociale.

Au cœur des confusions modernes dans lesquelles scientifiques et profanes tentent de penser et contrôler les risques sanitaires, se trouve l'assimilation maintenant banalisée du risque et du danger (Setbon, 2000b). Le danger ou le péril (« hazard » en anglais ») peut être considéré comme une menace virtuelle qui peut conduire à un risque sanitaire attesté. Tous les dangers ne se constituent pas en risques sanitaires. Exemple : « Le tabac est un danger qui donne lieu via le tabagisme au risque (probabilité et cause) de cancer du poumon » (Setbon, *ibid.*, p. 1204). Les OGM ou la viande aux hormones sont évalués comme dangers sans que l'estimation scientifique du risque ait pu être clairement et indubitablement établie. Mais tout responsable politique sait aujourd'hui qu'une annonce de danger peut entraîner la légitimation d'une intervention urgente de réduction d'un risque virtuel. La « fabrique des risques » (Gilbert, 2003a, 2003b) passe donc par un processus de « labellisation » qui entérine son accès à l'agenda public (Borraz, 2005 ; Rumpala, 2003 ; Setbon, 2004). Pour recevoir le label de « risque », les boues d'épuration, les antennes-relais de téléphone, les incinérateurs d'ordures ménagères, l'amiante, le plomb, les moustiques, la température et le climat, soutenus par l'opinion publique et les relais médiatiques sont appelées à poser leur candidature auprès de jurys d'experts des urgences, face à des autorités politiques hésitantes. La demande de sécurité sanitaire aboutit donc de fait à une définition sociopolitique des risques sanitaires : « Tous les événements indésirables affectant la santé des populations et relevant de la responsabilité et de l'action des pouvoirs publics » (Flahaut & Setbon, 1999).

La perception du risque

Une des voies principales de dépassement des impasses déterministes dans la « risquologie » consiste depuis longtemps à introduire dans l'analyse le principe de transaction et d'échange entre la personne et l'environnement et à s'intéresser sérieusement aux acteurs, aux victimes ou preneurs de risque, à tous les processus pertinents qui peuvent intervenir dans la gestion des probabilités de risques pour la santé. Plusieurs phénomènes ont ainsi été mis en évidence et conceptualisés par la psychologie sociale cognitive pour tenter de rendre compte des difficultés de l'analyse explicative dans le domaine que l'épidémiologie caractérise comme relevant de « la mortalité prématurée et évitable » liée aux habitudes de vie[2]. On regroupe bon nombre de ces phénomènes sous le terme général de « perception du risque » (Peretti-Watel, 2000) et on les interroge comme des déterminants potentiels de prises de risques « déraisonnables » ou inadaptées.

L'illusion d'invulnérabilité et l'Optimisme Comparatif irréaliste

L'illusion d'invulnérabilité (Weinstein, 1984) est une tendance largement répandue qui consiste à se percevoir comme invulnérable vis-à-vis des événements négatifs. Elle se traduit par une surestimation de l'expérience des

2. « La mortalité "évitable" liée aux habitudes de vie : causes de décès dont la fréquence pourrait être diminuée essentiellement par une action sur les comportements individuels (risques liés à la consommation de tabac, à l'alcool, à une conduite dangereuse...) ; cette sélection comprend les cancers du poumon, les cancers des voies aérodigestives supérieures, l'alcoolisme, les accidents de la circulation, les suicides et le sida » (Haut Comité de la Santé Publique, *La Santé en France*, Paris, La Documentation Française, 1996, p. 18).

moments de vie positifs. Dans le champ de la santé, le sentiment d'invulnérabilité est traduit en termes de probabilité subjective de devenir victime d'une maladie. C'est une minimisation du risque de maladie perçu pour soi quand on envisage un tel événement (Sultan, 2001, p. 85). La psychologie cognitive sur laquelle s'appuie Weinstein considère sans bienveillance cette tendance banale et la considère comme un biais cognitif[3], qui fait obstacle à une gestion du risque adaptée et qu'on peut ou qu'on doit atténuer ou corriger. Pour la psychologie sociale, l'essentiel cependant n'est pas de constater l'écart entre le risque subjectif et la probabilité calculée par des experts. Il s'agit d'abord de comprendre quels processus sont en jeu. Une des perspectives explorées ces dernières années a été celle de la « comparaison sociale ». Dans la théorie de la comparaison sociale, on juge comme conduite fondamentale le mouvement évaluatif par lequel les individus se fabriquent opinions et sentiments de compétences en se comparant à autrui à propos de tous les enjeux à incertitude qu'ils rencontrent, que ce soit pour une prise de position dans un débat, l'appréhension physique d'un objet mal déterminé, ou l'évaluation des capacités que l'on a de traiter et résoudre un problème. Par analogie, le sentiment d'invulnérabilité passerait lui aussi par les autres et ne se réduirait pas à un simple rapport erroné que des individus établiraient avec les objets du monde en en sous-estimant les dangers. On aurait un mouvement de différenciation du self par rapport à autrui débouchant sur un « optimisme comparatif », et plus rarement un « pessimisme comparatif ». L'optimisme comparatif en effet « correspond à cette tendance à percevoir, d'une part les événements positifs plus probables pour soi que pour autrui, d'autre part, les événements négatifs moins probables pour soi que pour autrui », sachant que cette tendance peut intégrer le pessimisme. On peut avoir un pessimisme absolu et un optimisme comparatif (Milhabet, Desrichard & Verlhiac, 2002).

De l'illusion de corriger les illusions à la confrontation aux croyances et représentations sociales

Une autre thématique en débat, tout à fait différente, se fonde sur la théorie des représentations sociales (Jodelet, Ohana, Biadi & Rikou, 1994). Il ne sert à rien de parler de biais, d'erreurs, de fausses croyances, pose cette théorie. Le savoir scientifique et la connaissance profane du sens commun n'obéissent pas aux mêmes logiques et l'illusion la plus dangereuse serait de vouloir imposer sans comprendre un savoir prescriptif qui irait brutalement à l'encontre de croyances largement partagées, lesquelles, bien qu'apparemment erronées, fonctionnent pourtant comme

3. Dans une longue série d'« erreurs de raisonnement » repérables par la recherche expérimentale cognitive : « biais d'optimismes », « biais de conformité supérieure de soi », « illusion d'invulnérabilité », « illusion de contrôle », « erreur fondamentale ».

guides ou boussoles de l'action collective. L'individu peut être seul dans une catastrophe mais il n'est pas seul face au risque. Il est dans un environnement « social » dans lequel autrui existe. Les risques sont pensés socialement et la vie sociale offre des grilles de décodage de la réalité qui sont des prédispositions pour l'action. Ces grilles fonctionnent comme des filtres et des moyens de naturalisation ou d'apprivoisement de l'inconnu inquiétant. On doit donc se détacher de la thèse qui conçoit la perception des risques comme perception erronée de la réalité par des individus mal informés, irrationnels ou aveuglés par leurs intérêts. On doit bien plutôt renforcer l'analyse du lien entre le processus d'évaluation et le processus de gestion du risque.

De l'évaluation à la gestion des risques

Dans ces questionnements de la variabilité des ajustements individuels les divers courants de recherche s'accordent pour considérer qu'il est nécessaire de rendre intelligible le processus d'évaluation qui intervient dans le rapport de la personne à l'environnement. Pour les approches cognitives, c'est là que se trouvent le régulateur de l'action et par conséquent le moteur d'une adaptation ou d'une réadaptation possible. Les modèles de croyances de santé qui se sont construits dans le champ d'interrogation des comportements de précaution et des comportements à risque ont pour ambition de faire le passage entre la connaissance des « réactions », accessibles par les modèles du stress, et l'analyse de l'« action », comme l'indiquent les intitulés des plus célèbres modèles : « théorie de l'action raisonnée », « théorie du comportement planifié » (Ajzen, 1985). L'adaptation de l'individu aux exigences d'un milieu passe par un travail d'interprétation rétrospectif et prospectif. Face à un danger virtuel, les deux référents principaux du jugement les plus étudiés sont le sentiment de vulnérabilité et le sentiment de contrôlabilité de la menace. À quoi s'ajoutent un grand nombre de facteurs « de protection » comme le sentiment de compétence ou d'auto-efficacité. Ces modèles d'action ont été largement critiqués pour leur conceptualisation sommaire de la rationalité et du calcul décisionnel (Moatti, Beltzer & Dab, 1993) ou pour leur tendance marquée à l'individualisation et à la décontextualisation (Morin, 2001). Ils restent des sources d'inspiration très utiles pour élaborer des théories transdisciplinaires de l'action préventive et de la gestion du risque. Dans un élargissement psycho-sociologique de leur perspective on peut par exemple montrer que le risque est perçu à travers le prisme du sentiment de vulnérabilité, propre ou sociale, lié à des expériences antérieures (Paicheler, 1997).

Prévention, réduction des risques et promotion de la santé : rôle de l'environnement médiatique

Dans le champ de lutte qui se construit contre les risques sanitaires, le passage de la recherche à l'action se fait publiquement sous la bannière de la prévention et plus secondairement dans le projet de promotion de la santé. Dans le rapport à l'environnement il est maintenant assez facilement admis que l'éradication des risques est un objectif irréaliste et qu'on doit apprendre à tous les niveaux concernés, des sphères de décision aux personnes ordinaires en passant par les experts, à « gérer le risque » en s'appuyant aussi efficacement que possible sur des stratégies de prévention. Sous la guidance des sciences sociales, on aimerait aujourd'hui que s'anime une politique de santé publique qui donne un rôle plus actif aux destinataires de la prévention ; que les gens ordinaires s'approprient les risques définis par un savoir établi et puissent les incorporer dans leur univers de connaissances et de pratiques[4]. La mise en place de ce projet se traduit tant bien que mal dans le recours à divers dispositifs d'influence et d'intervention qui tentent d'appliquer les dérivations des recherches psychosociales les mieux légitimées dans le champ de la persuasion et du changement.

Les campagnes publiques ou ciblant ce qu'on appelle « la population générale » se fondent sur des choix qui concernent implicitement des valeurs et des objets de représentations sociales qu'on présuppose dans l'audience ou qu'on tente de capter par enquêtes préalables. On constate une faible efficacité pour les campagnes qui ne s'appuient que sur les médias de diffusion de masse (hypothèse de l'effet direct) et une supériorité des combinaisons « action médiatique-travail de terrain » désigné par « approche communautaire» dans des pays comme le Canada. Une étude australienne sur l'efficacité des programmes de mass media visant à modifier les comportements entraînant un risque cardio-vasculaire et à promouvoir le port de la ceinture de sécurité dans la conduite automobile (Redman, Spencer & Samson-Fisher, 1990) illustre bien cette position. Peu d'effets directs ont pu être validés. En revanche les programmes médiatiques intégrés à des interventions « communautaires » passant par l'action de professionnels de santé et d'agents d'influence locaux étaient beaucoup plus performants. Pourquoi cette différence d'impact ? L'interprétation la plus courante et plausible consiste à dire que le rôle des médias est de contribuer à susciter une motivation de changement ; une « sensibilisation » et une conscience des risques sur quoi peuvent s'appuyer des opérations d'apprentissages et de persuasion ciblées. On peut retrouver ainsi les hypothèses de la toujours jeune théorie du « flux d'influence à deux étapes » de Katz et Lazarsfeld qui mettaient en évidence l'importance des contacts en face à face et des relais

4. Sur la déconstruction de ces tentatives voir la recherche de Calvez (2004) à propos du sida.

d'influence personnels représentés éventuellement par des leaders d'opinion dans toute stratégie de propagande (Katz & Lazarsfeld, 1955). Autrement dit, pour reprendre une vieille idée, rien ne vaut la télévision pour créer une alerte, une émotion, une sensibilisation. Mais rien ne vaut un face à face interactif avec des leaders d'opinion crédibles, ou des personnes aimées ou respectées, pour amener les individus à changer d'opinion ou se préparer à s'engager dans la direction voulue par les communicateurs.

La prise en compte des processus identitaires gagnerait sans doute elle aussi à être davantage assumée, au-delà des stratégies classiques que manipulent depuis longtemps les publicitaires. Du point de vue de l'audience ou de la cible, l'identité perçue de la source ou de l'émetteur est un déterminant actif de la possibilité d'adhésion aux messages. Des principes très généraux aident à rendre compte de son impact. Pour la transmission de messages de danger, la confiance va plutôt à l'expert mais les manifestations appuyées de désaccord entre experts ruinent son impact quand le récepteur est en position passive et ne peut avoir d'interaction avec les émetteurs. Le spectacle des débats polémiques renforce en général les positions initiales des auditoires.

Un autre processus est reconnu comme influençant la régulation des effets d'influence. Dans sa formulation la plus reproductible il désigne l'ensemble des manifestations de réactions à une menace identitaire. Il semble bien que les grands fumeurs par exemple s'identifient aux autres fumeurs d'autant plus qu'ils se perçoivent comme dépendants à la nicotine et d'autant plus qu'ils ont le sentiment que les experts qui veulent les convaincre d'arrêter de fumer ne les respectent pas ou ne prennent pas en considération les problèmes qu'ils affrontent (Falomir & Invernizzi, 1999). Les fumeurs, semble-t-il en effet, ont une sensibilité particulière aux aspects relationnels et l'un des cercles vicieux de situations courantes continue à être le dialogue de sourds des fumeurs et non-fumeurs quand il se mène au nom de la liberté et du respect d'autrui. Une des voies de la persuasion préventive passe donc par un effort complémentaire difficile à mettre en œuvre de non dévalorisation systématiquement agressive des fumeurs et de valorisation positive du non-fumeur. C'est ce qu'a tenté de mettre en œuvre le CFES[5] avec un certain succès auprès des jeunes en valorisant des jeunes qui ont le courage tranquille de refuser et de dire non aux tentateurs. Ce même phénomène de défense identitaire lié à une identité de place et de lieu peut prendre une grande importance dans le rapport au risque environnemental. Il a été reconnu comme pouvant faire écran dans les réactions des habitants dans des communes soumises à des risques environnementaux pour lesquels on demande de se prémunir (inondations, risque de séismes, proximités de sites industriels polluants avec lesquels on a une relation historique d'attachement; Morin, 1984).

5. Comité Français d'Éducation à la Santé. Reconstitué maintenant dans le nouvel Institut National pour la Prévention et l'Éducation à la Santé.

Le processus d'influence est fortement déterminé par le contexte de réception où se trouve l'audience des messages. L'implication socio-affective marque fortement les conditions d'assimilation, d'appropriation ou de rejet de ce qui est émis. L'implication initiale de l'auditoire est cependant un état dont les opérations de recherche ne peuvent que constater la multidimensionnalité, ce qui pointe aussi un sérieux problème de conceptualisation. « L'implication » par rapport à une situation de risque est souvent assimilée à la notion d'« expérience ». Pour le sens commun dit de « bon sens » qu'adopte volontiers le chercheur expérimentaliste cognitiviste dans ses plans comparatifs, un consommateur régulier de tabac ou d'alcool ou de cannabis n'est pas dans la même position d'attention et de jugement évaluatif qu'un non-consommateur. Ou encore, sur un mode d'implication plus dramatique, un homme dont la maison vient d'être inondée et totalement mise hors d'usage pour la deuxième fois n'aura pas la même écoute aux messages de mise en garde contre des catastrophes naturelles qu'un spectateur de télévision installé en zone de sécheresse. À partir de cette hypothèse à forte vraisemblance, les problèmes se compliquent pour établir une stratégie adaptée en tenant compte des variations de la proximité objective et subjective du risque. La plupart des modèles théoriques de l'influence convergent en effet pour proposer que les plus exposés aux risques de santé développent des stratégies actives d'atténuation de la menace qui se traduit par un traitement défensif de l'information. Le problème traditionnel de la communication persuasive, aujourd'hui comme autrefois, n'est pas de convaincre les convaincus mais de persuader de changer ceux qui a priori sont réticents, opposants ou résistants, sachant que les moyens de résistance en matière de changements d'attitude et d'habitudes sont innombrables. Celui qui fume beaucoup peut tout simplement éviter les informations qui fâchent ou qui inquiètent, sélectionner les informations qui sont cohérentes avec son point de vue et oublier le reste ou reconstruire une théorie rationalisante[6]. Celui qui consomme de l'alcool sans être reconnu ou sans se reconnaître comme alcoolique peut se défendre contre les attaques des messages de sobriété en arguant des obligations de son travail, etc. Il est donc clair que tout projet de communication sur le risque doit (ou devrait) prendre en compte la probabilité très élevée d'une élaboration défensive des messages par les cibles de la campagne.

Conclusion

Au regard psychosocial qui observe et questionne l'émergence et la confrontation de représentations polémiques et conflictuelles dans la régulation incertaine des rapports de l'homme et de son environnement s'associe

6. Sur cette thématique, cf. *Le déni du risque* (Peretti-Watel, 2000, p. 181-266).

aujourd'hui un volontarisme intervenant. On est appelé à s'engager dans des projets de changements par lesquels la promotion de la santé se substitue au souci de contrôle des risques et des peurs de maladie. Ce retour aux anciennes utopies du dynamisme de la recherche-action est une nécessité pour une relance des innovations dans les pratiques de recherches psychosociales. Il suppose l'adoption d'un cadre de travail et d'éthique exigeant et difficile qui peut mettre en cause certaines habitudes de recherche en d'autres lieux et sur d'autres objets. Quelques principes élémentaires peuvent être proposés pour encadrer méthodologiquement cette entrée à risque des approches psychosociales dans le champ environnemental[7] :

- La nécessité de contextualiser au mieux des protocoles d'intervention.
- La volonté de développer une approche multi-niveaux (individuel ; interrelationnel ; groupal ; organisationnel ; sociétal) non enfermée dans l'évaluation individualisante des problèmes de santé.
- Le souci d'appliquer une triangulation raisonnable[8] des techniques de recueil et d'analyse, les approches qualitatives étant des composantes nécessaires dans toute démarche de terrain.

Pour intervenir dans le champ sanitaire et social plusieurs contraintes doivent par ailleurs être positivement assumées selon nous :

- La pluridisciplinarité est inscrite dans l'histoire de la psychologie de la santé et de la psychologie environnementale. Il serait illusoire de construire de pseudo-autonomisations disciplinaires qui voudraient faire l'économie des articulations interdisciplinaires sur des projets communs.
- Pour difficile qu'elle soit, une complémentarité doit être recherchée ente la nécessité de contrôler les résultats des pratiques et la volonté de comprendre les logiques d'acteur et leur articulation à une pensée sociale en mouvement et en recherche de sens.
- La recherche-intervention n'est pensable et possible qu'en regard d'une analyse critique d'une demande qui, dans le champ psycho-socio-environnemental, est traversée d'anxiétés sécuritaires et d'appétits de contrôle et de domination. Pour la psychologie de la santé aujourd'hui, la coopération et l'alliance entre la recherche et le savoir biomédical est à la fois une nécessité et la possible réactivation d'une menace d'asservissement ou d'instrumentalisation des sciences sociales. C'est ce que certains désignent comme danger d'une « santé totalitaire » (Gori & Del Volgo, 2005) ou que des philosophes dénoncent avec inquiétude dans le penchant moderne pour une ingénierie sociale qui rêve la promotion de la santé dans l'horizon d'un monde totalement planifié et maîtrisé.

---

7. Cf. Morin (2004).
8. Apostolidis, T. (2003). Représentations sociales et triangulation : enjeux théorico-méthodologiques. Dans Abric J.-C. (éd.), *Méthodes d'étude des représentations sociales* (p 13-35). Saint-Agne : Erès.

Wolfgang Wagner et Nicole Kronberger

LE NATUREL ET L'ARTIFICIEL DANS LE NOUVEAU MONDE DU GÉNIE GÉNÉTIQUE [1]

Lorsque nous pensons à l'environnement, nous pensons généralement à la nature et à sa beauté immaculée, encore vierge de toute exploitation humaine qui détruit les forêts tropicales, construit toujours plus de villes tentaculaires et creuse de nouvelles mines. Le terme d'environnement est donc une cristallisation de nos idéaux d'authenticité et de ce que nous considérons comme profondément « naturel ». Ceci est également vrai pour notre conception de la « vie » et des « espèces naturelles » qui peuplent notre monde. Les espèces naturelles telles que les chiens, chats, cerfs, arbres, fleurs et toutes les autres catégories d'êtres vivants, formant tous ensemble notre idée de la « nature », constituent une constante fondamentale et incontestée du sens commun.

À l'origine, la théorie de la représentation sociale repose sur l'intuition que le savoir quotidien et les représentations significatives naissent dans des conditions de conflit et de débat de société (Moscovici, 1988). En effet, lorsqu'une question pose problème, les houleux discours médiatiques et débats privés qui l'accompagnent génèrent des systèmes de représentations stables et bien structurés, tandis qu'une question qui reste en marge de l'attention publique produit un système de connaissance volatil et sans structure (Wagner & Hayes, 2005). Si le conflit est donc un principe fondamental, il y a de fortes chances d'observer les représentations sociales émergentes dans le champ encore ouvert des nouvelles technologies introduites dans les sociétés européennes ces toutes dernières années, et particulièrement dans le champ de la biotechnologie. Cette technologie était, et est toujours, hautement contestée ; c'est en effet un sujet qui intéresse depuis longtemps les médias et qui a des répercussions considérables sur nos vies privées.

1. Traduction : A. Vintila.

Les représentations en conflit

La biotechnologie, et en particulier le génie génétique, se situent exactement au carrefour de la nature et des artefacts scientifiques et technologiques. D'un côté, leurs produits sont, en effet, des choses artificielles ; mais d'un autre côté, ce sont des versions modifiées d'espèces naturelles, c'est-à-dire d'organismes, que la plupart des gens considèrent comme des éléments immuables de la structure de notre monde. Les nouvelles technologies transforment les espèces naturelles en artefacts alors que l'artefact devient naturel. Cette expérience est en contradiction flagrante avec le bon sens.

Les artefacts ont toujours reflété les volontés et les désirs des hommes. Les chaises et les voitures, par exemple, sont des objets qu'il n'est possible d'imaginer que comme produits ? par l'homme. Ils sont caractérisés par leur usage, et par le fait qu'ils sont périssables ; jusqu'à un certain point, leur forme, leur couleur, leur taille, leur composition matérielle et les parties qui les forment sont arbitrairement choisis selon l'époque et les modes. Les ordinateurs des années soixante n'avaient rien à voir avec un Macintosh Powerbook moderne, mais ont pourtant plus ou moins le même usage.

Les espèces naturelles sont des catégories utilisées pour classifier les objets qu'on suppose exister indépendamment de toute action humaine. Leurs caractéristiques, telles que leur forme ou leur apparence physique, dépendent jusqu'à un certain point de la « chance », du « destin » ou de la « nature », autrement dit d'influences dont l'origine n'est pas humaine. La catégorie à laquelle elles appartiennent est envisagée comme reposant sur une structure sous-jacente ou une essence. De telles essences sont considérées stables, enracinées et fondatrices de l'identité. Les espèces naturelles se rangent sous des catégories qui s'excluent mutuellement, car il est impossible pour un objet d'être à la fois chien et oiseau. Faire partie d'une espèce naturelle implique la préservation d'une certaine identité qui ne peut être altérée par le temps ; un chat ressemble toujours à un chat, aujourd'hui ou il y a cent ans. Il faut tout de même noter que les espèces naturelles se distinguent des espèces biologiques car les hommes les reconnaissent spontanément. Lorsque nous voyons un caniche, notre première réaction n'est pas « tiens, un caniche ! » mais « regarde ce chien ! » ; de même lorsque nous voyons un vol de colombes, nous pensons spontanément à la catégorie générale d'oiseau et non à des colombes d'une certaine espèce.

Cette rupture apparente – le naturel devenant artefact et vice versa – de notre compréhension du monde contemporain ouvre un conflit qui trouve son expression politique dans de nombreux débats agités et d'autres activités politiques en Europe. Dans cet espace de conflit et de discussions, le public subit un processus d'Appropriation Symbolique Collective en cherchant à comprendre et à accepter les nouvelles technologies (Wagner, Kronberger & Seifert,

2002). À cause de ce processus de remise en question du système de représentation et d'interprétation du monde, nous cherchons refuge dans n'importe quelle ressource symbolique à notre disposition.

Les ruptures dans notre vision du monde, de même que les représentations contradictoires, impliquent également toujours un problème moral. Interroger le sens commun sur ce qui est naturel et ce qui ne l'est pas pose le problème de la légitimité de l'intervention technologique. Un des résultats récurrents dans la recherche en sciences sociales sur la réception de la biotechnologie est que le rejet ou l'acceptation de celle-ci s'expliquent mal par la perception des risques et des bénéfices possibles. C'est au contraire le jugement sur le statut moral des applications de la biotechnologie qui en détermine largement le rejet ou l'acceptation (Gaskell *et al.*, 2001). Les jugements sur la légitimité morale des interventions technologiques dépendent de la valeur culturelle de l'objet que vise la manipulation. Une technologie transforme généralement l'objet d'expérience en marchandise commerciale. Si l'objet en question appartient donc au départ à un domaine culturel sans intérêts commerciaux – comme la vie de famille, les bébés, la procréation, etc. – la manipulation est considérée comme choquante. Ce fut le cas des cellules souches embryonnaires, par exemple. L'embryon, comme l'enfant, appartient à un domaine culturel hautement incompatible avec le monde du commerce ; c'est pourquoi leur utilisation commerciale se heurte à un rejet massif (Kronberger, 2002). Nous allons, par la suite, étudier les représentations dominantes de la nature qui surgissent lorsqu'on aborde le sujet de la biotechnologie, et le processus cognitif d'appropriation des êtres inclassables que l'on nomme des « monstres ».

La nature menacée

On peut se demander pourquoi, en période de conflits, alors que le terrain se prépare à l'élaboration collective d'une nouvelle conception de la biotechnologie, on se tourne tout d'abord vers les représentations traditionnelles préexistantes de la nature. La raison en est, manifestement, que cette nouveauté remet en cause certains aspects cruciaux de notre manière habituelle de percevoir la nature et les espèces naturelles. Cette remise en question rend les contours de ces représentations plus visibles et en accentue les contrastes en comparaison avec les nouvelles. Ce que nous soulignons ici n'est donc pas tant les grandes lignes du développement d'une nouvelle représentation sociale de la biotechnologie, que la structure du sens commun et du discours général sur la nature et la vie, une structure qui touche à nos fondements culturels.

Le discours sur la biotechnologie, et particulièrement sur le génie génétique des organismes multicellulaires, est dominé par les inquiétudes quant aux dangers. C'est comme si la Nature elle-même était menacée par les nouvelles technologies. Toutes les industries de ce secteur sont considérées comme des activités truquées, des ingérences et des bricolages de la Nature, de l'Évolution et de la Création. Ce vocabulaire exprime en lui-même une profonde méfiance vis-à-vis de la capacité des scientifiques à contrôler les conséquences possibles de leurs intrusions dans les Dons de la Nature. Au lieu d'être la somme totale des êtres animés et inanimés, on personnalise la Nature en lui attribuant une volonté, qui peut être contrariée par l'ingénierie pratiquée sur des êtres animés. En conséquence, les implications morales surgissent lorsque l'on confronte la Nature et la Vie *qua personae*.

Les méandres de la pensée animiste, qui nomme la nature « Mère Nature » et lui attribue une volonté propre, s'autorisent à exprimer des inquiétudes sur des risques futurs, qui sont incontrôlables et encore méconnus aujourd'hui. De ce point de vue, se risquer à jouer avec la nature doit entraîner des conséquences néfastes, sous des formes imprévisibles, comme peuvent l'être les réactions d'une personne effrayée : cette personne va-t-elle se résigner ou « exploser » de rage ? Cette incertitude est bien exprimée par l'affirmation récurrente d'une revanche de la nature. Il y a deux types d'arguments qui expriment cette imprévisibilité, chacune ancrée dans une vision du monde légèrement différente, bien que ces différences ne soient pas très pertinentes car ces conceptions sont toutes deux holistiques : d'un côté une version animiste et spirituelle, de l'autre, une vision plus vernaculaire de l'holisme.

La nature comme être animé

Pour la pensée spirituelle, interférer avec la vie et la nature – deux termes qui sont souvent utilisés indistinctement – va à l'encontre de notre devoir de vénération de la nature, de la vie en général, et de la vie humaine en particulier. La Nature est considérée comme une force supérieure. Aucun acteur social n'est en mesure d'évaluer les risques effectifs, puisque la vraie forme de la colère de la Nature ou des cieux contre la démesure humaine échappe fondamentalement à la connaissance. La seule manière d'éviter tout châtiment est donc de respecter les limites morales de l'ordre naturel des choses. Toute intrusion, telle que des modifications de la structure génétique d'un être vivant, doit être évitée en conservant les moyens traditionnels de transformation de l'ordre naturel.

Ceux qui utilisent ce cadre d'argumentation expriment souvent de graves inquiétudes quant aux conséquences de la démesure au sein de la création divine ou naturelle. « Que vous l'appeliez Nature ou Dieu, il est de toute manière impossible aux humains de le surpasser. » Des expressions telles que « se prendre pour Dieu » ou « toucher à la création divine » sont des remarques courantes, mais n'ont pas forcément de connotations religieuses. Cet argument exprime plutôt un vague sens moral ou une réaction viscérale.

En l'absence de tout autre moyen d'expression des valeurs morales, les arguments religieux deviennent des points de référence. On peut noter que la référence explicite aux idées religieuses est courante dans les pays catholiques alors qu'elle est presque absente dans les pays protestants.

Selon cette conception, la nature est donc une puissance qui mérite notre respect et notre vénération. Tout y est, comme dans la création divine, intentionnel ; rien n'est arbitraire. Les limites sont claires et doivent être respectées, il y a certaines choses dont il ne faut pas se mêler. Même si les plans divins ou naturels ne nous sont pas intelligibles, nous devons accepter qu'il existe peut-être un ordre supérieur. C'est pourquoi chacun devrait accepter les aléas de la Nature, pour le meilleur et pour le pire. Les êtres humains doivent vivre en harmonie avec la Nature. L'ordre naturel et divin s'avérera finalement le meilleur. Par conséquent, l'ordre naturel des êtres vivants ne doit pas être malmené par les expérimentations technologiques, au risque de s'attirer les foudres de la Nature. Il ne faut pas oser imiter Dieu, car *qui sème le vent récolte la tempête.*

Remarquons que le terme de « nature » signifie ici principalement « la nature animée », c'est-à-dire les « créatures », et particulièrement les « animaux ». La nature animée apparaît comme la forme naturelle la plus vénérable et que l'on doit absolument respecter. Comme la vie est sacrée, la création et la procréation sont des processus qui ne peuvent être conçus que dans leur forme naturelle. La procréation naturelle signifie la venue au monde de quelque chose d'unique et nouveau, c'est le « miracle de la vie » où la destinée, qu'elle soit transcendantale ou non, joue un rôle primordial pour l'individualité. Ces raisons sont le cœur du rejet de la biotechnologie, car elle a le pouvoir de créer de nouvelles créatures répondant aux désirs des hommes au lieu de laisser libre cours aux caprices de la nature, où la destinée des êtres est déterminée par le hasard ou par la « volonté de la Nature ». Ceci est particulièrement vrai pour la procréation humaine, mais également pour les plantes et les animaux (cf. Pivetti, 2005).

Selon cette conception, faire de la nature un instrument pour atteindre les objectifs humains est une activité extrêmement indésirable. Mais alors, pourquoi tailler les pommiers, élever et domestiquer des animaux à l'usage des hommes serait-il différent ? La raison pour laquelle le génie génétique reste un moyen singulièrement inacceptable de création et de procréation, contrairement aux activités d'élevage, paraît trouver son origine dans le type d'organismes impliqué. Tailler des arbres, élever des animaux, en cherchant à développer certaines caractéristiques particulières, sont pourtant des pratiques qui impliquent un échange naturel ou assisté de matériel génétique des deux sexes d'une ou de différentes espèces. C'est donc une violation du développement interne des espèces qui est imputé au génie génétique, qui introduit les gènes d'une espèce dans le génome d'une autre espèce. De plus, les activités comme l'élevage sont des processus assez lents pour permettre à la nature d'y rétablir ses lois. Un exemple souvent cité dans ce contexte est la référence à la mule : issue du mélange entre le cheval et l'âne, la mule n'est pas en mesure d'enfanter. Pour l'opinion publique, ceci est un message clair de la volonté de la nature, qui marque ainsi les limites ne devant pas être franchies.

La nature et la vie comme mécanismes complexes en équilibre

La représentation vernaculaire de la nature se fonde sur une connaissance basique des récentes découvertes scientifiques comme la théorie du Chaos, les systèmes complexes, la cybernétique et la théorie de l'équilibre. On conçoit ici la nature comme un système complexe, la vie comme un mouvement dynamique, se régulant elle-même et changeant continuellement. Selon ce point de vue, les conséquences – la « revanche de la nature » – ne peuvent être prévisibles à cause des interférences entre les différents domaines du vivant. Malgré la différence d'argumentation, cette position aboutit aux mêmes conclusions que la pensée spirituelle.

Les présupposés de cette conception sont rarement énoncés de façon élaborée ; au contraire, elle repose sur des affirmations générales concernant l'interdépendance systémique de la nature animée. La nature est un système tellement complexe qu'il nous est quasiment impossible d'anticiper les résultats de nos interventions. Le travail de la nature entraîne des processus extrêmement dépendants les uns des autres, qui sont caractérisés par l'auto-régulation, des changements continuels, et des effets rétroactifs peu prévisibles. La technologie en général, et la biotechnologie en particulier, a un fonctionnement mécanique, linéaire et grossier qui reste incapable de prendre en compte la complexité des phénomènes naturels. En appliquant ce fonctionnement mécanique aux processus naturels, nous pourrions détruire leur délicat équilibre. Bien que, même au cours de l'histoire naturelle, l'équilibre ne nous soit jamais donné, l'horizon du temps et de l'éternité permettent au moins d'en apercevoir les mécanismes d'évolution naturelle et d'adaptation, qui assurent son existence asymptotique. Aucune intervention technique n'est capable d'imiter ces processus, car la raison d'être des technologies et de l'économie repose sur l'immédiateté des résultats.

En perturbant ces processus naturels, le risque est de déclencher une série d'effets invisibles, à retardement, qui pourraient survenir dans des domaines complètement inattendus ; de plus, cela pourrait provoquer des réactions en chaîne incontrôlables. La plupart du temps, ces idées sont dominées par l'image d'effets irréversibles de domino, où le système naturel de régulation n'agirait plus. Un génome auquel a été ajouté un élément artificiel sera transmis tel quel aux générations futures sans retour en arrière possible. Des accidents irréversibles peuvent avoir des conséquences non seulement sur le contexte environnemental et viral mais également sur les applications médicales telles que les xéno-transplantations ou le clonage. Selon ce point de vue, la biotechnologie est un puissant « apprenti sorcier » qu'il faut former. Qui sait si nous serons jamais capables de faire disparaître ces effets indésirables ?

Finalement, la conception animiste de la nature et celle plus vernaculaire s'accordent sur des points essentiels, malgré les différences de vocabulaire :

a) La nature est réactive : soit elle a la capacité de réagir selon sa volonté (animiste), soit elle fonctionne selon des processus d'interactions extrêmement complexes qui peuvent « dérailler » lorsqu'on y interfère (vernaculaire).

b) La nature fait partie de l'ordre moral : créer des êtres vivants en manipulant les espèces viole leur droit à la vénération (animiste), et mélanger des espèces, sans respecter les limites naturelles, est une boîte de Pandore qui menace le droit de la nature à l'équilibre général (vernaculaire).

Alors que le point (a) exprime le désir d'harmonie avec la nature qui se fonde sur les représentations de celle-ci, le point (b) indique une donnée fondamentale du fonctionnement cognitif de la compréhension des phénomènes naturels.

Le naturel et le monstrueux

Une tradition culturelle ancienne

La démesure des réussites technologiques, telle qu'elle est reflétée par les explications générales de la nature, fait écho au mythe de l'arbre de la connaissance, goûté par Adam et Ève, à l'histoire de Prométhée, aux mythes gnostiques, au mythe du Golem, aux homoncules de Faust et, dans un genre littéraire plus récent, au monstre Frankenstein dans le roman de Shelley. L'histoire du Golem, un géant fait d'argile et mis au monde par les mots sacrés de Rabbi Löw, évoque les dangers qui émanent d'une création impropre, comme celle du Faust par Marlow et Goethe. Ces histoires illustrent l'imprévisibilité des créatures artificielles qui agissent selon leur propre logique.

Les légendes de monstres et de monstruosités peuplent notre Histoire depuis les anciens Grecs et même au-delà. C'est un des thèmes récurrents des mythes que de traiter des agissements inappropriés des hommes vis-à-vis d'une nature ou de Cieux qui ne pardonnent pas. Ils ont tous en commun d'avoir été créés selon le désir des hommes, et faits de matériel inadéquat.

Le monstre Frankenstein a été fait de parties éparses de corps humain, de même que les hybrides génétiques modernes combinent les informations génétiques de différentes espèces biologiques dans leur génome. Que les chimères génétiques montrent ou non des traces phénotypiques de leurs génotypes transformés, dans l'imaginaire populaire, ce sont toujours des animaux monstrueux.

C'est au XVIe siècle que l'esprit scientifique a commencé à se distinguer des interprétations populaires des êtres étranges, en offrant une explication rationnelle de ce qui était auparavant nommé monstre, comme les naissances monstrueuses (Daston & Park, 2001). Malgré tout, les conceptions communes sont restées les mêmes jusqu'à aujourd'hui. Le discours médiatique, en plus des oppositions bénéfices/risques et nature/culture (Castro & Gomes, 2005), est caractérisé par des moyens plus ou moins subtils d'utiliser le thème de la monstruosité dans le contexte précis des organismes génétiquement modifiés.

Comment parler de monstruosité ?

Les façons de traiter, de décrire la monstruosité et la menace que représentent les organismes génétiquement modifiés dans la presse sont multiples. La méthode la plus évidente pour décrire la monstruosité peut en effet être comparée à l'idée classique des chimères, c'est-à-dire d'étranges animaux dont le corps est un mélange de différentes espèces. Un exemple frappant de cette image est la soi-disant « souris-oreille » : une souris possédant une oreille humaine sur le dos. Cette image brouille, en effet, instantanément les limites entre l'homme et la souris.

La plupart du temps, les modifications génétiques restent pourtant invisibles ou difficiles à repérer dans le phénotype. C'est pourquoi les médias ont recours à d'autres méthodes pour faire apparaître cette monstruosité invisible. Une de ces méthodes est de montrer la monstruosité au cœur de son absence apparente. La manière la plus courante d'illustrer l'aspect monstrueux de la biotechnologie est de décrire des cas où la biotechnologie semble être absente : photographies de vendeurs souriants face à des étals de produits biologiques et d'innocents enfants dégustant, par exemple, un épi de maïs. Le contexte – des articles sur la biotechnologie et les nouveaux développements de ce secteur – dans lequel sont présentées ces images, montre, malgré l'apparence saine des fruits et des légumes, qu'un danger invisible rôde. Plus les acteurs paraissent confiants, heureux et complaisants, plus devient manifeste le danger diffus de l'inconnu : la monstruosité reste sous-entendue.

Lorsqu'il s'agit de nourriture en particulier, l'idée qui prédomine est celle de la contagion ; intégrer la monstruosité mène à une monstruosité qui naît de l'intérieur, comme par exemple, la caricature d'une femme qui, ayant mangé du maïs, donne naissance à un épi de maïs à pattes. De même les images, plus explicites, où deux exemplaires facilement identifiables d'une espèce naturelle comme la souris, le maïs, etc., sont représentés côte à côte : deux épis semblables, deux souris semblables. Généralement, la version modifiée est plus grosse, mais en photographie, la taille peut seulement être évaluée par comparaison avec l'original. Sans point de référence, le monstre disparaît.

Percevoir la monstruosité

Encore une fois, la rupture introduite par la présence du génie génétique dans la pensée commune et la possibilité de transgresser les limites des espèces en créant de nouveaux organismes, offre une chance unique d'observer l'acte cognitif lorsqu'il tente de donner sens aux hybrides génétiques (Wagner, Kronberger, Nagata, & Sen, 2006).

Dans une série d'expérimentations psychologiques, nous avons présenté à des participants deux animaux non modifiés, A et B, qu'il fallait évaluer selon une série d'échelles bipolaires adjectivales, telles que dangereux/inoffensif, grand/petit, laid/beau, faible/fort, passif/actif, pur/impur, etc. Puis, on demandait aux participants d'imaginer un hybride génétique de l'animal A possédant un gène de l'animal B, le donneur de gène. Enfin, les participants devaient également noter l'hybride selon les mêmes échelles d'adjectifs que pour les animaux non modifiés. En effet, utiliser les mêmes échelles d'évaluation pour les animaux hybrides et les autres permet la comparaison de la perception de chaque organisme dans un espace attributif donné. On pourrait penser tout d'abord que le mélange génétique serait noté à mi-chemin entre le gène naturel receveur et le gène animal donneur pour tous les critères : si l'animal A était perçu comme très actif, par contraste à l'animal B, l'animal A recevait un score élevé sur la dimension « activité » ; on peut alors imaginer que l'hybride génétique correspondant (le mélange génétique des animaux A et B) serait noté entre les résultats obtenus pour les animaux A et B. Si on mélange deux types d'animaux afin de produire un hybride, les caractéristiques de cet hybride devraient être perçues comme un mélange des attributs originaux. Les résultats de l'expérience nous ont appris que le jugement sur les attributs de l'hybride se situe fréquemment à mi-chemin du jugement sur les caractéristiques des gènes du donneur et du destinataire. Ce résultat n'explique malgré tout qu'une faible partie de la variance totale.

La majeure partie de la variance dans l'espace attributif donné est expliquée par un facteur qui prête aux gènes hybrides des caractéristiques telles que « dangereux », « laid », « étrange », « impur », etc. Les hybrides génétiques sont constamment considérés comme plus dangereux, plus laids, moins purs, etc. que les animaux non modifiés. La figure 1 en donne un exemple.

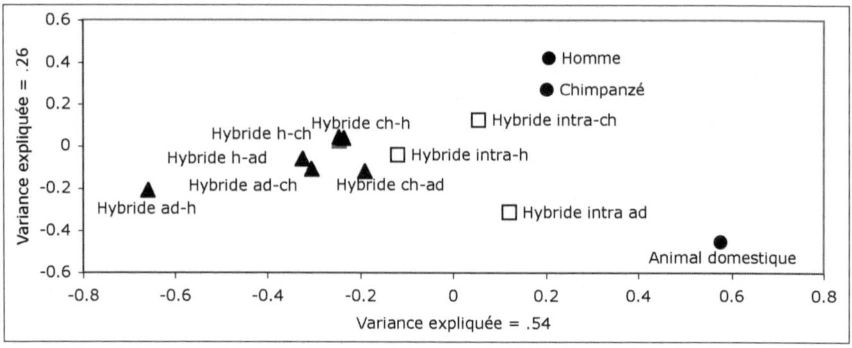

Autriche

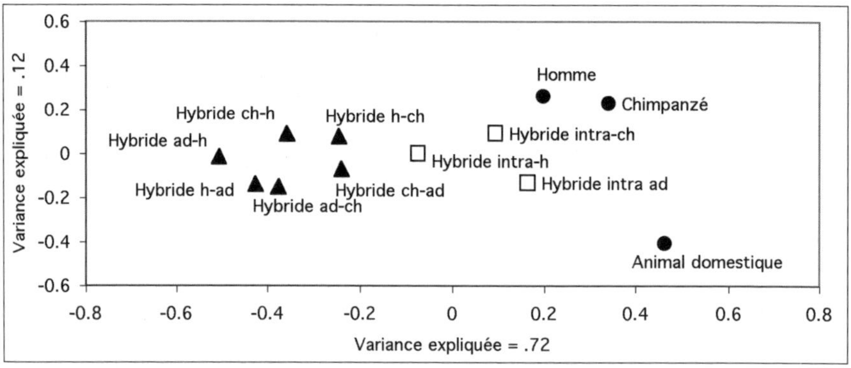

Japon

Figure 1 : représentation (axes 1-2) de l'analyse des correspondances multiples des animaux par attributs, pour des échantillons Autrichien et Japonais.
Note: h (homme), ch (chimpanzé), ad (animal domestique).

Les cercles de la figure 1 circonscrivent la position des deux animaux non modifiés, qui sont situés à droite du graphique des correspondances. Les hybrides d'une même espèce, comme par exemple, un chimpanzé doté du gène d'un autre chimpanzé, sont représentés par les carrés au centre, alors que les hybrides croisés inter-espèces sont représentés par les triangles à gauche. Les différences moyennes entre les trois classes d'animaux sont significatives (Wagner, Kronberger, Nagata, & Sen, 2006). Les résultats du tableau 1 montrent clairement que lorsque l'hybride imaginé est une combinaison génétique de différentes espèces, il est considéré comme plus monstrueux (plus dangereux, laid, étrange, impur) que les hybrides d'une même espèce, qui sont eux-mêmes considérés comme plus dangereux que les animaux non modifiés.

N'oublions pas que, dans la pensée quotidienne, les êtres vivants et les phénomènes naturels sont dotés de propriétés qu'ils ne peuvent absolument pas perdre : leur essence. Les présents résultats confirment généralement ce modèle. Plus les essences naturelles apparaissent incompatibles (comme l'appartenance à des espèces naturelles distinctes), plus l'hybride est considéré comme monstrueux.

Les résultats portant sur des participants appartenant à des contextes culturels différents font apparaître un processus cognitif sous-jacent qui jongle avec l'incertitude catégorielle et la corruption des essences, identique selon les différents contextes culturels, que ce soit l'Autriche, le Japon ou l'Inde. Nous en concluons que le processus cognitif qui sous-tend la perception de la monstruosité, ou de la corruption des essences animales, est un processus plus universel que nous ne le pensions au premier abord.

L'Appropriation Symbolique Collective d'une nouvelle conception de la nature

L'impact de la biotechnologie sur nos sociétés met à nu notre perception de la nature. Les processus d'Appropriation Collective de cette technologie, liés à l'effort de reconquête de l'ordre symbolique des phénomènes naturels qui mutent – ou qui menacent de muter – de façon fondamentale pendant notre durée de vie, nous fournissent une projection idéale des représentations établies de la nature et de la vie. Les représentations communes et traditionnelles de la nature sont fondamentalement caractérisées par la stabilité. La nature est ce qui est stable et ce qui perdure à travers les générations. Au cœur de cette conception se trouve l'idée de la vie comme phénomène naturel par excellence. La vie, constituée d'interdépendances finement ajustées entre les différentes espèces et de puissants mécanismes de création et de génération, produit pourtant de nouveaux individus et de nouvelles espèces qui nous ont toujours surpris par leur diversité. Sans une telle diversité, les mots d'identité et d'individualité n'auraient pas de sens. L'aspect crucial, dans ce contexte, est qu'un processus apparemment aléatoire puisse générer à la fois la multiplicité et l'individualité : il fonctionne sans intention, même si ses effets paraissent intentionnels, et sans but, bien que ses conséquences semblent vouloir atteindre un but. Il ne fait donc aucun doute que l'imprévisibilité intrinsèque de la nature et son fonctionnement non mécanique rendent la représentation animiste de la nature plausible.

Comment donc pourrions-nous comprendre ce fonctionnement qui semble orienté vers un but et qui pourtant manque d'un moi intentionnel ? Que le cœur de la nature soit pour les animistes Dieu ou Mère Nature est un problème secondaire. Les personnes ayant un esprit plus scientifique parmi les Européens que nous avons interrogés ont expliqué l'imprévisibilité de la nature en utilisant le vocabulaire actuel des scientifiques, faisant appel aux processus chaotiques et à la théorie de la complexité, qui sont, dans le langage courant, des équivalents de « Dieu » ou de « Mère Nature » et servent le même but.

La stabilité que nous avons tendance à projeter sur la vie et la nature cohabite avec l'idée du désastre et de l'instabilité provoquée par l'intervention des hommes. L'idée d'une homéostasie naturelle, que chérissent nos participants, reflète l'idéalisation de la nature : tout ce qui peut fonctionner dans la nature reviendra toujours à l'état d'équilibre, si seulement on la laisse faire. La technologie humaine, qui cherche à intervenir dans les processus vitaux, s'expose à la revanche de Mère Nature, ou pour utiliser un vocabulaire contemporain, pourrait provoquer une déstabilisation irrémédiable des conditions naturelles par l'action d'effets rétroactifs.

Attribuer une caractéristique monstrueuse à certains objets est une façon assez universelle de faire face à une crise des catégories. Des temps anciens à nos jours, les monstres ont changé de message et de fonction. La monstruosité était alors liée aux naissances mal formées, humaines ou animales, et à d'autres phénomènes inexplicables. À l'origine, ces phénomènes étaient des signes divins qui devaient être déchiffrés par les prêtres. De nombreux jumeaux et des naissances monstrueuses étaient signalés et leur description fantastique attirait l'attention d'une grande partie du public. De tels événements inspiraient l'horreur, non pas à cause de leur étrangeté intrinsèque, mais par leurs causes supposées que sont les péchés et la colère divine. En tant que tels, ils renvoient à une culpabilité collective plus qu'individuelle, punie par un châtiment imminent. Ces signes étaient considérés comme des ruptures de l'ordre physique qui reflètent celles de l'ordre moral (Daston & Park, 2001).

L'histoire des mentalités montre que même l'Esprit des Lumières ne s'est pas libéré de la charge affective des monstres, comme nous pouvons le voir par nos expérimentations actuelles en psychologie. La différence essentielle d'interprétation entre hier et aujourd'hui réside dans l'origine supposée des monstres. Alors que Leibniz et Locke évoquaient les monstres pour mettre en doute l'existence même des phénomènes naturels, Darwin découvre que les mécanismes naturels qui mènent à la transformation des espèces dans l'histoire de l'évolution sont absolument accidentels (Daston & Park, 2001). Aujourd'hui les humains ont le pouvoir de créer sous les auspices de la science. Cette évolution est si récente que la plupart de nos contemporains n'ont même pas eu le temps d'en tirer les conclusions cognitives élémentaires. La stratégie généralement utilisée dans une telle situation est de revenir aux classifications traditionnelles de l'inclassable.

Cette stratégie de recul quant à la perception de la monstruosité devient nécessaire lorsque les interprétations traditionnelles et familières du monde échouent et que la distinction entre l'ordre et le désordre est mise en cause. En effet, appréhender la monstruosité est un problème épistémologique qui annonce une crise imminente des catégories (Cohen, 1996). À l'ère de la biotechnologie, c'est l'idée d'essences naturellement incompatibles qui, mélangées, intégrées dans le génome, créent des monstres. Les monstres naissent là où le système établi des catégories de la nature, ainsi que les différences effectives entre les espèces, est mis en cause.

Selon les conceptions populaires, la biotechnologie n'est pas comparable aux anciennes technologies. Celles-ci traitaient généralement de nature inanimée comme le noyau atomique ou d'autres phénomènes physiques. Quant à celles qui visaient les êtres vivants comme l'élevage des animaux ou les croisements de plantes, elles ne touchaient pas, par leurs manipulations, à « l'essence même » de la vie, c'est-à-dire au code génétique. Seul le génie génétique a le pouvoir de réinventer le cœur même de la nature.

Devant ces récentes évolutions, l'idée du naturel et de l'artificiel doit être complètement remaniée. Alors que les manipulations physiques de substances naturelles ne peuvent corrompre significativement l'essence, la manipulation chimique, elle, peut la corrompre quelque peu (Rozin, 2005). Mais c'est surtout la manipulation génétique qui peut corrompre la nature d'un être vivant en en faisant un monstre. Cependant, selon les résultats de notre recherche, ce n'est pas le *procédé* d'introduction de gènes étrangers dans un organisme qui met en danger sa nature, mais bien la transgression des catégories naturelles en mélangeant des « essences » incompatibles.

De nos jours, nous sommes face à une nouvelle conception du monde, dans laquelle l'ordre naturel est remis en question. Comme les altérations génétiques sont invisibles pour l'homme de la rue, l'apparence habituelle des organismes génétiquement modifiés n'est pas un indicateur pertinent de « naturalité ». Comme exemple d'entités naturelles dont les phénotypes sont à peine modifiés par rapport aux organismes normaux, on peut citer le soja « Round-up Ready », le maïs Bt, et les vaches modifiées pour produire de l'insuline. Au lieu d'identifier un monstre par son apparence, la monstruosité doit être jugée d'après l'invisible ré-élaboration génétique des organismes. Ce qui ressemble à un innocent mouton ou à une vache, peut très bien être le clone d'un organisme génétiquement modifié, producteur de substances pharmaceutiques au profit d'une industrie quelconque.

Conclusions

Il y a deux conclusions sur lesquelles nous voudrions maintenant insister. Premièrement, nous pensons que ces périodes de conflit annoncent la naissance d'une représentation sociale nouvelle – et donc plus aiguë. Pour le chercheur, ces périodes de débats sont plus constructives pour la mise à jour des structures *préexistantes* de représentations mises en cause, que pour tenter d'imaginer ce que sera la nouvelle représentation à long terme.

Deuxièmement, nous affirmons que l'histoire culturelle occidentale de la monstruosité est l'expression locale d'un processus cognitif universel qui traite de la violation des espèces naturelles. Ce processus d'identification des monstres est mis au jour chaque fois que les structures générales de notre conception du monde naturel sont mises en cause et que nous sommes confrontés à des formes de vie inconnues jusqu'alors, qu'il s'agisse de naissances d'êtres mal formés ou d'animaux génétiquement modifiés. Ce sont des *réactions* de *confusion,* qui évoluent entre peur et fascination, et un certain jugement moral.

Les paragraphes précédents ont peut-être donné la fausse impression que le sens commun et la pensée quotidienne étaient profondément irrationnels et superstitieux. Loin de là. Il n'est probablement pas nécessaire de rappeler au lecteur que la vie de tous les jours repose sur des critères d'efficacité très différents de ceux utilisés dans le domaine scientifique. La vie quotidienne est fondamentalement orientée vers la vie *sociale* et le maintien du statut de l'individu au sein de son groupe social. Les premiers moyens d'y parvenir sont la communication, la participation aux conversations locales et l'accès aux médias. Tous les systèmes de croyances sont donc orientés vers leur fonction de communication qui peut être remplie par l'usage des représentations sociales et de l'imagination créative et en l'absence de tout besoin de justification par le savoir scientifique (cf. Rouquette, 1994; Wagner & Hayes, 2005). C'est aussi le rôle que les conceptions de la nature, et notamment des monstres, remplissent dans la vie quotidienne.

Christèle Fraïsse, Christine Bonardi, Stéphane Laurens,
Estelle Masson, Birgitta Orfali, Isobel Stewart et Jean Viaud

REPRÉSENTATIONS SOCIALES DES RISQUES ET RAPPORT À LA NATURE : LE CAS DE LA MALADIE DE LA VACHE FOLLE

L'ESB (Encéphalopathie spongiforme bovine) est essentiellement connue sous l'expression « maladie de la vache folle », qui révèle bien la puissance de l'impact des images véhiculées par les médias à propos de cette maladie et, en parallèle, le danger qu'elle a pu représenter. En effet, la première crise de la vache folle, en mars 1996, avec l'annonce d'une transmissibilité de l'ESB à l'homme, rappelait aux consommateurs que le danger pouvait se trouver dans leur assiette et faisait ressurgir la dimension fondamentalement incertaine de la vie, impliquant une prise de risques quotidienne. C'est sous cet éclairage des risques que nous avons choisi d'aborder la maladie de la vache folle et que nous présentons les fruits d'un travail de recherche collectif [1]. Celui-ci vise à étudier diverses facettes d'un phénomène social afin de rendre compte *a posteriori* de la façon dont les différents acteurs impliqués ont appréhendé et se sont approprié la maladie de la vache folle, et ont ainsi fait face aux risques. L'origine du risque concernant l'ESB se trouve dans les pratiques de l'industrie agro-alimentaire. D'abord, des bovins – essentiellement des troupeaux de vaches laitières – ont été nourris avec des farines d'origine animale apportant un supplément de protéines. Ensuite, principalement pour des raisons économiques, les modes de décontamination de ces mêmes farines ont été modifiés par abaissement de la température de cuisson, rendant alors possible la contamination des bovins (Deslys & Picot, 2001). En décidant de les nourrir avec des

1. Cette recherche collective a débuté avec les Deuxièmes Journées d'Études en Psychologie sociale de Brest en juin 2003. Afin d'éviter d'alourdir le texte, les détails de réalisation de chacune des recherches ne sont pas donnés. Nous renvoyons le lecteur intéressé à l'ouvrage collectif présentant la totalité de ces travaux, dirigé par Fraïssé (2006).

farines d'origine animale, les professionnels de l'industrie agro-alimentaire ont transformé des animaux herbivores en carnivores, voire en « cannibales » car se nourrissant de leur propre espèce. La plupart des consommateurs n'en ont pris connaissance qu'à l'occasion de la crise de la vache folle. De la sorte ce qui constituait pour une certaine catégorie d'individus, une pratique professionnelle visant à améliorer l'apport protéïnique dans la nourriture de certains animaux, sera considéré par d'autres comme une transgression des lois de la nature; transgression qui pourra être désignée comme à l'origine du risque encouru par l'homme. L'étude des représentations de la maladie de la vache folle s'inscrit donc dans ce contexte de risques agro-alimentaires et environnementaux spécifiques liés aux rapports que l'homme entretient avec la nature et à la façon dont il agit sur son environnement. La problématique des risques est examinée ici à partir d'une approche théorique commune constituée par la théorie des représentations sociales élaborée par Moscovici (1976), s'opposant de la sorte à une approche des risques se centrant sur leur perception sociale uniquement. Aborder un risque environnemental au travers des représentations sociales permet de mettre l'accent sur sa dimension de reconstruction par les individus à partir de matériaux préexistants, comme la façon dont ils pensent leur rapport à la nature. Ainsi, il est possible de restituer aux individus les significations qu'ils portent ou apportent aux situations « à risque » qu'ils rencontrent, et ce dans un environnement actuellement sur-médiatisé ; les sources d'informations sont multiples, presse écrite de toute orientation (aussi bien généraliste qu'issue de minorités), presse radiophonique, toute émission audiovisuelle (journaux d'informations autant qu'émissions grand public), internet, ouvrages de vulgarisation…

Vers une représentation des risques

Traiter des risques est une façon d'appréhender le quotidien relativement récente, post-industrielle, et provenant, en partie, de l'individualisation de la société (Peretti-Wattel, 2003; Le Breton, 2002; Hyard, 2000). En effet, dans les sociétés préindustrielles, il était d'usage de considérer plutôt les dangers encourus par les uns ou les autres. Cette conception renvoyait à des individus confrontés à des puissances supérieures contre lesquelles il était possible de se prémunir par diverses actions mais qui, en dernier recours, étaient considérées comme responsables. Une cause unique et divine en quelque sorte. Avec l'avènement d'une société où les individus ont été considérés comme plus autonomes et plus responsables de leur propre histoire, et où une vision laïque a apporté la multiplicité potentielle des causes à l'origine d'un événement, la notion de risque est apparue. De cette façon de concevoir la vie quotidienne où de nombreuses voies sont offertes aux individus, l'incertitude s'est vue conférer un statut essentiel, impliquant alors la nécessité du choix, de la prise de décision parmi toutes les possibilités. Le risque est alors intimement lié à la prise de décision car prendre une décision revient indubitablement à prendre un risque. Plus encore, « le risque est une décision » (Hyard, 2000, p. 187). La relation de tout individu à l'environnement, à la nature est fondamentalement incertaine, mais dans nos sociétés industrielles où de nombreux problèmes environnementaux sont repérés, plus ou moins liés à l'intervention humaine et aux progrès technologiques, cette incertitude et les risques inhérents semblent s'être accrus. Le sérieux de ces problèmes, les conséquences néfastes qu'ils peuvent ou non entraîner et les stratégies à mettre en œuvre pour y faire face sont très incertains, voire indécidables, pour la plupart des individus. L'évaluation des risques et des stratégies adéquates est alors laissée à la responsabilité de quelques spécialistes qui prendront les décisions en place des citoyens (Steg & Sievers, 2000). Les incertitudes étant réduites, leur rapport à l'environnement et à la nature se trouve stabilisé.

Dans cette perspective, inévitablement, mesurer les risques est devenu une nécessité et a conduit à l'apparition de la notion de risque zéro qui s'est transformé en priorité autant qu'en leitmotiv. Cette option a longtemps prévalu, et reste encore actuellement une approche coutumière des situations à risque. Toutefois, face aux impasses du calcul des risques, liées au fait qu'il ne peut exister de situation où le risque est totalement nul, le passage progressif du risque zéro au principe de précaution s'est révélé inévitable.

Par là, l'étude des risques peut suivre deux voies. La première revient à se centrer sur la perception sociale. Ainsi, est visée la compréhension des prises individuelles de risque afin de rendre possible la mise en œuvre d'une gestion collective de ces risques. Utiliser le terme de perception implique qu'il existe un risque objectif, c'est-à-dire un risque défini comme quelque chose de concret et tangible, de mesurable et quantifiable, et ce principalement par des experts. Envisager que cette perception est sociale revient à considérer un risque perçu par l'individu, autrement nommé « risque subjectif », comme le reflet du risque objectif. Cette approche propose donc de comparer le risque « subjectif » perçu par les individus profanes, au risque « réel » objectif mesuré par des experts, repérant par les écarts les déformations de la perception des individus. Ce faisant, l'irrationalité de ces derniers est mise en exergue afin d'être combattue. Cette approche du risque qui conduit à penser une hiérarchie entre les formes de pensée où la pensée de l'expert, supérieure à celle du citoyen profane, constitue l'étalon de mesure, est plutôt réductrice. Toutefois, elle s'inscrit bien dans la continuité d'une conception visant à quantifier le risque afin de l'éradiquer et est tout à fait en accord avec les campagnes d'information et d'éducation des citoyens mises en œuvre à l'issue de la découverte d'un risque « objectif », d'un risque « expertisé », par exemple avec les campagnes d'information sur le sida ou plus récemment celles concernant la grippe aviaire.

Une autre voie s'oriente vers l'idée que le risque est une reconstruction de l'individu, étudié à partir de la théorie des représentations sociales (Moscovici, 1976 ; Doise, 1990 ; Abric, 1994b). Cette théorie, parce qu'elle avance que les individus s'approprient la réalité au travers de l'articulation de leurs inscriptions individuelles et collectives, donne la possibilité d'envisager que tout risque est perçu et reconstruit par des individus en fonction de leurs différentes inscriptions sociales. Les significations portées par ce risque reconstruit, représenté, vont alors varier selon les groupes repérables dans une situation particulière. Ainsi, la théorie des représentations sociales met au jour les logiques spécifiques inhérentes aux opinions et aux comportements produits par les individus et permet d'échapper à la distinction stricte entre un risque « objectif » repérable et réel, et un risque provenant de l'imaginaire des individus, c'est-à-dire irrationnel. Ce faisant, la hiérarchie entre la pensée de l'expert et celle du citoyen n'est plus de mise (cf. Morin, chapitre 14). Car l'objectif n'est plus le repérage des bonnes ou des mauvaises perceptions des individus mais plutôt celui d'une logique intrinsèque et propre à la représentation du risque élaborée par un groupe, relativement à un ou plusieurs autres groupes dans une société donnée, ainsi que les fonctions assurées par cette représentation.

Plusieurs fonctions ont été attribuées aux représentations sociales (Moscovici, 1976 ; Jodelet, 1984 ; Abric, 1994b). D'abord, elles orientent les conduites des individus à partir des significations qu'elles portent et par là viennent justifier ces mêmes conduites. Elles recouvrent également une fonction identitaire. La représentation étant élaborée au sein d'un groupe, elle lui rappelle ou renforce son identité, et participe à maintenir la distance avec les autres groupes voire à sauvegarder le système des hiérarchies entre les groupes. La représentation des risques encourus contribue donc à la conservation ou au renforcement des rapports intergroupes. Enfin, la fonction de domestication de l'étrange, qui fut la première à avoir été mise en évidence par Moscovici (1976), constitue la fonction fondamentale des représentations. Elle rend familiers les concepts nouveaux qui apparaissent dans l'environnement, en les intégrant aux catégories de pensée préexistantes. Autrement dit, la représentation sociale apprivoise l'étrange, et de la sorte apprivoise le risque, car elle permet de penser l'incertain, de penser l'impensable. L'élaboration d'une représentation sociale de l'ESB comme moyen de faire face au risque est donc la première piste que nos travaux ont suivie.

Par ailleurs, le passage théorique d'une perception à une représentation du risque restitue toute sa richesse, sa complexité et son sens au risque « imaginaire » et « irrationnel » du profane et le place à égalité avec le risque réel calculé par l'expert. L'irrationalité du risque perçu par le profane est abandonnée au profit de la représentation du risque qu'il a élaborée. C'est la deuxième piste que nous avons explorée.

Apprivoiser un risque

Représentation de la maladie de la vache folle

L'annonce, en mars 1996, de la possible transmission à l'homme de l'ESB, révéla au grand public l'existence d'un risque sanitaire dont l'ampleur et les répercussions étaient difficilement évaluables en l'état des connaissances. Scientifiques, politiques et industriels de l'agro-alimentaire, aucun ne pouvait affirmer de ligne de conduite tant les données, scientifiques notamment, manquaient. Un contexte de forte incertitude, donc, venant fragiliser notre rapport à l'environnement. L'élaboration de représentations de l'ESB ou plutôt de la maladie de la vache folle, allait permettre à chacun de faire face aux risques liés à cet événement. De la sorte, ceux-ci pouvaient être circonscrits et collectivement gérés.

D'abord, depuis les premiers cas de vaches malades et, ensuite, dès lors que l'annonce en 1996 fut faite, les dénominations utilisées pour décrire le phénomène ont été nombreuses et particulièrement variées. Des noms aussi différents que prion, protéine prion, pathologique, anormale, agent transmissible non conventionnel ou ATNC ont été proposés pour qualifier l'agent présumé responsable, d'autres noms sont aussi apparus pour désigner les maladies qu'il produisait chez l'homme. La dénomination de « vache folle » semble avoir échappé à cette abondance du savoir et réussi une synthèse là où il n'y avait que diversité et complexité. C'est, en effet, sous cette seule dénomination de vache folle, emblème de tout ce qui s'y rapporte et, pour nous, indicateur certain de sa représentation, que l'ESB a rencontré le public.

Par ailleurs, cet événement qui au premier abord peut être défini comme extraordinaire au sens d'inhabituel et incompréhensible, s'est inscrit dans le temps. Un temps nécessaire à la mise en place de diverses procédures visant à endiguer l'épizootie, et nécessaire aux recherches scientifiques visant à mieux comprendre ce phénomène. Finalement, la maladie de la vache folle est toujours présente dans les esprits comme un risque potentiel même si pratiquement résorbé. Cette inscription dans la durée d'un événement participe à l'élaboration de représentations sociales qui en contribuant à produire un « amoindrissement » du risque, viennent raffermir les relations à l'environnement.

Une recherche réalisée en 2003 avec des étudiants de 18 à 24 ans, répartis par affinités dans des groupes de discussion, autrement nommés *focus groups*, montre qu'ils racontent tous une même histoire (Orfali, 2006). Celle-ci décrit une maladie importée d'Angleterre, dans laquelle interviennent, à titre principal, les farines animales et pour laquelle le rapport au temps reste flou, concernant notamment le temps d'incubation de la maladie. Les explications sur la contamination et les indications sur la propagation de la maladie dans le corps requises par les sujets pour tenter de comprendre le nonfamilier, permettent d'en exorciser en quelque sorte l'étrangeté. Cette histoire, par le consensus qu'elle propose, offre la possibilité de réinsérer de l'ordre dans le désordre provoqué par l'apparition de la maladie de la vache folle. Le risque reconstruit grâce à l'élaboration de cette représentation devient familier et pensable, amenant les individus à un répertoire de conduites possibles en fonction de leurs appartenances.

Dans l'environnement médiatique qui est le nôtre, les forums Internet constituent autant des sources de diffusion de positions que des sources d'informations, laissant apparaître les représentations véhiculées par les participants. Ainsi, l'analyse automatisée du contenu de divers forums Internet traitant de la maladie de la vache folle, donne à voir ces différentes élaborations selon les objectifs affichés de ces forums (Bonardi, 2006). Parmi les trois orientations qui ont été retenues et qui correspondent à des appartenances variées, l'une regroupe des personnes sensibles à l'option végétarienne ou appliquant ses principes. La représentation de la maladie de la vache folle qui émane de leurs discours repose sur les choix faits en matière d'alimentation, qui conduisent à prendre de la distance voire à dénigrer les pratiques de consommation de viande. Ainsi, dans cette représentation la viande est connotée négativement : on lui dénie toutes les vertus nutritives qui lui sont d'ordinaire associées, au profit de sa valeur sociale. Elle est habitude culturelle plutôt que nécessité biologique d'entretien du corps humain, et dépréciée pour un tel usage. En revanche, cette représentation se centre sur la « vache » connotée positivement : représentant la maternité, elle est associée, par le lait qu'elle produit, à la vie, l'enfance et la croissance. Ainsi, alors que la vache est surhumanisée, l'homme est caractérisé par son inhumanité quant au mode d'exploitation de la vache et, plus largement, de la nature. Cette représentation de la maladie de la vache folle se fonde clairement sur une opposition vache/viande qui rappelle la distinction entre la vie et la mort et vient renforcer les tenants de ces discours dans leurs positions d'une part, de rejet de consommation de viande et, d'autre part, de mise à l'index des pratiques ordinaires d'intervention sur la nature et les animaux.

Les représentations de la maladie de la vache folle, repérables dans les diverses orientations des forums Internet analysés, correspondent à des façons différentes d'aborder les crises et de faire face au risque environnemental. Chacune pointe des responsables – industriels, politiques, scientifiques ou consommateurs –, et des victimes – consommateurs encore, éleveurs, nature, animaux et plus précisément les vaches –, ainsi que des modes de vivre la crise, des modes de consommer ou non la viande bovine en lien avec des pratiques alimentaires antérieures. Car, au-delà de l'élaboration de représentations des risques encourus par tous, ce qui est remarquable ce sont les matériaux requis pour ces constructions ; ils sont préexistants ; ils constituent des *thêmata* pour certains (Moscovici & Vignaux, 1994), des éléments de la mémoire collective pour d'autres.

Thêmata, *mémoire collective et représentation sociale*

Ces formes de pensée préexistantes, venant donner sens à ce qui est vécu, apportent les moyens d'une part, de repérer ce qui, dans l'environnement, constitue un risque ou ce qui n'en constitue pas, et, d'autre part, de gérer ce risque. Les représentations de la maladie de la vache folle présentées plus haut se fondent sur des systèmes d'opposition, des *thêmata*, tels que nature/culture ou encore vie/mort, institués par l'opposition viande/animal ou vache/viande selon les discours étudiés. Ces oppositions sont combinées pour correspondre à une vision explicative de la crise traversée et des risques rencontrés. Par exemple, la pensée et les discours « végétariens » semblent fonctionner sur la base de trois systèmes d'oppositions : à l'humanité et la maternité de la vache répondent la cruauté et la barbarie de l'homme ; au mangeable, les végétaux comestibles et naturels, sont confrontés l'immangeable, les steaks, hamburgers et autres morceaux de viande non indispensables ; au cycle de la nature et à ses bienfaits font écho les pratiques interventionnistes et destructrices de l'homme. Il apparaît là une façon de concevoir le rapport à la nature qui vient médiatiser l'appréhension de la maladie de la vache folle. La nature semble conçue comme un tout fonctionnant de façon homéostatique dans lequel l'homme ne constitue qu'un élément ; conception qui se rapproche d'une certaine manière de l'hypothèse Gaïa (Lovelock, 1990). Cette image de la nature « dépeinte comme une force douée d'intention » (Wagner & Kronberger, 2002, p. 89) est développée de manière approfondie par Wagner & Kronberger (chapitre 15), en tant qu'à l'origine des représentations concernant les bio-technologies. La représentation de la maladie de la vache folle se construit sur cette conception, et met ainsi en exergue un homme qui modifie son rapport à la nature en intervenant et modifiant ses lois, par exemple lorsqu'il transforme des herbivores en carnivores.

Les appels au passé, et plus généralement à des éléments familiers sont également présents, de manière peut-être plus inattendue, dans d'autres types de discours. Ainsi, une analyse des ouvrages de vulgarisation publiés entre 1992 et 2002 sur la « vache folle » et qui ont été écrits par des scientifiques a été réalisée (Viaud, 2006). Les auteurs pour faire comprendre ce qu'est l'ESB mobilisent les ressources de la vache folle. En d'autres termes, ils font appel à des figures des discours comme les métaphores, les formules – la recherche du bon mot et du jeu de mots – ou les proverbes pour figurer et matérialiser les connaissances scientifiques. Ainsi, plutôt que de parler d'une chaîne d'acides aminés, les auteurs préfèrent la qualifier de « fouet de dompteur », les erreurs de copie de l'ADN deviennent des « fautes de frappe », etc. De la sorte, ces concepts en devenant ordinaires, en ressortissant au quotidien, permettent de se familiariser avec les risques liés à l'ESB. Mais la familiarisation avec l'étrange ne se limite pas à ces seules figures du discours. Ainsi, certains auteurs développentils des raisonnements analogiques complexes qui servent en quelque sorte de trame à leur discours. Par exemple, Cassuto (1999) construit son exposé sur la vache folle en la rapportant à une catégorie déjà existante, celle du sida, qui sert alors de lieu commun à partir duquel tout devient compréhensible. La signification de cette analogie est annoncée par l'auteur dès le début de son ouvrage. Ce que le prion est à la vache, le sida l'est à l'homme, en d'autres termes, une épidémie et non une épizootie, et partant les traits de l'une peuvent être rapportés à l'autre. Ce qui est à comprendre, revient à le situer par rapport à ce qui a déjà été compris par le passé et dont Cassuto est, par ailleurs, un spécialiste, le sida. L'analogie a pour fonction de permettre une compréhension presque immédiate du risque environnemental en rapportant l'inconnu au déjà connu, en utilisant une représentation comme organisateur d'une autre représentation. Certains événements anciens servent en quelque sorte de matrice pour rendre compte de l'étrange et permettent d'appréhender et de mettre de l'ordre dans la réalité à expliquer.

Le raisonnement analogique utilisé par l'auteur produit également un autre effet, celui de permettre le confinement de la peur. En effet, en rapportant un élément inconnu à quelque chose de déjà connu, sa maîtrise est assurée, comme l'avait proposé Moscovici (1976). Finalement, peu importe que l'analogie vaille ou ne vaille pas, ce sont ses effets qui sont attendus : celui de substituer à l'incompréhension la clarté de l'explication, et l'apaisement là où régnait l'inquiétude. De manière plus générale, ces auteurs, tout en se réclamant de la science, comme en témoignent les mentions de leurs titres et fonctions, bâtissent des sortes de fictions vraies, transposant les faits scientifiques dans l'ordre du vraisemblable. Ainsi, la mémoire collective, au travers de l'utilisation des références au passé, de figures de discours ayant cours dans d'autres champs que celui de la science, apparaissent comme autant de modalités permettant l'élaboration de représentations des risques.

Une autre façon de penser le risque environnemental

Les réactions des individus au moment des périodes de crise de la vache folle, mesurées à l'aune d'indicateurs économiques (variation des volumes de consommation, fluctuations des cours financiers des produits incriminés), ont été qualifiées d'irrationnelles ou de psychose collective tant la consommation de viande bovine a chuté brutalement et significativement. Le mode usuel de réponse à ces mouvements collectifs est la campagne d'informations, conformément à une approche des risques en termes de perception sociale. Les individus sont alors pensés comme des êtres rationnels supposés calculer les risques à partir des informations qui leur sont fournies, et tout individu ne se conformant pas à ce modèle est stigmatisé comme irrationnel. Cette approche postule que seules les informations que ces campagnes diffusent, sont médiatisées. Or ce n'est généralement pas le cas, un flot incessant d'informations circulant dès lors qu'un événement apparaît comme pertinent pour les médias. C'est alors plutôt la façon dont les individus perçoivent, sélectionnent et reconstruisent ces multiples informations, qui semble pertinente pour aborder leurs modes de réaction aux risques. Il s'agit bien d'une autre façon de concevoir les réactions des individus qui est envisagée à partir des reconstructions du réel sous forme de représentations. L'irrationalité laisse alors la place à d'autres formes de penser le monde, la nature et les risques. Dans le même sens, la diminution ou l'abstention totale de viande bovine trouvent d'autres explications que celles liées à une peur disproportionnée, telle par exemple l'émergence d'un mouvement de contestation et de réprobation d'une certaine forme d'exploitation animale.

Risques et irrationalité des individus : une pensée magique

Des explications distinctes de celles obtenues par la science, sont offertes par une autre forme de pensée, la pensée magique (Fischler, 1990, 1994 ; Mauss, 1902/1950 ; Moscovici, 1992 ; Rozin, 1994) qui répond à des besoins et des désirs que la science ne peut satisfaire. Selon Frazer (1911/1981) deux lois constituent les principes de base de la magie sympathique fondant la pensée magique : la loi de similitude selon laquelle le semblable produit le semblable et la loi de contagion qui énonce que deux choses ayant été en contact à un moment donné garderont toujours un lien entre elles. Dès lors, tout phénomène affectant l'un des éléments, affectera aussi l'autre. Ainsi, suite à l'apparition de l'ESB et selon la loi de contagion, il est possible de penser que la viande de bœuf va être considérée comme contaminée et conservera cette représentation d'un aliment risqué, malgré les mesures prises pour assurer son innocuité alimentaire. La viande anglaise fut à l'origine de l'épizootie, et se trouva la première à se voir étiquetée comme « dangereuse » ou « empoisonnée ». De la sorte, il est possible de postuler que pour les consommateurs français, la viande de bœuf anglaise va être considérée comme étant plus liée à la maladie de la vache folle que la viande de bœuf française. Le fait que cette étiquette perdure indiquerait le maintien du sentiment d'une transgression de plusieurs lois de la nature – ne pas transformer un herbivore en carnivore, ne pas se nourrir de sa propre chair – rappelant les rapports spécifiques que l'homme entretient avec son environnement et l'idée que la nature prendra un jour sa revanche (cf. Wagner & Kronberger, chapitre 15). L'hypothèse d'une viande de bœuf anglaise toujours envisagée comme risquée pourrait également être fondée sur les efforts de labellisation des entreprises bouchères françaises et de l'État français. Ces mesures, visant à certifier la provenance et la qualité de la viande française, et ainsi à restaurer la confiance des consommateurs, auraient pu aider à neutraliser son étiquette de « poison », et ce contrairement à la viande bovine anglaise.

Une recherche réalisée en 2002 auprès d'étudiants de sociologie (Stewart & Fraïssé, 2006) montre que les individus reconnaissent plus de relations entre la viande de bœuf anglaise et la maladie de la vache folle qu'entre la viande de bœuf française et la maladie de la vache folle. Ils considèrent par exemple que cette maladie provient plus de la viande de bœuf anglaise que de la française ce qui est conforme à la médiatisation des événements. De plus, pour une majorité, c'est la viande de bœuf anglaise qui constitue un exemple de la maladie de la vache folle et seule la viande de bœuf anglaise est *souvent* caractérisée par la maladie de la vache folle (70 %, contre 9 % pour la viande française). Il semble donc que pour une majorité de répondants, la viande de bœuf anglaise porte encore l'étiquette « danger, poison ». Ces résultats indiquent la façon dont différents individus ont reconstruit le risque inhérent à la maladie de la vache folle, par la provenance de la viande bovine. Ils permettent de comprendre que certains consommateurs soient particulièrement vigilants – plutôt que particulièrement irrationnels – dans l'origine des produits achetés, visant ainsi à réduire le risque de contamination au minimum. Toutefois, si la viande de bœuf française est moins systématiquement associée à la maladie de la vache folle, il reste que les relations ne sont pas nulles. En effet, un certain nombre d'individus répond que la viande de bœuf française est un exemple de la maladie de la vache folle (35 %, contre 78 % pour la viande anglaise), ou encore que la viande de bœuf française inclut la maladie de la vache folle (22 %, contre 43 % pour la viande anglaise). Ces réponses, parce qu'elles signalent qu'une partie des répondants considère toujours l'existence d'un risque à consommer de la viande de bœuf, même française, nous donnent à voir également un mode spécifique d'appréhension du risque lié à l'ESB. Elles éclairent des modes de consommation cette fois-ci circonscrits à la viande bovine en provenance de France autrement qu'en termes de panique ou de psychose collective.

Confiance et contestation

Ces termes de psychose collective et de panique ont été, à maintes reprises, utilisés par différents acteurs sociaux (médias, hommes politiques, producteurs, etc.) pour qualifier et expliquer la chute brutale et significative de la consommation de viande bovine. Celle-ci était alors interprétée uniquement dans une logique d'appréhension et de gestion d'un risque sanitaire. Dans cette logique, l'ampleur de la crise apparaissait disproportionnée au regard des estimations fournies par les scientifiques du « risque réel » ainsi qu'au regard des mesures sanitaires prises par le gouvernement pour prévenir les risques de contamination.

La faiblesse de cette analyse en termes de conséquence d'une perception biaisée car exacerbée d'un risque, tient au fait qu'elle exclue systématiquement de l'interprétation tous les éléments relevant d'autres domaines que celui de la peur d'être contaminé. L'entrée de la vache folle dans le champ social ne se limitait pas à un risque relatif à la qualité sanitaire de la viande, mais se doublait de diverses prises de conscience venant ébranler le rapport du mangeur contemporain à la viande de bœuf et plus généralement aux aliments carnés, autrement dit, venant ébranler ses relations à son environnement. Ce que masquent le discours de la peur et la psychologisation des attitudes et des comportements des consommateurs à l'égard de la viande bovine, c'est que refuser d'en consommer, ou au contraire accepter d'en consommer est devenu, pour un temps et pour certains, une sorte de bulletin de vote (Masson & Fischler, 2006). En effet, l'analyse des attitudes et représentations liées à la maladie de la vache folle, observées lors d'entretiens et de *focus groups* réalisés au lendemain de la seconde crise (Flahault *et al.*, 2001 ; Masson *et al.* 2002), révèle, en parallèle aux réactions de peur, l'existence de prises de position affirmées, construites, conscientes. Dans ces entretiens, quelle que soit la position adoptée, les alternatives consommer ou au contraire ne pas consommer de bœuf sont toujours envisagées comme des actes porteurs d'une signification, comme des moyens à la disposition du consommateur de signifier à autrui quelque chose. Ainsi, par exemple, au refus de se rendre complices d'une transgression qu'ils réprouvent « *il est scandaleux d'avoir rendu les vaches cannibales* », s'ajoute, pour certains consommateurs, la volonté de quitter le rôle de victime passive ingurgitant sans se poser de question toutes les denrées disponibles sur le marché et d'endosser dans la chaîne alimentaire un rôle d'acteur responsable, un rôle de citoyen impliqué. Pour eux, le moment semblait venu de reconsidérer leurs pratiques d'achat et de les transmuer en actes militants. L'idée sous-jacente était que, par leur action individuelle, ils seraient capables de peser sur les leviers économiques de l'offre et de la demande et d'imposer aux autres acteurs économiques la prise en compte de leurs revendications. Un certain nombre de ces consommateurs-citoyens déclaraient durant les entretiens et les *focus groups* se livrer à un boycott sélectif de la viande de bœuf. Ils disaient éviter les produits issus d'animaux qu'ils soupçonnaient provenir d'élevage intensif et rechercher ceux provenant d'élevage « traditionnel » et ce boycott sélectif correspondait aussi à une sélection des lieux d'approvisionnement. L'achat de la viande chez un boucher participait notamment pour ces consommateurs-citoyens de leur volonté de contribuer à la reconstruction de circuits de production et de distribution où primeraient les valeurs de respect et de confiance méritée.

Prendre en compte ces aspects, c'est reconnaître que les crises dites de la vache folle ne se résumaient pas à une peur irraisonnée des consommateurs, à une évaluation disproportionnée des risques de contamination. Elles contenaient également une dimension de protestation contre des pratiques jugées condamnables : « *avoir rendu des herbivores carnivores* » et plus largement relevaient pour certains d'une remise en cause d'un « système » jugé dysfonctionnant et perverti ; en quelque sorte une façon de conforter leur rapport à l'environnement, provisoirement déstabilisé par l'apparition de l'ESB.

Conclusion

L'approche en termes de représentations sociales nous a amenés à mettre l'accent sur deux aspects. Tout d'abord, l'individu ne procède pas à un calcul rationnel tel que peut le réaliser un expert du risque, mais élabore une représentation, car c'est elle qui lui permet de penser le risque provenant de son environnement. Ce qui revient à l'apprivoiser et par là à pouvoir prendre de la distance. En outre, cette élaboration s'appuie sur des matériaux préexistants issus de la mémoire collective qui participent à familiariser le risque et corollairement à réduire et circonscrire la peur.

Ensuite, les rapports de l'homme à la nature sont fondamentalement incertains et risqués, nous l'avons vu, et ce d'autant plus dans notre société où des problèmes environnementaux sont pointés de façon récurrente. Leur diversité et leur spécificité conduisent à ce que les prises de décisions concernant les stratégies à mettre en œuvre pour faire face aux risques qu'ils pourraient engendrer, sont en général dévolues à des spécialistes. Ainsi, bien que la plupart de ces stratégies leur soient opaques, les citoyens-consommateurs placent leur confiance dans ces spécialistes et ce faisant diminuent leurs incertitudes à propos de l'environnement, stabilisant notamment leur rapport à la nature autour de différentes représentations. Cependant, dès qu'une crise surgit, et ce fut le cas pour l'ESB, les procédures apparaissent comme une révélation au public – par exemple, avec la découverte que les bovins étaient nourris à l'aide de farines d'origine animale, ou encore que les vaches laitières étaient également abattues pour leur viande – et le renvoient à ses incertitudes. Celles-ci s'accroissent lorsque, dans le même temps, les spécialistes se trouvent face à une situation nouvelle, comme dans le cas de l'ESB, qu'ils ne maîtrisent donc que très partiellement. Les relations à l'environnement sont alors remises en cause que ce soit dans le rapport à la nature ou dans la confiance accordée aux spécialistes. L'élaboration de représentations est un moyen pour le public, en fonction de ses inscriptions sociales, de faire à nouveau face à ces incertitudes et risques, de stabiliser ses relations à la nature et à l'environnement – industriel, médiatique, commercial, etc. –, ainsi que de circonscrire la peur inhérente. Cette approche des représentations sociales rend alors obsolète l'idée que les individus cèdent à l'irrationalité. Elle laisse percevoir le mouvement de contestation des citoyens-consommateurs là où ne pourrait être visible que la psychose collective, lorsque ceux-ci rappellent la difficulté à restaurer la confiance entre eux et les spécialistes des risques.

Thomas ARCISZEWSKI et Ewa DROZDA-SENKOWSKA

DU RISQUE À LA MENACE ENVIRONNEMENTALE : LORSQUE PRÉVOIR RIME AVEC CROIRE

La nature est dans notre assiette, l'insécurité aussi…

S'il y a un domaine qui concrétise notre rapport à la nature, interpelle au quotidien notre façon d'agir sur elle, il s'agit bien de l'alimentation. Les crises liées à l'apparition de risques alimentaires cristallisent des interrogations sur le bien-fondé des interventions humaines sur la nature, d'où est issue notre alimentation. Jusqu'où, en effet, peut-on modifier, sans risque pour la santé, ces éléments naturels que nous ingérons ? On se demande alors, parfois ironiquement, parfois cyniquement, mais de plus en plus fréquemment si l'on peut encore manger sans peur (Feillet, 2003). Lorsqu'on ne nous dit pas que le cochon est victime de la peste porcine, les poissons d'intoxication par les métaux lourds, le mouton de la tremblante, le bœuf de l'encéphalite spongiforme bovine, les volailles de la grippe aviaire, on nous alerte de la présence de salmonelloses dans les fromages au lait cru, de pesticides ou de transformations génétiques dans les légumes… « La recherche du risque zéro en matière alimentaire serait dès lors de s'abstenir de manger… Comme c'est impraticable, restent la suspicion et l'anxiété : l'insécurité est aussi dans l'assiette » (Castel, 2003, p. 61).

Gérer cette suspicion et l'anxiété, actualisées régulièrement par l'apparition des risques alimentaires nouveaux, est devenu le quotidien des citoyens et des pouvoirs publics. Ponctué par des crises alimentaires, ce quotidien dévoile les décalages entre les systèmes d'appréciation (scientifique), de gestion (politique) et de perception (publique) du risque (Dupont, 2003). Si, dans la grande majorité des cas, les origines des risques alimentaires, leurs voies de propagations et leurs conséquences sont connues des scientifiques et permettent aux pouvoirs publics de les évaluer, ils ne le sont pas du grand public. Par exemple, la grippe aviaire dont les premiers cas ont été repérés il y a 200 ans, n'a été découverte par la plupart d'entre nous que très récemment. Si sur la période de 60 ans, seulement une trentaine de ses foyers ont été repérés, un cas récent a suffi pour alerter le public et malgré les mesures de précaution, faire de la consommation de volaille l'objet d'une crainte. D'après les scientifiques, l'épidémie d'encéphalite spongiforme bovine (ESB) n'a pas donné lieu à une augmentation significative des cas de la maladie Kreutzfeld-Jacob, il n'empêche qu'on le croit encore.

Dans ce contexte où les risques sanitaires imposent un rapport nouveau entre l'homme et son environnement, perçu comme une menace, nous montrerons le rôle joué par les environnements médiatique, politique et institutionnel sur la perception et l'évaluation de la menace ainsi que sur la gestion du risque.

Décalages et amplifications

Dans le domaine alimentaire, la déconnexion de plus en plus profonde de la source de production alimentaire, sa méconnaissance (cf. le fameux syndrome de « Martine à la ferme ») renforcent le décalage entre les scientifiques et les politiques d'une part et le public d'autre part. C'est d'ailleurs le cas pour tous les risques environnementaux, reflétant comment la complexité de l'environnement, intégrant des caractéristiques locales et globales, rend difficile sa perception, sa compréhension, et par conséquent les décisions comportementales à son égard. Ainsi, dans la plupart des cas, le public « découvre » la complexité de la chaîne alimentaire et de sa gestion par ses failles qui, en restant gravées dans la mémoire collective constituent des repères puissants. Médiatisés et, de ce fait, souvent déformés par la recherche du sensationnel, les discours des scientifiques, lorsqu'ils sont compréhensibles, paraissent alors exagérés, trop sécurisants ou trop alarmants. Ceux des politiques semblent remplis de mensonges et de contradictions. Dans un tel climat, il reste au grand public la stratégie d'évitement du risque inutile qu'il n'a pas choisi de prendre. Elle est d'autant plus facile à mettre en place que le choix des aliments et de leurs producteurs reste relativement large. Il est toujours possible de sélectionner l'environnement d'où proviennent les aliments en fonction de l'évaluation de la menace qui leur est associée, de manger de l'agneau australien si le français est perçu comme suspect ou de se rabattre sur les poissons si toute viande semble malsaine. Lorsque la santé est en jeu, quitte à se tromper, on préfère de loin prendre « un vrai pour un faux » que de faire l'inverse, l'erreur pouvant s'avérer d'autant plus coûteuse que l'on ignore ses conséquences.

Cette réaction, parfaitement compréhensible et sensée sur le plan individuel, amplifiée par des milliers voire des millions de réactions semblables, ne peut trouver dans sa propagation que son propre renforcement (Kasperson *et al.*, 2000 ; Kasperson, Renn, Slovic, Brown *et al.*, 1988). Ce phénomène que Boudon (Boudon, 1979) qualifie d'émergent caractérise surtout les systèmes inorganisés où les agents et non pas les acteurs sociaux produisent un effet qui n'est pas explicitement recherché par eux. C'est leur volonté de l'éliminer lorsqu'il s'avère indésirable qui les transforme en acteurs sociaux en permettant le passage en un système organisé. En imposant inévitablement les normes et les contraintes, ce dernier réduit les marges d'autonomie individuelle. Dans les cas des crises alimentaires, réussir ce passage consiste, entre autres, à persuader le public que les origines du risque étant suffisamment connues, ses voies de propagation aussi, il est alors possible de l'évaluer et de maîtriser la situation. Toutefois, le bon déroulement de cette opération réside souvent davantage dans la confiance que dans la lisibilité et la crédibilité experte des sources « officielles » d'informations. Ces dernières ne sont pas les seules. Comme le rappellent Fraïssé et ses collègues (cf. chapitre 16), nous nous approprions la réalité et réagissons à l'égard non pas d'un risque tel que les experts veulent bien nous le montrer, mais à l'égard d'un risque reconstruit dans et par un environnement social. Sa perception à la fois y contribue et en résulte.

Perception du risque : aléas, connaissances et conséquences

La perception du risque environnemental, et plus précisément son estimation, ne dépend pas seulement de son aléa, c'est-à-dire de sa probabilité savamment calculée par les spécialistes. Elle dépend également de son niveau de connaissance et de l'anticipation de ses conséquences (Slovic, 1987, 2000). L'interdépendance entre ces trois éléments fait que la perception du risque ne résulte pas de la perception ou de l'appréciation séparée de chacun d'eux, mais de l'unité signifiante qu'ils forment. Ainsi, la faible probabilité de contamination par un aliment peut être fortement exagérée si on considère (à juste titre ou non) que la source de contamination, ses conséquences et ses remèdes ne sont pas connues. Et à l'inverse une probabilité non négligeable de contamination peut être sous-estimée si on pense (à juste titre ou non) que sa source, ses conséquences et ses remèdes sont parfaitement connues. Tout gestionnaire du risque sait que la cohérence de l'ensemble des informations diffusées ou des discours tenus sur les aléas, les origines et les conséquences du risque constituent aux yeux du public l'information la plus pertinente qu'un message maladroit suffit à remettre en cause. Ceci se vérifie aisément en période de crise, notamment dans les cas de catastrophe naturelle, où la vulnérabilité individuelle et sociale amplifie ce phénomène, laissant par exemple une place de choix à la propagation des rumeurs (cf. Weiss, Colbeau-Justin & Marchand, chapitre 12).

Si la prise de conscience par les pouvoirs publics de l'importance que présente non seulement le risque alimentaire lui-même, mais également sa perception, a permis de mieux cibler le contenu de l'information, elle n'a cependant pas suffit à rehausser sa crédibilité (Frewer, Howard, Hedderley, & Shepherd, 1997) ni la confiance dans les institutions en charge de la sécurité alimentaire et sanitaire (Eiser, Miles, & Frewer, 2002). En effet, en France comme ailleurs, l'information sur les risques alimentaires s'avère souvent distordue, biaisée et accompagnée du sensationnalisme (Frewer, Howard, Hedderley, & Shepherd, 1996). S'ajoute à cela la suspicion quant aux réels objectifs poursuivis par ceux qui la diffusent car les risques alimentaires sont souvent perçus comme des conséquences d'un modèle économique productiviste et d'expérimentations scientifiques à son service (Joffe & Lee, 2004). Justifiées ou non, ces suspicions, accompagnées aussi bien de contradictions et de maladresses que de quelques failles de gestion, discréditent régulièrement les sources officielles d'information. Pourtant dans la grande majorité des cas, elles diffusent l'information factuelle, vérifiée et vérifiable qui se veut plus fiable que les impressions, croyances ou opinions dont les fondements laissent souvent à désirer. Il n'empêche que leur impact sur nos jugements prédictifs peut être très important, voire prédominant. Nous avons pu le constater, dans deux études concernant l'évaluation de la probabilité qu'un produit alimentaire appartienne à une catégorie « à risque ». Notre objectif consistait à repérer les « référents informationnels », et plus précisément le type d'informations utilisées lors de l'évaluation des produits alimentaires potentiellement associés au risque. Nos études à caractère expérimental n'ont pas pu, pour des raisons évidentes, être réalisées pendant une crise alimentaire réelle ni sur le terrain. Cependant, elles présentent suffisamment d'analogies avec ce type de situations pour nous servir d'illustration du rôle que notre environnement social, notamment à travers les instances politique, médiatique et institutionnel, joue sur nos réactions face aux risques alimentaires.

Prédire : chiffrer ou croire

Nous avons tous appris à l'école que la probabilité a priori qu'un objet appartienne à une catégorie donnée, est égale à sa fréquence relative dans l'échantillon envisagé. Si par exemple nous savons que parmi 10 barquettes de maïs, 3 sont transgéniques et 7 non, nous savons aussi que la probabilité *a priori* de tirer au hasard une barquette du maïs transgénique est égale ici à 30%.

Il s'avère que ce raisonnement est perturbé lorsqu'en plus de l'information sur la fréquence relative de la catégorie dans l'échantillon, on dispose des informations sur ses caractéristiques et sur celles de l'objet jugé. Disposer de ces informations permet d'évaluer le degré de ressemblance entre l'objet et son éventuelle catégorie d'appartenance. Et puisque ce « qui se ressemble s'assemble », à partir du moment où l'objet « partage » une ou quelques caractéristiques de la catégorie à laquelle il peut appartenir, il paraît tout à fait possible qu'il puisse en faire partie. Cela signifie que dans l'estimation de la probabilité d'appartenance catégorielle, l'établissement de la ressemblance entre l'objet et la catégorie peut prévaloir sur l'information concernant la fréquence relative de cette dernière. Considérer que toutes les transformations génétiques donnent une belle et régulière apparence aux fruits et légumes, voir que le maïs de la barquette tirée au hasard a en effet des grandes graines régulières d'une belle couleur, suffit pour penser qu'il est fort probablement issu d'une transformation génétique. Peu importe alors que parmi les 10 barquettes du maïs, il y en a 3 qui sont des OGM (Organismes Génétiquement Modifiés).

Cette tendance qui renvoie à l'heuristique de la représentativité est particulièrement robuste. Toutefois, son emprise varie, s'affaiblit ou se renforce, en fonction de la pertinence accordée à l'information probabiliste et aux connaissances de la catégorie (Drozda-Senkowska, 1997 ; Richard & Drozda-Senkowska, 2001).

Tout risque, et notamment le risque alimentaire constitue un contexte très favorable à l'application de cette heuristique car les informations sur son aléa et sur notre vulnérabilité croisent non seulement nos craintes, mais également nos croyances et/ou connaissances. Leur donner une pertinence, s'appuyer sur elles dépend alors de l'appréciation globale des discours tenus par les scientifiques et les pouvoirs publics. Lorsqu'elles sont cohérentes, les actions entreprises leur correspondent et ne se font pas attendre, elles donnent l'impression d'un risque maîtrisé ou maîtrisable et permettent d'avoir une confiance relative en ceux qui le gèrent. Les informations qu'ils diffusent semblent alors plus fiables et orientent les comportements d'autant plus facilement qu'elles sont largement suivies. Lorsque ce n'est pas le cas, le risque paraît mal maîtrisé voire non maîtrisable ; la rupture et la méfiance s'installent. Face à la menace que l'existence du risque représente, reste la stratégie individuelle : l'éviter dans la mesure du possible, quitte à se tromper.

Incertitudes, probabilités et croyances

Suite à la crise de la vache folle, nous avons demandé aux participants de notre première étude (étudiants volontaires) d'estimer la probabilité qu'un produit alimentaire, vendu dans un supermarché, appartienne à une catégorie « à risque ». À cet effet, en nous inspirant du paradigme classique conçu pour l'étude de l'heuristique de représentativité par Tversky et Kahneman (Kahneman, Slovic, & Tversky, 1982 ; Tversky & Kahneman, 1974), nous leur avons présenté dans un court scénario deux types d'informations. L'une, dite « probabiliste », qui relatait les résultats d'un sondage (bien évidemment fictif, mais perçu comme vraisemblable) réalisé sur un échantillon des produits vendus dans ce supermarché. Selon ses résultats 32 %, des produits appartenaient à la catégorie à risque. L'autre information, dite « descriptive », portait sur le produit jugé et reprenait deux éléments des croyances largement répandues sur la manière dont les produits à risque sont présentés aux consommateurs, leur belle apparence et le bas prix. Ces deux informations vont dans le sens opposé car si la première suggère un risque relativement faible, la seconde suppose un risque fort.

Notre hypothèse était que les jugements prédictifs seraient fondés davantage sur l'information probabiliste que sur l'information descriptive dans les cas des risques qui sont ou donnent l'impression d'être maîtrisés. Nous avons opté pour trois cas : les salmonelloses, l'ESB (Encéphalite Spongiforme Bovine) et les OGM (Organismes Génétiquement Modifiés) correspondant, au moment de notre étude, à des risques perçus comme inégalement connus et maîtrisés.

Les salmonelloses, dues à des bactéries de type Salmonella (près d'une vingtaine de souches différentes sont en cause), ne sont à la « une » que lorsqu'une intoxication est déclarée ou lorsque des produits sont détruits ou retirés de la vente. D'après l'Institut National de Veille Sanitaire [1], les sources principales de contamination par les salmonelloses sont les œufs et la viande de poulet mal cuite ainsi que les fromages au lait cru, et leur apparition est relativement fréquente (première source d'infection alimentaire dans les pays industrialisés, source INVS). Les produits touchés étant extrêmement courants, l'information sur ce sujet est relativement accessible à tous et les alertes sanitaires rapides, ciblées et efficaces. D'autre part, aucun cas mortel n'a été répertorié au moment de notre étude.

En ce qui concerne l'ESB, à l'origine de la crise dite de la « vache folle » (cf. Fraïssé *et al.*, chapitre 16), les informations diffusées à son propos se sont révélées aussi nombreuses que peu systématiques puisque souvent démenties à peine émises en donnant lieu au début de la crise au sentiment de mensonge, de négligence et du manque de réactivité des pouvoirs publics. Les ESB et les salmonelloses relèvent pour leur part, à l'heure actuelle, plus de la typologie de l'alerte (cf. Chateauraynaud & Torny, 1999) – c'est-à-dire de la manière dont les citoyens sont prévenus d'un risque et deviennent ainsi susceptibles de l'éviter par des comportements adéquats, que d'une menace réelle. Ces alertes sont plus ou moins bien réalisées et sont au cœur du système de gestion de risques sanitaires.

Les OGM, au contraire, sont un domaine relativement inconnu puisque les discours scientifiques, écologiques et politiques se croisent, se recoupent parfois, mais ne dégagent aucune certitude. Les attitudes à leur égard restent également très ambivalentes (De Liver, Van der Pligt, & Wigboldus, 2005). La citation que fait Dupuy (2002) à leur propos est très explicite :

– *François Guery (philosophe, en parlant des OGM) : Qu'est-ce qui vous fait penser que le danger est gravissime ?*

1. Institut National de Veille Sanitaire, www.invs.sante.fr

– *Corinne Lepage (ancienne Ministre de l'environnement): J'ignore si le danger est gravissime ou pas, et c'est précisément le problème*[2].

Le moratoire de quatre ans (1999-2003) imposé à l'importation de maïs transgénique contribue également à la perception par le public de l'incertitude concernant ces produits sans pour autant donner lieu à sa régulation explicite. L'absence de données et de savoirs rend par conséquent suspectes toutes les informations se rapportant aux OGM. Les plus alarmistes des commentaires sur les OGM tendent à les montrer comme un mal environnemental qui va progressivement ronger la faune, la flore et bien entendu l'être humain, en provoquant en particulier des fragilités, des épidémies ou des résistances incontrôlables. À l'heure actuelle pourtant, aucun risque pour la santé n'a pu être mis en avant.

Selon notre hypothèse, l'estimation qu'un produit alimentaire (ici en fonction de la condition, soit un poulet cuit, soit un morceau de bœuf, soit du maïs) appartienne à la catégorie à risque (est contaminé soit par des salmonelloses soit par l'ESB ou est un OGM) devrait être plus proche de valeur de l'information probabiliste indiquée lorsque le risque est perçu comme relativement bien « maîtrisé » et les informations le concernant, dont les statistiques, comme plutôt crédibles. Cela devrait donc être davantage le cas des salmonelloses et de l'ESB que des OGM.

Nos résultats montrent qu'en effet, si dans les conditions ESB et salmonelloses, les estimations de la probabilité ne diffèrent ni entre elles (respectivement 35,18% et 28,73 %) ni par rapport à la probabilité indiquée (égale à 32%), ce n'est pas le cas de la condition OGM où elles s'écartent de sa valeur (53,22%). Ainsi, comme nous l'avions prévu, le même type d'informations ne semble pas servir d'appui au jugement prédictif selon que le risque est perçu comme connu et « maîtrisé (able) » ou non. Sans pouvoir affirmer que les participants fondent leur estimation sur la probabilité indiquée que le produit jugé est contaminé par les salmonelloses ou par l'ESB, nous ne pouvons pas non plus écarter cette hypothèse interprétative. Cela d'autant moins que c'est seulement dans la condition des OGM que leurs estimations s'écartent significativement de sa valeur. Ainsi, c'est dans le cas où le risque se transforme en menace dont l'ampleur et les conséquences sont inconnues, que le recours aux statistiques paraît le moins évident. D'ailleurs, la valeur des estimations moyennes, proche de 50%, indique que pour les participants, il y a une chance sur deux que le produit jugé soit un OGM, reflétant ainsi leur incertitude.

Nous avons également demandé aux participants de répondre à un court questionnaire post-expérimental. Ses résultats confirment le cas particulier des OGM. Si on juge par la réticence à manger le produit concerné, la plus élevée pour les OGM, ils constituent la menace la plus forte des trois. C'est aussi

2. Lepage, C. & Guéry, F. (2001). *La politique de précaution.* Paris : PUF.

dans ce cas que les participants sont les plus confiants dans leur estimation. Or, comme nos résultats le montrent, c'est également dans cette condition que leur estimation s'écarte le plus de la probabilité indiquée en suggérant sa faible pertinence. Peut-être que, dans un contexte de contradictions favorables à la méfiance, l'information reçue semble trop fragile. Peut-être que l'idée même qu'on puisse avancer des statistiques fiables à propos des OGM semble, à l'heure actuelle, incongrue.

Les résultats concernant l'ESB apportent sur ce point un élément de réponse car si, dans ce cas, les participants ont l'impression d'être les mieux informés et considèrent que les médias en ont trop parlé, ils ne sont pas pour autant certains de leur estimation. Il est possible que l'impression de savoir assez (cf. l'ESB) ou peu (cf. les OGM) sur le phénomène à l'origine du risque soit indépendante de la confiance accordée aux statistiques. La menace vient moins de la connaissance d'un aléa que de l'incertitude quant à ses conséquences inconnues ou perçues comme insuffisamment étudiées.

Ambiguïtés, probabilités et croyances

Si l'incertitude quant aux conséquences constitue la principale caractéristique de la menace, représentée dans ce cas par les OGM, les discours tenus à leur propos doivent forcément la cibler, l'alimenter ou tenter de la dissiper. En effet, assez diversifiés, ils mélangent des enjeux politiques, économiques ou écologiques à des constats et hypothèses scientifiques. Dire que les OGM présentent un enjeu économique car ils permettent de diminuer les coûts de production pour une qualité meilleure ainsi qu'une diminution du risque de perte des récoltes, met en avant la certitude des conséquences plutôt positives. De la même manière que le fait la mention d'un enjeu que nous qualifierons d'« humanitaire » en mettant en avant l'approvisionnement d'une population des pays pauvres dont l'agriculture souffre des aléas climatiques. En revanche, la référence à l'enjeu écologique qui renvoie à la dissémination des plans OGM dans les populations non-OGM avec des risques de mutations pouvant être graves, focalise sur des conséquences plutôt négatives, évoquant des incertitudes et des dangers potentiels liés à la manipulation de la nature (cf. Wagner & Kronberger, chapitre 15). Il n'empêche que dans le contexte actuel, les partisans des OGM peuvent simplement déclarer l'innocuité des cultures mais pas les bénéfices pour l'environnement tandis que leurs détracteurs peuvent avancer qu'ils ne présentent aucune nécessité, vue la possibilité d'exploitation des excédents, le retour à des produits quantitativement gustatifs, etc. Il est fort possible que leur discours semble alors plus convainquant, plus sensé. Il correspond mieux à l'idée que nous avons retrouvée dans notre étude sur les événements menaçants qui concernent une perception très négative des avancées scientifiques et technologiques allant « contre nature », comme par exemple le clonage (Arciszewski, 2004 ; cf. Wagner & Kronberger, chapitre 15).

Si c'est le cas, la pertinence de l'information probabiliste devrait être la plus élevée en référence avec l'enjeu écologique qui, à l'heure actuelle, semble le plus cohérent avec les craintes et croyances des gens. C'est aussi dans ce cas que les estimations de la probabilité, selon laquelle la barquette de maïs vendue dans un supermarché soit OGM, devraient être les plus proches de la probabilité indiquée et égale, comme dans l'étude précédente, à 32 %. Dans le cas des deux autres enjeux, économique et dit « humanitaire », qui requièrent plus de méfiance, la pertinence de cette information devrait être moindre et les estimations de la probabilité devraient donc s'écarter de la probabilité indiquée.

Conformément à nos prédictions, les résultats de notre deuxième étude montrent que les estimations de la probabilité sont les plus proches de sa valeur indiquée (égale à 32 %) dans la condition d'enjeu écologique (33 % ; pour les enjeux économique et humanitaire, respectivement elles sont égales à 52 % et à 48 %). L'information probabiliste servirait le jugement prédictif lorsque la menace est reconnue.

Dans l'ensemble, ces deux études exploratoires suggèrent que, dès lors que le risque environnemental est pris en compte, qu'il donne l'impression d'être maîtrisé ou maîtrisable et que les incertitudes peuvent être réduites, l'individu s'appuie sur des informations mises à sa disposition même lorsqu'elles vont à l'encontre de ses croyances. En revanche, lorsque les connaissances font défaut et l'existence du risque n'est pas clairement reconnue, ces informations ne lui servent pas d'appui. Il suffirait qu'on le reconnaisse, même sous la forme minimale et indirecte, pour leur donner une certaine pertinence. Le deuxième élément d'une menace, après les incertitudes sur les conséquences (et les causes d'ailleurs) est alors la régulation perçue (individuelle et/ou collective) par l'individu des risques qu'elle recouvre.

Conclusion

Nos rapports à la nature, à la manière dont nous agissons sur elle, trouvent leur concrétisation de plus en plus inquiétante dans notre assiette, en rappelant quotidiennement à quel point l'environnement social et médiatique intervient dans notre perception de ces rapports ambivalents. Inquiets, alertés, choqués, désabusés, nous demandons d'être constamment informés. Pas par curiosité, mais par nécessité. Savoir c'est prévoir, c'est s'adapter et, dans le cas du danger, éviter. Toutefois, l'information que l'on met à notre disposition et qui est souvent fiable, factuelle, vérifiée et vérifiable, n'est pas toujours perçue ainsi. À tort ou à raison, nous l'écartons à la moindre suspicion de rupture du contrat social qui oblige ceux qui gèrent notre sécurité à l'assurer. Notre réaction à leurs incohérences et ambiguïtés est la méfiance, le retour vers une logique qui se veut individuelle, et pourtant fondamentalement sociale car elle provoque des effets sociaux non voulus. Comprendre ces phénomènes passe parfois par une démarche qui consiste à isoler certains de leurs aspects pour mieux les regarder. Notre loupe est celle des études qu'on a l'habitude de qualifier de « perception du risque ». Issues de la théorie de prise de décision, elles s'intéressent surtout à l'évaluation de la probabilité subjective. En montrant, entre autres, que dans la majorité des cas, cette probabilité subjective s'écarte de celle savamment estimée par des experts, dite « objective », ces études ont permis d'attirer l'attention sur la dimension sociale et psychologique de la gestion des risques. L'importance de cette contribution a cependant fait oublier que leur objectif premier et actuel consistait à repérer les différents facteurs (par exemple, le type d'informations, de motivation ou encore du contexte, etc.) qui participent à la formation des prévisions indispensables à notre adaptation. Tout comme elle a fait oublier la déception ou la fascination produite par le constat des écarts entre les estimations « expertes » et « ordinaires ». À travers ce constat, ces études, issues de la critique de la théorie des décisions rationnelles, faisaient, dès leurs débuts, du rôle actif du percevant le principe dont il fallait capter les expressions et comprendre les mécanismes ou déterminants : doté de connaissances, d'une histoire, d'une mémoire, socialement inséré, le percevant ne se contente pas d'enregistrer, il agit, construit, déforme ou ajuste. D'autres théories sont allées dans ce sens en affinant, précisant et en approfondissant cette idée. Dans notre optique, l'utilisation du concept de menace, regroupant trois facteurs (peur d'une perte réelle, imaginaire ou symbolique, incertitudes de causes et des conséquences, absence de régulation individuelle ou collective perçue), peut contribuer à fournir un autre cadre explicatif qui enrichit la perspective environnementale dont la démarche consiste à replacer l'individu dans son contexte sociétal pour saisir au mieux son rapport aux risques. Toutes les théories, et notamment dans le domaine des risques environnementaux, montrent que la gestion du social fonctionne sur le principe de la réciprocité. On écoute surtout lorsqu'on nous écoute, on respecte ceux qui nous respectent. Appliquer ce même principe à la gestion de la nature ne semble pas non plus tout à fait insensé…

PRÉSENTATION DES AUTEURS

Areni Alessandra	Professeur associée, Faculté de Psychologie 2, Université « La Sapienza », Rome alessandra.areni@uniroma.it
Arciszewski Thomas	Docteur, Université Paris Descartes, Laboratoire de Psychologie Sociale thomas.arciszewski@univ-paris5.fr
Bonardi Christine	Maître de conférences, Université de Nice – Sophia-Antipolis, Laboratoire de Psychologie Expérimentale et Quantitative (LPEQ) christine.bonardi@unice.fr
Castrechini Angela	Professeur, Université de Barcelone (Espagne), Département de psychologie sociale acastrechini@ub.edu
Colbeau-Justin Ludvina	Consultante en risques naturels majeurs ludvina@colbeau-justin.net
Deschamps Jean-Claude	Professeur, Université de Lausanne, Institut des Sciences Sociales et Pédagogiques jean-claude.deschamps@unil.ch
Drozda-Senkowska Ewa	Professeur, Université Paris Descartes, Laboratoire de psychologie sociale Drozda@psycho.univ-paris5.fr
Figueiredo Diva Maria Freire	Professeur, Institut National du Patrimoine Historique et Artistique–IPHAN (Brésil) divamff@yahoo.com.br

FRAÏSSÉ Christèle — Maître de conférences, Université de Bretagne occidentale (UBO), Centre de Recherche en Psychologie (CRPSY)
christele.fraisse@univ-brest.fr

GARCÍA-MIRA Ricardo — Professeur, Université de La Corogne (Espagne), Faculté des Sciences de l'éducation, département de Psychologie
fargmira@udc.es

GUIMELLI Christian — Professeur, Université de Provence, Laboratoire de Psychologie Sociale
guimelli@up.univ-aix.fr

KRONBERGER Nicole — Professeur, Université Johannes Kepler (Linz, Autriche)
nicole.kronberger@jku.at.

LASSARRE Dominique — Professeur, CUFR de Nîmes, Laboratoire de psychologie Sociale de l'Université de Provence (Aix-Marseille I)
dominique.lassarre@unimes.fr

LAURENS Stéphane — Maître de conférences, Université de Rennes II, Laboratoire CRPCC
stephane.laurens@uhb.fr

LAWRENCE Roderick J. — Professeur, Université de Genève (Suisse), Centre d'Écologie Humaine et de Sciences Environnementales, Faculté des Sciences Économiques et Sociales
roderick.lawrence@cueh.unige.ch

MARCHAND Dorothée — Chercheur Associée, Université Paris-Descartes, Laboratoire de Psychologie Environnementale (CNRS UMR 8069)
dorothee.marchand@univ-paris5.fr

MONTEIRO Circe M. Gama — Professeur invitée, Université de Sydney, Faculté d'Architecture/Programme de recherche sur le développement urbain, MDU/UFPE, Recife, Pernambuco (Brésil)
monteiro.circe@gmail.com

Masson Estelle	Maître de conférences, Université de Bretagne occidentale (UBO), Centre de Recherche en Psychologie (CRPSY) estelle.masson@univ-brest.fr
Morin Michel	Professeur, Université de Provence, Unité INSERM 379 « Épidémiologie, Sciences Sociales et Innovation Médicale » de Marseille. IFR SHESAM Michel.Morin@up.univ-mrs.fr
Moser Gabriel	Professeur, Université Paris-Descartes, Laboratoire de Psychologie Environnementale (CNRS UMR 8069) gabriel.moser@univ-paris5.fr
Orfali Birgitta	Maître de conférences, Université Paris Descartes, Faculté des sciences humaines et sociales, Sorbonne b.orfali@wanadoo.fr
Pol Enric	Professeur, Université de Barcelone (Espagne), Département de psychologie sociale epol@psi.ub.es
Ratiu Eugenia	Maître de conférences, Université Paris-Descartes, Laboratoire de Psychologie Environnementale (CNRS UMR 8069) eugenia.ratiu@univ-paris5.fr
Real Eulogio	Professeur, Université de Saint Jacques de Compostelle (Espagne), Département De Psychologie Sociale mtredeus@usc.es
Roazzi Antonio	Professseur, Département de Psychologie – UFPE – CNRR, Rome roazzi@gmail.com
Rouquette Michel-Louis	Professeur, Université Paris-Descartes, Directeur du Laboratoire de Psychologie Environnementale, (CNRS UMR 8069) ml.rouquette@psycho.univ-paris5.fr

Sensales Gilda	Professeur associée, Faculté de Psychologie 2, Université « La Sapienza », Rome (Italie) gilda.sensales@uniroma1.it
Stewart Isobel	Maître de conférences, Université de Bourgogne, Laboratoire de Psychologie Clinique et Sociale (LPCS) isobel.stewart@u-bourgogne.fr
Viaud Jean	Maître de conférences, Université de Bretagne occidentale (UBO), Centre de Recherche en Psychologie (CRPSY) jean.viaud@univ-brest.fr
Wagner Wolfgang	Professeur, Université Johannes Kepler, Institut de Psychologie et de Pédagogie, (Linz, Autriche) w.wagner@jku.at
Weiss Karine	Maître de conférences, Université de Bourgogne, Laboratoire de Psychologie Environnementale (CNRS UMR 8069) karine.weiss@univ-paris5.fr

RÉFÉRENCES BIBLIOGRAPHIQUES

ABRIC, J.-C. (1984). L'artisan et l'artisanat : analyse du contenu et de la structure d'une représentation sociale. *Bulletin de Psychologie*, 37 (366), 861-875.

ABRIC, J.-C. (1993). Central system, peripheral system : Their functions and the roles in the dynamics of social representations. *Papers on social representations*, 2 (2), 75-78.

ABRIC, J.-C. (1994a). Les représentations sociales : aspects théoriques. Dans J.-C. ABRIC (éd.), *Pratiques sociales et représentations* (p. 11-35). Paris : PUF.

ABRIC, J.-C. (1994b). *Pratiques sociales et représentations*. Paris : PUF.

AIELLO, A., & ARENI, A. (1998). Un aggiornamento della Scala di De Grada ed altri (1975) per la misura dell'Etnocentrismo. *Rassegna di Psicologia*, XV(2), 145-160.

AJZEN, I. (1985). From intention to action : a theory of planned behavior. Dans J. KUHL & J. BECKMAN (Eds.) *Action control : From cognitions to behavior* (p. 11-39). New York : Springer-Verlag.

ALLPORT, G.M., & POSTMAN, L.J. (1945). Les bases psychologiques des rumeurs. Dans A. LÉVY (éd.), *Textes fondamentaux de psychologie sociale* (Vol. 1, p. 170-185). Paris : Dunod (éd. 1972).

ALTMAN, I. (1975). *The environment and Social Behavior : Privacy, Personal space, Territories, Crowding.* Monterey : Brooks/Cole.

ALTMAN, I., & LOW, S. (Eds.) (1992). *Place attachment. Human Behavior and Environment* (Vol. 12). New York : Plenum Press.

AMERIO, P. (2000). *Psicologia di comunità*. Bologna : Il Mulino.

AMPHOUX, P., & MONDADA, L. (1989). Le chez-soi dans tous les sens. *Architecture & Comportement*, 1 (5), 135-150.

ANDREWS, C.L. (1979). *Tenants and town hall*. London : HMSO (Her Majesty's Stationery Office).

ANTONOVSKY, A. (1979). *Health, stress and coping*. New York : Jossey-Bass.

ANTONOVSKY, A. (2002). Unravelling the mystery of health : How people manage stress and stay well. Dans D. F. Marks (éd.), *The health psychology* (p. 127-139). London : Sage.

APOSTOLIDIS, T. (2003). Représentations sociales et triangulation : enjeux théorico-méthodologique. Dans Abric, J.-C. (éd.), *Méthodes d'étude des représentations sociales* (p. 13-35). Saint-Agne : Erès.

Apuzzo, S. (éd.) (2004). *Foglie di fico.* Milano : Kaos edizioni.

Arciszewski, T. (2004). *La menace : sa perception, ses effets, son utilisation.* Thèse de doctorat, Université René Descartes – Paris 5.

Areni, A., & Sensales, G. (2006). Quale politica nelle rappresentazioni di studenti universitari di Roma "La Sapienza". Un'applicazione di modelli di triangolazione per lo studio della struttura rappresentazionale. Dans J.-M. Viprey, C. Condé, A. Lelu, & M. Silberztein (Eds.), *JADT' 06* (p. 55-66). Besançon : Presses Universitaires de Franche-Comté.

Areni, A., & Sensales, G. (1998). L'ambiente ed il suo lessico : analisi differenziale del « discorso ambientale ». Dans S. Mellet, E'. Brunet, M. Juillard, L. Lebart & A. Salem (Eds.), *JADT* (p. 5-10). Nice : Université de Nice – Sophia Antipolis.

Arias, E.G. (1993). *The meaning and use of housing : International perspectives, approaches and their applications.* Aldershot, UK : Avebury.

Augé, M. (1992). *Non-lieux ; Introduction à l'anthropologie de la surmodernité.* Evreux : La librairie du xxe siècle, Seuil.

Augé, M., & Herzlich, C. (1984). *Le sens du mal.* Paris : Éditions des Archives Contemporaines.

Bailly, A.S. (1978). *L'environnementalisme. L'environnement et action.* Paris : CNRS.

Bajos, N., & Ludwig, D. (1995). Risque construit et objectivation du risque : deux approches de l'adaptation au risque de transmission sexuelle du sida. Dans V. Doré, Y. Souteyrand, N. Bajos, M. Bozon & A. Giami (éd.), *Sexualité et sida* (p. 199-220). Paris : ANRS, Coll. Sciences sociales et sida.

Barbey, G. (1990). *L'évasion domestique. Essai sur les relations d'affectivité du logis.* Lausanne : Presses polytechniques et universitaires romandes.

Barker, R.G. (1968). *Ecological psychology : concepts and methods for studying the environment of human behavior.* Stanford, CA : Stanford University Press.

Barnea, M.F., & Schwartz, S.H. (1998). Values and voting. *Political Psychology,* 19, 17-40.

Barry, J. (2004). From environmental politics to the politics of the environment : the pacification and normalization of environmentalism ?. Dans M. Wissenburg & Y. Levy (Eds.), *Liberal democracy and environmentalism* (p. 179-192). New York : Routledge.

Bartlett, F.C. (1932). *Remembering : A study in experimental and social psychology.* Cambridge : Cambridge University Press.

Bastide, S., Moatti, J.-P., Pages, J.-P., & Fagnani, F. (1989). Risk perception and social acceptability of technologies : the French case. *Risk Analysis, 9,* 215-225.

Beck, U. (1986). *La société du risque. Sur la voie d'une autre modernité.* Paris : Aubier (éd. 2001).

Beck, U. (2000). *I rischi della libertà.* Bologna : Il Mulino.

Beck, U. (2002). *Un mondo a rischio.* Torino : Einaudi (éd. 2003).

Bédard, M., & Fortin, A (2004). Intimité, mobilité et urbanité en 1978 et 2000. *Recherches Sociologiques,* 45, 3, http://www.erudit.org/revue/rs/2004/v45/n3/011467ar.html.

Berger, P.L., & Luckmann, T. (1966). *The social construction of reality : A treatise in the sociology of knowledge.* New York : Penguin.

Bernard, Y. (1992). *La France au logis. Étude sociologique des pratiques domestiques.* Liège : Pierre Mardaga.

Bernard, Y., Bonnes, M., Giuliani, M.V., & Lebeau, M.O. (1987). Pratiques de l'habitat et modèles culturels : recherche comparative. *Psychologie française*, 32 (1-2), 65-75.

BERGERON, L. (2001). *Le Creusot : Une ville industrielle, un patrimoine glorieux*. Paris : Belin-Herscher.

BERGLUND, B., & Lindvall, T. (1995). *Community noise*. Stockholm : Archives of the Center for Sensory Research.

BICKERSTAFF, K. (2004). Risk Perception research : socio-cultural perspectives on the public experience of air pollution. *Environment International*, 30 (6), 827-840.

BIEL, A., NILSSON, A. (2005). Religious values and environmental concern : Harmony and detachment. *Social Science Quarterly*, 86 (1), 178-191.

BILLIG, M. (1988). Social representations, objectification and anchoring : A rethorical analysis. *Social Behaviour*, 3, 1-6.

BLAKE, D.E. (2001). Contextual effects on environmental attitudes and behavior. *Environment and Behavior*, 33 (5), 708-725.

BLÜHDORN, I. (2002). *Post-ecologism and the politics of simulation*. Paper presented at the ECPR Joint Sessions of Workshops, 22-27 March.

BOCQUIER, A., & VERGER, P. (2005). Tableau de bord régional santé-environnement en Provence-Alpes-Côte d'Azur : retour d'expérience. *Environnement, Risques et Santé*, 4 (4), 263-280.

BOLIN, R. (1988). Response to natural disasters. Dans M. Lystad (éd.), *Mental health responses to mass emergencies : Theory and practice* (p. 22-52). New York : Bruner-Mazel.

BOMFIM, Z., & POL, E. (2005). Affective dimension in cognitive maps of Barcelona and São Paulo. *International Journal of Psychology*, 40 (1), 37-48.

BONARDI, C. (2006). La vache folle à travers les discours : pensée sociale et structures profondes des représentations sociales. Dans C. Fraïssé (éd.), *Les représentations de la vache folle. Regards sur une crise* (p. 57-116). Paris : Zagros.

BONARDI, C. & GALIBERT, C. (2002). Des lieux de mémoire à la mémoire des lieux : approche exploratoire d'une convergence trans-disciplinaire. Dans S. LAURENS & N. ROUSSIAU (éd.), *La mémoire sociale : Identités et Représentations sociales* (p. 223-232). Rennes : PUR.

BONNEC, Y. (2002). Identité régionale, nationale et européenne : Organisation et statut de la mémoire sociale au sein des représentations sociales. Dans S. LAURENS & N. ROUSSIAU (éd.), *La mémoire sociale : Identités et représentations sociales* (p. 175-185). Rennes : PUR.

BONNES, M., & BONAIUTO, M. (2002). Environmental psychology : From spatial-physical environment to sustainable development. Dans R. BECHTEL & A. CHURCHMAN (éd.), *Handbook of environmental psychology* (p. 28-54). New York : Wiley.

BONNES, M., BONAIUTO, M., METASTASIO, R., AIELLO, A., & SENSALES, G. (1997). Environmental discourse and ecological responsibility in media communication in Italy. Dans R.G. Mira, C. Arce, & J.-M. Sabucedo (Eds.), *Responsabilidad ecologica y gestion de los recursos ambientales : Aspectos metodologicos* (p. 95-131). A Coruna : Diputacion de A Coruna.

BONNES M., MANNETTI L., SECCHIAROLI G., & TANUCCI G. (1990). The city as a multi-place system : an analysis of people-urban environment transactions. *Journal of Environmental Psychology*, 10, 37-65.

BONNES, M., & SENSALES, G., (1998). Il discorso ambientale in undici anni di stampa quotidiana italiana (1983-1993). *Problemi dell'informazione*, 1 (XXIII), 135-148.

BONNES, M., SENSALES, G., BONAIUTO, M., & AIELLO, A. (1994). Environmental change and environmental discourse : Some results from media communication. Dans E. Bianchi (éd.), *Global Change Perception* (p. 101-106). Milan : Guerini e Associati.

BORRAZ, O. (2005). Vers une sociologie du risque ? *Cahiers du GIS Risques Collectifs et Situations de Crise*, 3, 21-67.

BOUDON, R. (1979). *La logique du social*. Paris : Presses Universitaires de France.

BOURDIEU, P. (1993). *La misère du monde*. Paris : Seuil.

BOURDIEU, P. (1994). Stratégies de reproduction et modes de domination. *Actes de la Recherche en Sciences Sociales*, 105, 3-12.

BOURDIEU, P., & PASSERON, J.-C. (1974). *La reproduction*. Paris : Minuit.

BORG, I., & SHYE, S. (1995). *Facet Theory : Form and content*. Newbury Park, CA : Sage.

BREAKWELL, G. (2001a). Identity processes influencing risk representations. Dans F. BUTERA & G. MUGNY (Eds.), *Social influence in social reality : Promoting individual and social change* (p. 317-326). Ashland : Hogrefe & Huber.

BREAKWELL, G. (2001b). Social representational constraints upon identity processes. Dans K. Deaux & G. Philogène (Eds.), *Representations of the social : Bridging theoretical traditions* (p. 271-284). Malden : Blackwell.

BRUNDTLAND, G.H. (1987). *Notre avenir à tous.* Commissions des Nations Unies sur l'Environnement et de Développement.

CALVEZ, M. (2004). *La Prévention du sida. Les sciences sociales et la définition des risques.* Rennes : PUR.

CANCLINI, N.G. (1994). O Patrimônio Cultural e a Construção Imaginária do Nacional. *Revista do Patrimônio Historico e Artistico Nacional,* 23, 95-96.

CANTER, D. (1977). *The Psychology of Place.* New York : St. Martin's Press.

CANTER, D. (1983). The Purposive Evaluation of Places : A Facet Approach. *Environment and Behavior,* 15 (6), 659-698.

CANTER, D. (1997). The facets of place. Dans G.T. Moore & R.W. Marans (Eds.) *Advances in Environment, Behavior, and Design.* (Vol. 4, p. 109-148). New York : Plenum.

CANTER, D., & MONTEIRO, C. (1993). The lattice of polemic social representations : A comparison of the favelas, public housing and middle-class neighbourhoods of Brazil. Dans G.M. BREAKWELL, & D. CANTER (Eds.), *Empirical Approach to Social Representations* (p. 223-247). Oxford : Oxford Science Publications.

CARRUS, G., PASSAFARO, P., & BONNES, M. (2004). Ambientalismo, autoritarismo ed etnocentrismo : una scla di atteggiamento verso il verde urbano. *Bollettino di Psicologia Applicata*, 242, 3-12.

CASSUTO, J.-P. (1999). *De la maladie de la vache folle à celle de Creutzfeldt-Jakob*. Paris : Odile Jacob.

CASTEL, R. (2003). *L'insécurité sociale*. Paris : La République des Idées – Édition du Seuil.

CASTRECHINI, A. (1996). *Aproximación a la representación del medioambiente en una comunidad cooperativa*. Tesis de maestría, Universidad Simón Bolívar.

CASTRO, P. (2002). *Natureza, ciência e retórica na construçao social da ideia de ambiente.* Lisboa : Fundaçao Calouste Gulbenkian.

CASTRO, P. (2003). Pensar a natureza e o ambiente – alguns contributos a partir da Teoria das Representações Sociais. *Estudos de Psicología,* 8 (2), 263-271.

CASTRO, P., & GOMES, I. (2005). Genetically Modified Organisms in the Portuguese press : thematisation and anchoring. *Journal for the Theory of Social Behavior,* 35, 1-18.

CASTRO, P., & LIMA, M.L. (2001). Old and new ideas about the environment and science. *Environment and Behavior*, 33 (3), 400-423.

CENSIS (éd.) (1992). *Questionario per la rilevazione dei comportamenti ambientali delle famiglie italiane*. Roma : Quaderni del CENSIS.

CHATEAURAYNAUD, F., & TORNY, D. (1999). *Les sombres précurseurs : une sociologie pragmatique de l'alerte et du risque*. Paris : Éditions de l'École des Hautes Études en Sciences Sociales.

CHAZELLE, H., & JANNOT, J.-B. (1960). *Une grande ville industrielle : Le Creusot*. Le Creusot : Les Éditions du Creusot (2e éd. 1995).

CLARK, W., & DIELEMAN, F. (1996). *Households and Housing : Choice and outcomes in the housing market*. New Brunswick, NJ : Rutgers University Centre for Urban Policy Research Press.

COHEN, J.-J. (1996). Monster culture (seven theses). Dans J.-J. COHEN (éd.), *Monster Theory. Reading Culture* (p. 3-25). London : University of Minnesota Press.

COLBEAU-JUSTIN, L. (1999). Analyse psychosociologique d'une crise sismique. Dans P. BISCH, M. BOUR, L. COLBEAU-JUSTIN, & M. GIVRY, *Le séisme du Quindio (Colombie)* (p. 63-75). Paris : Cahiers de l'AFPS.

COLBEAU-JUSTIN, L., DE VANSSAY, B., WEISS, K., CHAHRAOUI, K., & LAURENT, A. (2001). *Analyse psychosociologique auprès des sinistrés des inondations de la Somme*. Paris : MEDD, D4E.

COLBEAU-JUSTIN, L., MARCHAND, D., DE VANSSAY, B., & CARTIER, S. (2003). *Études psychosociologiques concernant l'information et l'alerte pendant l'épisode extrême du 8 et 9 septembre 2002 (crues du Gard et de l'Hérault)*. Paris : Ministère de l'Écologie et du Développement Durable (D4E).

COLBEAU-JUSTIN, L., & MAURIOL, M. (2004). Strengths and weaknesses in the social response to the earthquake of January 2001. Dans W.I. ROSE, J.-J. BOMMER, D. LOPEZ (Eds). *Natural Hazards in El Salvador* (p. 474-483). Boulder, Colorado : Geological Society of America.

COOPER, C.C. (1975). *Easter Hill village : Some social implications of design*. New York : The Free Press.

COOPER MARCUS, C.C., & SARKISSIAN, W. (1986). *Housing as if people mattered*. Berkeley : University of California Press.

CORTÉS, B., ARAGONÉS, J.I., SEVILLANO, V., & AMÉRIGO, M. (2004). La construcción de problemas ambientales a través de la prensa española. Cuestiones metodológicas y resultados preliminares. *Medio Ambiente y Comportamiento Humano,* 5 (1-2), 71-87.

DAB, W. (1992). L'évaluation des risques en santé publique. *Prévenir*, 24, 7-22.

DAKE, P. (1992). Myths of nature : Culture and the social construction of risk. *Journal of Social Issues,* 48, 21-37.

DAMBRUN, M., GATTO, J., & ROCHE, C. (2005). L'effet du statut du groupe d'appartenance sur les attitudes implicites et explicites chez les enfants. *Cahiers Internationaux de Psychologie Sociale*, 3-4 (67-68), 65-76.

DASTON, L., & PARK, K. (2001). *Wonders and the Order of Nature 1150-1750*. New York, NY : Zone Books.

DE HOLLANDER, A., & STAATSEN, B. (2003). Health, environment and quality of life : an epidemiological perspective on urban development. *Landscape and urban planning*, 65, 53-62.

DE LIVER, Y., VAN DER PLIGT, J., & WIGBOLDUS, D. (2005). Unpacking attitudes toward genetically modified food. *Appetite,* 45, 242-249.

DE ROSA, A. (1996). Reality changes faster than research : national and supranational identity in social representations of the European Community in the context of changes in international relations. Dans G.M. Breakwall & E. Lyons (Eds.), *Changing European identities* (p. 381-402). Oxford : Butterworth-Heineman.

Deschamps, J.-C. (2003). Analyse des correspondances et variations des contenus des représentations sociales, Dans J.-C. Abric (éd.), *Méthodes d'étude des représentations* sociales (p. 179-200). Ramonville Saint-Agne : Erès.

Deschamps, J.-C., & Guimelli, C. (2002). La composante émotionnelle des représentations sociales : émotions rapportées et tendances à l'action dans une étude comparative des représentations sociales de l'insécurité en France et en Suisse. *Nouvelle Revue de Psychologie Sociale,* 1 (1), 78-84.

Deschamps, J.-C., & Guimelli, C. (2004). L'organisation interne des représentations sociales de la sécurité/insécurité et l'hypothèse de la « zone muette ». Dans J.-L. Beauvois, R.V. Joule & J.-M. Monteil (éd.), *Perspectives cognitives et conduites sociales* (Vol. 9, p. 105-130). Rennes : Presses Universi-taires de Rennes.

Deschamps, J.-C., & Guimelli, C. (2006, sous presse). 11 septembre 2001 et représentations sociales des attentats. *Psychologie et Société.*

Deschamps, J.-C., Paez, D., & Pennebaker, J. (2001). Mémoire collective des événements sociopolitiques et culturels : représentations sociales du passé à la fin du millénium. *Psychologie et Société,* 2 (1), 53-74.

Deslys, J.-P., & Picot, A. (2001). *La vache folle. Les risques pour l'homme.* Evreux : Flammarion.

De Vanssay, B. (2005). Ruptures environnementales collectives et transitions sociales liées aux aléas naturels et industriels. Dans M. Robin & E. Ratiu (éd.), *Transitions et rapports à l'espace* (p. 273-298). Paris : L'Harmattan.

De Vanssay, B., & Colbeau-Justin, L. (1999). *Les résistances à l'évacuation, le cas de la crise volcanologique de Montserrat.* Paris : CNRS & Ministère de l'Aménagement du Territoire et de l'Environnement (Programme Risques collectifs et Situation de Crise).

De Vanssay, B., & Colbeau-Justin, L. (2003). Méthodologies de retour d'expérience post-catastrophe. Dans G. Moser & K. Weiss (éd.), *Espaces de vie. Aspects de la relation homme-environnement* (p. 331-356). Paris : Armand Colin.

De Vanssay, B., & Hansen, C. (1988). *Inondation de Nîmes du 3 octobre 1988.* Paris : Ministère de l'Environnement.

Diani, M. (2001). Images of sustainable development in Italy. Dans K. Edler, M. Kousis (Eds.), *Environmental politics in Southern Europe* (p. 299-320). Dordrecht : Kluwer Academic Publishers.

Di Méo, G. (2000). Que voulons-nous dire quand nous parlons d'espace ? Dans J. Lévy & M. Lussault (éd.), *Logiques de l'espace, esprit des lieux* (p. 37-48). Paris : Belin.

Dobré, M. (2003). Environnement. Dans Y. Dupont (éd.), *Dictionnaire des risques* (p. 144-146). Paris : Armand Colin.

Dobson, A. (2000). *Green political thought.* London : Routledge.

Doise, W. (1990). Les représentations sociales. Dans R. Ghiglionne, C. Bonnet & J.-F. Richard (éd.). *Traité de psychologie cognitive : Cognition, représentation, communication* (p. 111-174). Paris : Dunod.

Doise, W. (1993). Debating social representations. Dans G.M. Breakwell & D.V. Canter (Eds.), *Empirical approaches to social representations* (p. 157-179). Oxford : Oxford Clarendon Press.

Doise, W. (1999). L'individualisme comme identité collective. Dans J.-C. Deschamps, J.-F. Morales, D. Paez & S. Worchel (éd.), *L'identité sociale. La construction de l'individu dans les relations entre groupes* (p. 195-222). Grenoble : Presses Universitaires de Grenoble.

Douglas, M. (1990). Risk as a forensic resource. *Daedalus, Journal of the American Academy of Arts and Sciences,* 119 (4), 1-16.

Douglas, M., & Calvez, M. (1990). The self as a risk taker : a cultural theory of contagion in relation to AIDS. *Sociological Review, 38*(3), 445-464.

Douglas, M., & Wildavsky, A. (1983). *Risk and culture : An essay on the selection of technical and environmental dangers.* Berkeley : University of California Press.

Doyle, T. & McEachern, D. (2001). *Environment and Politics.* London : Routledge.

Drozda-Senkowska, E. (1997). *Les pièges du raisonnement.* Paris : Retz.

Duclos, D. (2003). Heurs et malheurs du concept de risque. Dans Y. Dupont (éd.), *Dictionnaire des risques* (p. 326-345). Paris : Armand Colin.

Duncan, J.-S. (éd.) (1981). *Housing and identity : Cross-cultural perspectives.* London : Croom Helm.

Dunlap, R.E., Van Liere, K.D., Merting, A.G., & Jones, R.E. (2000). Measuring endorsement of the new ecological paradigm : A revised NEP scale. *Journal of Social Issues*, 56(3), 425-442.

Dupont, Y. (2003). *Dictionnaire des risques.* Paris : Armand Colin.

Dupuy, J.-P. (2002). *Pour un catastrophisme éclairé : quand l'impossible est certain.* Paris : Seuil.

Durkheim, É. (1898). Représentations individuelles et représentations collectives. *Revue de Métaphysique*, 6, 274-302.

Eder, K. (1996). *The social construction of nature.* London : Sage.

Eiser, J., Miles, S., & Frewer, L. J. (2002). Trust, perceived risk, and attitudes toward food technologies. *Journal of Applied Social Psychology,* 32 (11), 2423-2433.

Eliade, M. (1994). *Briser le toit de la maison. La créativité et ses symboles.* Paris : Gallimard.

Ewald, F. (1996). Philosophie de la précaution. *L'Année Sociologique,* 46 (2), 309-337.

Ewald, F., Gollier, C., & de Sadeleer, N. (2001). *Le principe de précaution.* Paris : PUF.

Fabiani, J. L., & Theys, J. (1987). *La société vulnérable. Évaluer et maîtriser les risques.* Paris : Presses de l'École Normale Supérieure.

Falomir, J. M., & Invernizzi, F. (1999). The role of social influence and smoker identity in resistance to smoking cessation. *Swiss Journal of Psychology* (58), 73-84.

Farr, R. (1993). Theory and method in the study of social representations. Dans G.M. Breakwell & D.V. Canter (Eds.), *Empirical approaches to social representations* (p. 15-38). Oxford : Oxford Clarendon Press.

Feilden, B.M., & Jokilehto, J. (1995). *Manual para el Manejo de los Sitios Culturales del Patrimonio Mundial.* Bogotá : Instituto Colombiano de Cultura-Colcultura subdirección de Património.

Feillet, P. (2003). *Peut-on encore manger sans peur ?* Paris : Le Pommier.

Félonneau, M.L. (1997). *L'étudiant dans la ville : Territorialités étudiantes et symbolique urbaine.* Paris : L'Harmattan.

Félonneau, M.L. (2003a). *Cognition sociale et environnement.* Document proposé dans le cadre de l'Habilitation à diriger des recherches, Université Victor Ségalen-Bordeaux 2.

FÉLONNEAU, M.L. (2003b). Les représentations sociales dans le champ de l'environnement. Dans G. MOSER & K. WEISS (éd.), *Espaces de vie : Aspects de la relation homme-environnement* (p. 145-176). Paris : Armand Colin.

FÉLONNEAU, M.L., MARCHAND, D., & FLEURY-BAHI, G. (2004). Les représentations sociales de l'urbanité. Pour une approche des régulations proxémiques dans l'espace habité. *Psychologie et Société*, 4 (2), 113-144.

FIGUEIREDO, D.M. (2002). *O monumento habitado : a preservação de sítios históricos na visão dos habitantes e dos arquitetos especialistas em patrimônio. O caso de Parnaíba.* Programa de Desenvolvimento Urbano. Banco de teses da Universidade Federal de Pernambuco.

FISCHER, G.N. (1992). *Psychologie sociale de l'environnement.* Toulouse : Privat

FISCHER, G.N. (2002). L'environnement dans la perspective psychosociale. Dans C. BONARDI, F. GIRANDOLA, N. ROUSSIAU & N. SOUBIALE (éd.), *Psychologie sociale appliquée : Environnement, santé et qualité de vie* (p. 17-38). Paris : In Press.

FISCHLER, C. (1990). *L'homnivore.* Paris : Odile Jacob.

FISCHLER, C. (1994). Pensée magique et utopie dans la science. *Cahiers de l'OCHA,* 5, 111-127.

FLAHAUT, A., & SETBON, M. (1999). Les approches du risque sanitaire. *Médecine Thérapeutique,* 5 (10), 791-796.

FLAHAULT, A., MASSON, E., FISCHLER, C., & SETBON, M. (2001). *Perception du risque d'ESB et d'ESST : déterminants et variabilité.* Paris : INSERM/CNRS.

FRAÏSSÉ, C. (2006). *Les représentations de la vache folle. Regards sur une crise.* Paris : Zagros.

FRANCK, K.A., & AHRENTZEN, S. (Eds.) (1989). *New households, new housing.* New York : van Nostrand Reinhold.

FRANSSON, N., & GÄRLING, T. (1999). Environmental concern : conceptual definitions, measurement methods, and research findings. *Journal of Environmental Psychology,* 19, 369-382.

FRAZER, J. G. (1911). *Le Rameau d'Or.* Paris : Robert Laffont (éd. 1981).

FREWER, L. (2004). Consumer science implications for the interface of risk assessment and risk management. Dans A. HART (Eds.), *Improving the interface between Risk Assessment and Risk Management. Report of an European Workshop on the Interface between Risk Assessment and Risk Management (Noordwijkerhout, The Netherlands, 3-5 September 2003)* (p. 30-42). Sand Hutton, York, UK : Central Science Laboratory.

FREWER, L. J., HOWARD, C., HEDDERLEY, D., & SHEPHERD, R. (1996). What determines trust in information about food-related risks ? Underlying psychological constructs. *Risk Analysis,* 16 (4), 473-486.

FREWER, L. J., HOWARD, C., HEDDERLEY, D., & SHEPHERD, R. (1997). The elaboration likelihood model and communication about food risks. *Risk Analysis,* 17 (6), 759-770.

FREWER, L.J., MILES, S., & MARSH, R. (2002). The media and genetically modified foods : Evidence in support of social amplification of risk. *Risk Analysis*, 22, 701-711.

FURNHAM, A. (1997). Lay theories of work stress. *Work and Stress,* 11 (1), 68-78.

GALSTER, G. (2001). On the nature of neighbourhood. *Urban Studies*, 38 (12), 2111-2124.

GARCÍA-MIRA, R. (2004). Aspectos psicosociales y sociopolíticos en torno al desastre del « Prestige ». *Ciclos*, 15, 26-30.

García-Mira, R., Stea, D., & Elguea, S. (2005). Psicologia Ambiental e Politica Ambiental : questöes teóricas e práticas. *Psicologia USP,* 16(1/2), 249-259.

García-Mira, R., Real, J.E., Uzzell, D., Blanco, G., & Losada, M.D. (2005). Exploring cognitive representations of citizens in areas affected by the Prestige disaster. Dans B. Martens & A. Keul (Eds.) *Exploring Social Innovation : Planning, Building, Evaluation* (p. 137-145). Göttingen : Hogrefe & Huber.

García-Mira, R., Real, J.E., Uzzell, D., San Juan, C., & Pol, E. (2006). Coping with a threat to quality of life : the case of the « Prestige » disaster. *European Review of Applied Psychology,* 56(1), 53-60.

Gardner, G.I., & Stern, P.C. (1996). *Environmental problems and human behavior.* Boston : Allyn & Bacon.

Gaskell, G., Allum, N., Wagner, W., Nielsen, T. H., Jelsø, E., Kohring, M., *et al.* (2001). In the public eye : Representations of biotechnology in Europe. Dans G. Gaskell & M. Bauer (Eds.), *Biotechnology 1996-2000 : The Years of Controversy.* London : The National Museum of Science and Industry.

Gaster, S. (1995). Rethinking the Childern's Home-Range Concept. *Architecture & Behavior,* 11 (1), 35-42.

Gervais, M.C. (1994). The theory of social representations : An alternative paradigm for the study of human relationships to the environment. Dans B. Hernández, E. Suárez, & J. Martínez (Eds.), *Interpretación social y gestión del entorno : Aproximaciones desde la Psicología Ambiental* (Vol.1, p. 273-283). Adeje-Tenerife : Universidad de La Laguna.

Ghorra-Gobin, C. (2001). *Réinventer le sens de la ville. Les espaces publics à l'heure globale.* Paris : L'Harmattan.

Giddens, A. (1994). *Oltre la destra e la sinistra.* Bologna : Il Mulino (éd. 1997).

Gilbert, C. (2003a). La fabrique des risques. *Cahiers Internationaux de Sociologie,* CXIV, 57-72.

Gilbert, C. (éd.) (2003b). *Risques collectifs et situations de crise. Apports de la recherche en sciences humaines et sociales.* Paris : L'Harmattan.

Gibson, J.-J. (1979). *The Ecological Approach to Visual Perception.* Boston : Houghton Mifflin.

Goffman, E. (1979). *La mise en scène de la vie quotidienne.* Paris : Les Éditions du Minuit.

Gori, R., & Del Volgo, M.J. (2005). *La santé totalitaire.* Paris : Denoël.

Got, C. (2001). *Risquer sa peau.* Paris : Flammarion.

Grafmeyer, Y. (1994). *Sociologie Urbaine.* Paris : Nathan.

Graumann, C. F., & Kruse, L. (1990) The environment : social construction and psychological problems. *In* H.T. Himmelweit & G. Gaskell (Eds.), *Societal psychology* (p. 212-228). Newbury Park : Sage.

Graziani, P., & Swendsen, J. (2004). *Le stress. Émotions et stratégies d'adaptation.* Paris : Nathan.

Groh, D. (1987). The temptations of conspiracy theory or : why do bad things happen to good people ? Part I : preliminary draft of a theory of conspiracy theories. Dans C.F. Graumann & S. Moscovici (Eds.), *Changing conceptions of conspiracy* (p. 1-37). New-York : Springer-Verlag.

Guimelli, C. (1994). *Structures et transformations des représentations sociales.* Neuchâtel : Delachaux et Niestlé.

Guimelli, C. (1999). *La pensée sociale.* Paris : Presses Universitaires de France, Coll. « Que Sais-Je ? ».

GUSTAFSON, P. (2001a). Meanings of place : everyday experience and theoretical conceptualisation. *Journal of Environmental Psychology*, 21, 5-16.

GUSTAFSON, P. (2001b). Roots and routes : Exploring the relationship between place attachment and mobility. *Environment and Behavior,* 33(5), 667-686.

HAAS, V. (1999). *Mémoires, identités et représentations socio-spatiales d'une ville : Le cas de Vichy. Étude du poids de l'histoire politique et touristique dans la construction de l'image de la ville par ses habitants*. Paris : École des Hautes Études en Sciences Sociales.

HAAS, V. (2002). Approche psychosociale d'une reconstruction historique : Le cas vichyssois. *Cahiers Internationaux de Psychologie Sociale, 53,* 32-45.

HAAS, V., & JODELET, D. (1999). Pensée et mémoire sociale. Dans J.-P. PÉTARD (éd.), *Psychologie Sociale* (p. 111-160). Rosny : Bréal.

HALBWACHS, M. (1925). *Les cadres sociaux de la mémoire.* Paris : Albin Michel (nouvelle éd. 1994).

HALBWACHS, M. (1950). *La mémoire collective.* Paris : Albin Michel.

HALL, E.T. (1973). *Le langage silencieux*. Paris : Mame.

HALLMAN, W., & WANDERSMAN, A. (1992). Attribution of responsibility and individual and collective coping with environmental threats. *Journal of Social Issues*, 48 (4), 101-118.

HALPERN, D. (1995). *Mental health and the built environment : More than bricks and mortar.* London : Taylor and Francis.

HANSEN, A. (Ed.) (1993). *The mass media and environmental issue*. New York : Leicester University Press.

HAUMONT, N., & SEGAUD, M. (éd.) (1989). *Familles, modes de vie et habitat*. Paris : L'Harmattan.

HAYES, B.C., & MARANGUDAKIS, M. (2001). Religion and attitudes towards nature in Britain. *British Journal of Sociology,* 52 (1), 139-155.

HERZLICH, C. (1969). *Santé et maladie : analyse d'une représentation sociale*. Paris : Mouton.

HERZLICH, C. (1986). Représentations sociales de la santé et de la maladie et leur dynamique dans le champ social. Dans W. DOISE, & A. PALMONARI (éd.), *L'étude des représentations sociales* (p. 157-170). Paris : Delachaux et Niestlé.

HURIOT J.-M., & PERREUR, J. (1994). La centralité. Dans J.-P. AURAY, A. BAILLY, P.H. DERYCKE, & J.-M. HURIOT (éd.). *L'intégration régionale des espaces* (p. 63-84). Paris : Economica.

HYARD, N. (2000). Risque et confiance. *Innovations et Société,* 1, 185-196.

IBÁÑEZ, T. (1988). Representaciones sociales. Teoría y método. Dans T. Ibáñez (Eds.), *Ideologías de la Vida Cotidiana* (p. 13-90). Barcelona : Sendai.

IRSN baromètre (2004). *La perception des situations à risques par les français.* www.irsn.fr

JODELET, D. (1982). Les représentations socio-spatiales de la ville. Dans P.H. DERICKE (éd.), *Conception de l'espace. Colloque du 20 novembre 1981, Université de Paris X Nanterre, Centre d'études et de recherches économiques sur la ville et l'espace* (p. 145-177). Nanterre : Recherches pluridisciplinaires de Paris X Nanterre.

JODELET, D. (1996). Las representaciones sociales del medioambiente. Dans L. ÍÑIGUEZ & E. POL (Eds.), *Cognición, representación y apropiación del espacio* (p. 29-44). Barcelona : PUB (Monografies Psico-Socio-Ambientals, N° 9).

JODELET, D. (1998). Représentation sociale : phénomènes, concept et théorie. Dans S. MOSCOVICI (éd.). *Psychologie sociale*

(p. 361-382). Paris : PUF (1re édition 1984).

JODELET, D., OHANA, J., BIADI, A., & RIKOU, E. (1994). Représentations de la contagion et sida. Dans M. CALVEZ, G. PAICHELER, G. & Y. SOUTEYRAND (éd.), *Connaissances, représentations, comportements : les sciences sociales et la prévention du sida.* Paris : ANRS.

JOFFE, H. (1999). Représentations sociales et psychologie de la santé. *Pratiques psychologiques,* 4, 15-30.

JOFFE, H. (2003). Risk : From perception to social representation. *British Journal of Social Psychology*, 42, 55-73.

JOFFE, H., & LEE, N. Y. L. (2004). Social Representation of a Food Risk : The Hong Kong Avian Bird Flu Epidemic. *Journal of Health Psychology,* 9 (4), 517-533.

JOHNSON, D.E., & DAGG, S. (2003). Achieving public participation in coastal zone environmental impact assessment. *Journal of Coastal Conservation*, *9*, 13-18.

JOST, J.T., & BANAJI, M.R. (1994). The role of stereotyping in system-justification and the production of false consciousness. *British Journal of Social Psychology*, 33, 1-27.

JUTRAS, S. (2001). L'influence des relations personne-environnement sur la santé. Dans G.N. FISHER (éd.), *Traité de Psychologie de la Santé* (p. 491-511). Paris : Dunod.

KAHLMEIER, S., SCHINDLER, C., GRIZE, L., & BRAUN-FAHRLÄNDER, C. (2001). Perceived environmental housing quality and well-being of movers. *Journal of Epidemiology and Community Health*, 55, 708-715.

KAHNEMAN, D., SLOVIC, P., & TVERSKY, A. (1982). *Judgment under Uncertainty : Heuristics and Biases*. Cambridge : Cambridge University Press.

KAHNEMAN, D., & TVERSKY, A. (1979). Prospect Theory : an analysis of decision under risk. *Econometrica,* 47 (2), 141-162.

KANAGY, C.L., & WILLITS, F.K. (1993). A greening of religion ? Some evidence from a Pennsylvania sample. *Social Science Quarterly*, 37, 675-683.

KASPERSON, R. E., RENN, O., SLOVIC, P., BROWN, H. S., *et al.* (1988). The social amplification of risk : A conceptual framework. *Risk Analysis*, 8 (2), 177-187.

KASPERSON, R. E., RENN, O., SLOVIC, P., BROWN, H. S., EMEL, J., GOBLE, R., *et al.* (2000). The social amplification of risk : a conceptual framework. Dans P. SLOVIC (Eds.), *The perception of risk* (p. 232-245). London : Earthscan Publications Ltd.

KATZ, E., & LAZARSFELD, P. (1955). *Personal influence : the part played by people in the flow of mass communications.* Glencoe : The Free Press.

KEBEDE, A.S. (2005). Grassroots environmental organizations in the United States : A Gramscian analysis. *Sociological Inquiry*, 75(1), 81-108.

KOFMAN, E., & LEBAS, E. (1996). *H. Lefebvre : Writings on Cities*. Oxford : Blackwell.

KOROSEC, P. (1976). *Appropriation of space. Proceedings of the Strasbourg Conference*. Louvain La Neuve : CIACO.

KRONBERGER, N. (2002). *Facing Technological Danger – Cultural Norms and the Moral Evaluation of Modern Biotechnology.* Vienna, Austria : University of Vienna.

KRUGLANSKI, W.A. (2004). *The psychology of closed mindedness*. New York : Psychology Press.

LACOUR C. (1998). Territoires et proximités urbaines. Dans J.-M. HURIOT (éd.), *La ville ou la proximité organisée* (p. 223-234). Paris : Anthropos.

LAGADEC, P. (1981). *La civilisation du risque, catastrophes technologiques et responsabilité sociale*. Paris : Seuil.

LAI, J.-C., & TAO, J. (2003). Perception of environmental hazard in Hong Kong Chinese. *Risk Analysis*, 23, 669-684.

LALLI, M. (1988). Urban Identity. Dans D. CANTER, J. JESUINO, L. SOCZKA, & G.M. STEPHENSON (Eds.). *Environmental Social Psychology* (p. 303-311). Dordrecht : Kluwer.

LALLI, M. (1992). Urban-related identity : Theory, measurement, and empirical findings. *Journal of Environmental Psychology*, 12, 285-303.

LALLI, M., & Plöger, W. (1991). Coorporate identity fur Stadte. *Ergebnisse einer bundesweiten Gesamterhebung Marketing*, 13 (4), 237-248.

LASCOUMES, P. (1997). La précaution, un nouveau standard de jugement. *Esprit,* (nov.), 129-140.

LASKA, S.B. (1990). Homeowner adaptation to flooding : an application of the general hazards coping theory. *Environment and Behavior*, 22, 320-357.

LAWRENCE, R.J. (1987). *Housing, dwellings and homes : Design theory, research and practice*. Chichester UK : John Wiley.

LAWRENCE, R.J. (1990). Learning from Colonial Houses and Lifestyles. Dans M. Turan (Eds.), *Vernacular Architecture : Paradigms of Environmental Response* (p 219-257). Aldershot, UK : Ashgate.

LAWRENCE, R.J. (1992). Collective and Cooperative Housing : A multi-dimensional view. *Open House International*, 17 (2), 1-86.

LAWRENCE, R.J. (2001). Human Ecology. Dans M. TOLBA (Eds.) *Our fragile world : Challenges and opportunities for sustainable development* (Vol. 1, p.675-693). Oxford : EOLSS Publishers.

LAWRENCE, R.J. (2002). Healthy residential environments. Dans R. BECHTEL & A. CHURCHMAN (Eds.), *Handbook of environmental psychology* (p.394-412). New York : John Wiley.

LE BRETON, D. (2002). *Conduites à risque*. Paris : PUF.

LE BRETON, E., (2004). *Les épreuves de la dispersion*. Paris : PRÉDIT.

LE BRETON, E. (2005). *Bouger pour s'en sortir. Mobilité quotidienne et intégration sociale*. Paris : Armand Colin.

LUBELL, M. (2002). Environmental activism as collective action. *Environment and Behavior*, 34 (4), 431-454.

LECOURT, D. (Ed.) (2004). *Dictionnaire de la pensée médicale*. Paris : PUF.

LEDRUT, R. (1973). *Sociologie urbaine*. Paris : PUF.

LÉGER, J.-M. (1990). *Derniers domiciles connus : Enquête sur les nouveaux logements 1970-1990*. Paris : Créaphis.

LEMARTINEL, B. (2001). *Au chevet d'une catastrophe : les inondations des 12 et 13 novembre 1999 dans le sud de la France*. Perpignan : Presses Universitaires de Perpignan.

LÉVY, J. (1994). *L'espace légitime. Sur la dimension géographique de la fonction politique*. Paris : Presses de la Fondation Nationale des Sciences Politiques.

LÉVY, J. (1999). *Le tournant géographique. Penser l'espace pour lire le monde*. Paris : Belin.

LEWIN, K. (1936). *Principles of topological psychology*. New-York : Mac Graw-Hill.

LOEWENSTEIN, G.F., HSEE, C.K., WEBER, E.U., & WELCH, N. (2001). Risks as feelings. *Psychological Bulletin,* 127 (2), 267-286.

LOSADA, M.D., & GARCÍA-MIRA, R. (2003). Action competence in environmental education. Dans R. GARCÍA-MIRA, J.-M. SABUCEDO & J. ROMAY (Eds.), *Culture, Environmental Action and Sustainability* (p. 71-84). Gottingen : Hogrefe & Huber.

LOVELOCK, J. (1990). *Les âges de Gaïa*. Robert Laffont.

Low, S.M., & Chambers, E. (Eds.) (1989). *Housing, culture and design : A comparative perspective*. Philadelphia : University of Pennsylvania Press.

Lugassy, F. (1989). *Logement, corps, identité*. Bruxelles : Éditions universitaires.

Lynch, K. (1960). *L'image de la cité*. Paris : Dunod (éd. 1976).

Maloney, M.P., Ward, M.P., & Braucht, G.N. (1975). A revised scale for the measurement of ecological attitudes and knowledge, *American Psychologist*, 30, 787-790.

McDaniels, T., & Small, M.J. (2004). *Risk analysis and Society.* Cambridge : Cambridge University Press.

McFarlane, B.L., & Hunt, L.M. (2006). Environmental activism in the forest sector. *Environment and Behavior*, 38 (2), 266-285.

Marchand, D. (2001). *Relations entre la structure urbaine, les modes d'appropriation et les représentations spatiale et conceptuelle de la ville*. Thèse de Doctorat, Université René Descartes – Paris V.

Marchand, D. (2002). Representation of the city and image of the centre in two different structures : a modern and a traditional one. Dans G. Moser, E. Pol, Y. Bernard, M. Bonnes, J. Corraliza & V. Giuliani (Eds.), *Places, People & Sustainability/Sustainability, People & Places* (p.11-24). Göttingen : Hogrefe & Huber.

Marchand D. (2005a). Le centre-ville est-il le noyau central de la représentation sociale de la ville ? *Cahiers Internationaux de Psychologie Sociale*, 66, 55-64.

Marchand D. (2005b). La construction de l'image d'une ville : représentation de la centralité et identité urbaine. Dans Robin, M. & Ratiu, E. (éd.), *Transitions et rapports à l'espace* (p. 243-272). *Paris : L'Harmattan.*

Maslow, A. (1954). *Motivation & Personality*. New-York : Harper & Row.

Masson, E., & Fischler, C. (2006). La crise de la vache folle : mangeurs affolés ou mangeurs contestataires. Eléments pour une analyse critique. Dans C. Fraïssé (éd.) *Les représentations de la vache folle. Regards sur une crise* (p. 141-156). Paris : Zagros.

Masson, E., Normand, S., Fischler, C., *et al.* (2002). *Observatoire de la communication nutritionnelle et de la sensibilité alimentaire. Synthèse des travaux de la phase 1 : Action concertée.* Paris : EHESS/Ministère de l'agriculture.

Mauss, M. (1950). Esquisse d'une théorie générale de la magie, 1re édition, 1902. Dans M. Mauss, *Sociologie et Anthropologie* (p. 1-141). Paris : PUF (éd. 1989).

McDaniels, T., & Small, M.J. (2004). *Risk analysis and Society.* Cambridge : Cambridge University Press.

Meschinet de Richemond, N. (1997). *Les inondations catastrophiques sur la bordure montagneuse du Roussillon : dégâts et sinistrés.* Thèse de doctorat, Université de Paris X-Nanterre.

Milbrath, L.W. (1986). Environmental beliefs and values. Dans M.G. Hermann (Eds.), *Political psychology* (p. 97-138). San Francisco : Jossey-Bass Publishers.

Milgram, S. (1984). Cities as social representations. Dans S. Moscovici & R. Farr (Eds.), *Social representations* (p. 289-309). Cambridge : Cambridge University Press.

Milgram, S. & Jodelet, D. (1976). Psychological maps of Paris. Dans A. Proshansky, W.H. Ittelson & L.G. Rivlin (Eds.), *Environmental Psychology : People and their physical settings* (p. 104-124). New-York : Holt, Rinehart and Winston.

MILHABET, I., DESRICHARD, O., & VERLHIAC, J.-F. (2002). Comparaison sociale et perception des risques : l'Optimisme Comparatif. Dans J.-L. BEAUVOIS, R.V. JOULE & J.-M. MONTEIL (éd.), *Perspectives cognitives et conduites sociales* (Vol. 8, p. 215-245). Rennes : PUR.

MOATTI, J.-P., BELTZER, N., & DAB, W. (1993). Les modèles d'analyse des comportements à risque face à l'infection à VIH. *Population,* 5, 1505-1534.

MOLES, A., & ROHMER, E. (1982). *Le labyrinthe du vécu.* Paris : Librairie des Méridiens, sociologies du quotidien.

MOLINER, P. (1989). Validation expérimentale de l'hypothèse du noyau central des représentations sociales. *Bulletin de Psychologie,* XLI (387), 759-762.

MOLINER, P. (1993). Cinq questions à propos des représentations sociales. *Les cahiers Internationaux de Psychologie Sociale*, 20, 5-14.

MORIN, M. (1984). Représentations sociales et évaluation des cadres de vie urbains. *Bulletin de Psychologie,* 37 (366), 823-832.

MORIN, M. (1994). Entre représentations et pratiques : le sida, la prévention et les jeunes. Dans *J.-C.* ABRIC (éd.) *Pratiques sociales et représentations* (p.109-143). Paris : PUF.

MORIN, M. (1996). Perspectives de recherches pour l'étude empirique de l'explication sociale des maladies. *Psychologie Française*, 41 (2), 147-154.

MORIN, M. (2001). Croyances, Attitudes et représentations sociales dans la prévention et le traitement de l'infection au VIH. Dans M.L. BRUCHON-SCHWEITZER & B. QUINTARD (éd.), *Personnalité et maladies* (p. 239-258). Paris : Dunod.

MORIN, M. (2004). *Parcours de santé*. Paris : Armand Colin.

MOSCOVICI, S. (1961). *La psychanalyse, son image et son public*. Paris : PUF (éd. 1976).

MOSCOVICI, S. (1968). *Essai sur l'histoire humaine de la nature*. Paris : Flammarion.

MOSCOVICI, S. (1972). *La société contre nature*. Paris : Points Seuil (éd. 1994).

MOSCOVICI, S. (1961). *La psychanalyse, son image et son public*. Paris : PUF (éd. 1976).

MOSCOVICI, S. (1981). On Social Representations. Dans J.-P. FORGAS (Eds.), *Social cognition : Perspectives in everyday understanding* (p. 181-219). Londres : Academic Press.

MOSCOVICI, S. (1988). Notes toward a description of social representations. *European Journal of Social Psychology,* 18, 211-250.

MOSCOVICI, S. (1990). Questions for the twenty-first century. *Theory, Culture & Society*, 7, 1-19.

MOSCOVICI, S. (1992). La nouvelle pensée magique. *Bulletin de Psychologie*, XLV (405), 301-324.

MOSCOVICI, S. (1993). Introductory Address. *Papers on Social Representations,* 2 (3), 160-170.

MOSCOVICI, S. (1996). La fin de l'écologie ?. Dans M.O. GONSETH, J. HAINARD, & R. KAEHR (éd.), *Natures en tête* (p. 285-298). Neuchâtel : Musée d'ethnographie.

MOSCOVICI, S. (1998). The history and actuality of social representations. Dans U. Flick (Ed.), *The psychology of the social* (p. 209-247). Cambridge : Cambridge University Press.

MOSCOVICI, S., & VIGNAUX, G. (1994). Le concept de *Thêmata*. Dans C. GUIMELLI (éd.), *Structures et transformations des représentations sociales* (p. 25-72). Lausanne : Delachaux et Niestlé.

MOSER, G. (1992). *Les stress urbains*. Paris : Armand Colin.

MOSER, G. (2003). Questionner, analyser et améliorer les relations à l'environnement. Dans G. MOSER & K. WEISS (éd.), *Espaces de vie : Aspects de la relation homme-environnement* (p. 11-42). Paris : Armand Colin.

MOSER, G. (2004a). Urban environments and human behavior. Dans C. SPIELBERGER (Eds.), *Encyclopedia of Applied Psychology* (Vol. 3, p. 621-633). London : Elsevier.

MOSER, G. (2004b). Psychologie des communautés et psychologie environnementale : Enfin une psychologie en phase avec la réalité. Dans N. DE PICCOLI & G.P. QUAGLINO (Eds.), *Psicologia sociale in dialogo. Scritti in onore di Piero Amerio* (p. 171-182). Milano : Unicopli.

MOSER, G. (2006). Du citadin au citoyen : de la cohabitation à la convivance. Dans M.L. ROUQUETTE (éd.), *Ordres et Désordres urbains. Actes des xv*[e] *rencontres de Béziers* (p. 79-101). Perpignan : Presses Universitaires de Perpignan.

MOSER, G., TASSARA, E., FÉLONNEAU, M.L., MARCHAND, D., & OKAMURA, C. (2005). Sao-Paulo/Paris : The weight of the centrality. Dans B. MARTENS & A. KEUL (Eds.), *Designing Social Innovation : Planning, Building, Evaluating* (p. 47-54). Göttingen : Hogrefe & Huber.

MOSER, G., & UZZELL, D. (2003). Environmental psychology. Dans MILLON, T., & LERNER, M.J. (Eds.), *Comprehensive Handbook of Psychology* (Vol. 5, p. 419-445). New York : Wiley & Sons.

MOSER, G., & WEISS, K. (2003). *Espaces de vie : Aspects de la relation homme-environnement*. Paris : Armand Colin.

MOUDON, A. (1986). *Built for change : neighborhood architecture in San Franscisco.* Cambridge MA : MIT Press.

MULLET, E., DUQUESNOY, C., RAIFF, P., FAHRANSMANE, R. & NAMUR, E. (1993). The evaluative factor of risk perception. *Journal of Applied Social Psychology,* 23, 1594-1605.

NOSCHIS, K. (1984). *Signification affective du quartier*. Paris : Librairie Méridien.

OECD, Organization for Economic Co-operation and Development (1996). *Strategies for housing and social integration in cities.* Paris : Organization for Economic Co-operation and Development.

OLLI, E., GRENDSTAD, G., WOLLEBAEK, D. (2001). Correlates of environmental behaviors. *Environment and Behavior,* 33 (2), 181-208.

ORFALI, B. (2006). L'ESB, un événement extraordinaire enfin « digéré ». Dans C. FRAÏSSÉ (éd.) *Les représentations de la vache folle. Regards sur une crise* (p. 117-140). Paris : Zagros.

PAICHELER, G. (1997). Modèles pour l'analyse de la gestion des risques liés au VIH : liens entre connaissances et actions. *Sciences Sociales et Santé*, 15 (4), 39-71.

PAN KÉ SHON, J-L. (2005). La représentation des habitants de leur quartier : entre bien-être et repli. *Économie et Statistique,* 386, 3-35.

PAQUOT, T., LUSSAULT, M., & BODY-GENDROT, S. (2000). *La ville et l'urbain, l'état des savoirs*. Paris : La Découverte.

PEEK, L.A., & MILETI, D. S. (2002). The history and future of disaster research. Dans R. B. BECHTEL & A. CHURCHMAN (Eds.), *Handbook of Environmental Psychology* (p. 511-524). New-York : Wiley and Sons.

PEPPER, D. (1996). *Modern environmentalism*. New York : Routledge.

PERETTI-WATEL, P. (2000). *Sociologie du risque*. Paris : Armand Colin (éd. 2003).

PERETTI-WATEL, P. (2001). *La société du risque*. Paris : La Découverte.

PERRINJAQUET, R., AMPHOUX, P., & BASSAND, M. (1986). Les usages du temps et le monde des objets dans le logement de demain, *Architecture et comportement*, 3 (1), 71-86.

PERRINJAQUET, R., & PARAVICINI, U. (1993). Chez soi en ville. Vers une périphérie urbaine du Futur. *Architecture et comportement*, 9 (3), 285-297.

PETERS, R.G., COVELLO, V.T., & MCCALLUM, D.B. (1997). The determinants of trust and credibility in environmental risk communication : An empirical study. *Risk Analysis*, 17 (1), 43-54.

PETERSON, B.E., DOTY, R.M., & WINTER, D.G. (1993). Authorianism and attitudes toward contemporary social issues. *Personality and Social Psychology Bulletin*, 19 (2), 174-184.

PHILLIPS, L. (2000). Mediated communication and the privatization of public problems. discourse on ecological risk and political action, *European Journal of Communication*, 15(2), 171-207.

PIERRO, A., MANNETTI, L., CONVERSO, D., GARSIA, V., MIGLIETTA, A.M., RAVENNA, M., & RUBINI, M. (1995). Caratteristiche strutturali della versione italiana della scala di bisogno di chiusura cognitiva (di Webster e Kruglanski). *TPM-Testing Psicometria Metodologia*, 3-4, 125-141.

PILBEAM, B. (2003). Natural allies ? Mapping the relationship between conservatism and environmentalism. *Politica Studies*, 51, 490-508.

PIVETTI, M. (2005). *Natural and Unnatural : Animal Welfare and Rights Activist's Representations of Animals and Animal Biotechnology in Italy.* Unpublished PhD Thesis, University of Helsinki, Helsinki, Finland.

POL, E. (1996). La apropiación del espacio. Dans L. IÑIGUEZ & E. POL (Eds.), *Cognición, representación y apropiación del espacio* (p. 45-62). Barcelona : Publicacions Universitat de Barcelona.

POL, E. (2002). El modelo dual de la apropiación del Espacio. Dans R. GARCÍA-MIRA, J.-M. SABUCEDO & J. ROMAY (Eds.). *Psicología y Medio Ambiente. Aspectos psicosociales, educativos y metodológicos*. Coruña : Asociación Galega de Estudios e Investigacion Psicosocial-Publiedisa.

POTTER, J., & LITTON, I. (1985a). Representing representation : a reply to Moscovici, Semin and Hewstone. *British Journal of Social Psychology,* 24, 99-100.

POTTER, J., & LITTON, I. (1985b). Some problems underlying the theory of social representations. *British Journal of Social Psychology,* 24, 81-90.

POTTER, J., & EDWARDS, D. (1999). Social representations and discursive psychology : From cognition to action. *Culture & Psychology,* 5 (4), 447-458.

POTTER, J., & WETHERELL, M. (1998). Social representations, discourse analysis and racism. Dans U. FLICK (Eds.), *The psychology of the social* (pp.138-155). Cambridge : Cambridge University Press.

PRAK, N., & PRIEMUS, (Eds.) (1985). *Post-war housing in trouble*. Delft : Delft university Press.

PROSHANSKY, H.M. (1978). The City and Self-Identity. *Environment and Behavior*, 10 (2), 147-169.

PROSHANSKY, H.M., FABIAN, A.K., & KAMINOFF, R. (1983). Place-identity world socialization of the self. *Journal of Environmental Psychology*, 3, 57-83.

PROSHANSKY, H.M., ITTELSON, W.H., & RIVLIN, G. (1976). *Environmental psychology*. New York : Holt, Rinchart and Winston.

PUTMAN, T., & NEWTON, C. (1990). *Household choices*. London : Futures Publications.

RATEAU, P., & ROUQUETTE, M. L. (2002). Hier est aujourd'hui. Deux exemples d'actualisation des souvenirs. Dans S. LAURENS & N. ROUSSIAU (Eds.), *La mémoire sociale. Identités et représentations sociales* (p. 97-106). Rennes : PUR.

RATIU, E. (2001). *Logement temporaire : contexte et dynamique du « chez-soi »*. Paris : Ministère de l'Équipement, des Transports et du Logement (Plan Urbanisme Construction Architecture; Programme de recherche « Nouveaux modes d'accès et d'occupation du logement »).

RATIU, E. (2005). Logement temporaire; dynamique des rapports à l'habiter. Dans M. ROBIN & E. RATIU (éd.). *Transitions et rapports à l'espace* (p. 103-128). Paris : L'Harmattan.

RAUWALD, K., & MOORE, C.F. (2002). Environemental attitudes as predictors of policy support across three countries. *Environment and Behavior*, 34 (6), 709-739.

RAVETZ, A. (1974). *Model estate : Planned housing at Quarry Hill, Leeds*. London : Croom Helm.

RAVETZ, A. (1980). *Remaking cities : Contradictions of the recent urban environment*. London : Croom Helm.

REDMAN, S., SPENCER, E.A., & SANSON-FISHER, W. (1990). The role of mass media in changing health-related behaviour : critical appraisal of two models. *Health Promotion International,* 5 (1), 85-101.

RELPH, E. (1976). *Place and placelessness*. London : Pion.

REY FERNÁNDEZ-LATORRE, S. (Eds.) (2005). *Xestión Informativa de Crise en Catástrofes Marítimas*. A Coruña : Fundación Santiago Rey Fernández Latorre & Consellería de Pesca e Asuntos Marítimos.

RICHARD, G., & DROZDA-SENKOWSKA, E. (2001). Traitement de l'information et jugement prédictif : Une approche « intégrative ». *Année Psychologique,* 101 (2), 247-276.

ROBIN, M., & RATIU, E. (éd.) (2005). *Transitions et rapports à l'espace*. Paris : L'Harmattan.

ROHRMANN, B. (1999). *Risk Perception Review*. Forschungszentrum Julich. www.kfa-juelich.de

ROUQUETTE, M.L. (1994). *Sur la connaissance des masses*. Grenoble : PUG.

ROUQUETTE, M.L. (1994). *Chaînes Magiques : les maillons de l'appartenance*. Paris : Delachaux & Niestlé.

ROUQUETTE, M.L. (1996). Social representations and mass communication research. *Journal for the theory of social behaviour,* 26 (2), 221-231.

ROUQUETTE, M.L. (1997). *La chasse à l'immigré. Violence, mémoire et représentations*. Sprimont : Mardaga.

ROUQUETTE, M.L., & RATEAU, P. (1998). *Introduction à l'étude des représentations sociales*. Grenoble : PUG.

ROUSSIAU, N., & BONARDI, C. (2002). Quelle place occupe la mémoire sociale dans le champ des représentations sociales ? Dans S. LAURENS & N. ROUSSIAU (éd.), *La mémoire sociale : Identités et représentations sociales* (p. 33-49). Rennes : PUR.

ROWLES, G. D. (1983). Place and personal identity in old age : observations from appalachia. *Journal of Environmental Psychology*, 3, 299-313.

ROZIN, P. (1994). La magie sympathique, *Autrement*, 149, 22-37.

ROZIN, P. (2005). The meaning of « natural » : Process more important than content. *Psychological Science,* 16 (8), 652-658.

RUMPALA, Y. (2003). Qualification de problèmes comme « risques environnementaux » : l'exemple des déchets et des transports routiers. Dans C. GILBERT (éd.), *Risques collectifs et situations de crise. Apports de la recherche en sciences humaines et sociales* (p. 79-92). Paris : L'Harmattan.

SAEGERT, S. (1985). The role of housing in the experience of dwelling. Dans

I. Altman & C.M. Werner (Eds.), *Home Environments* (p. 287-309). London : Plenum.

SAUNDERS, P. (1990). *A Nation of Home Owners*. London : Unwin Hyman.

SCHADRON, G. (2005). Déterminabilité sociale et essentialisme psychologique quand une conception essentialiste renforce la confirmation des attentes stéréotypiques. *Cahiers Internationaux de Psychologie Sociale*, 3-4, (67-68), 77-84.

SCHULTZ, W.P., & STONE, W. (1994). Authoritarianism and attitudes toward the environment. *Environment and Behavior*, 26 (1), 25-37.

SCHWARTZ, S.H., MELECH, G., LEHMANN, A., BURGESS, S., HARRIS M., & OWENS, V. (2001). Extending the cross-cultural validity of the theory of basic human values with a different method of measurement. *Journal of Cross-Cultural Psychology*, 32, 519-542.

SEGAUD, M. (1988). Formes urbaines et sphère esthétique. *Villes en parallèle, 12-13*, 121-129.

SEGAUD, M. (1993). Introduction : Paradoxes du « Chez soi en ville ». *Architecture et comportement*, 9 (3), 347-349.

SEGAUD, M, BONVALET, C., & BRUN, J. (éd.) (1998). *Logement et Habitat : État des savoirs*. Paris : Éditions La Découverte.

SENSALES, G. (2005). Il campo della psicologia politica in una prospettiva psicologico-sociale. Dans G. SENSALES (Eds.), *Rappresentazioni della "Politica". Ricerche in psicologia sociale della politica* (p. 13-39). Milano : Franco Angeli.

SENSALES, G., & ARENI, A. (2002). Analyse structurale des réseaux sémantiques construits autour des représentations de l'environnement : enquête sur une population romaine. *Bulletin de Psychologie*, 55 (4: 460), 323-336.

SENSALES, G., ARENI, A., & BONNES, M. (1998). Discorso e lessico ambientale in quotidiani di diverso orientamento politico. *Ikon*, 37, 221-236.

SENSALES, G., ARENI, A., & CHIRUMBOLO, A. (2004). Green non-profit advertising, environmental risks, and systems of communication : A study on representations of nature and environment among Italian students. *Psychologie & Société*, 8, 4 (2), 169-203.

SENSALES, G., ARENI, A., & CHIRUMBOLO, A. (2005). La politica nelle rappresentazioni di giovani studenti universitari. Un confronto fra indagini condotte nel 1997 e nel 2003. Dans G. SENSALES (Ed.), *Rappresentazioni della "Politica". Ricerche in psicologia sociale della politica* (p. 40-103). Milano : Franco Angeli.

SENSALES, G., ARENI, A., & KOSIC, A. (2004). L'impatto di pubblicità ambientaliste non-profit sulle rappresentazioni di natura e ambiente e sulle intenzioni comportamentali eco-compatibili di giovani studenti romani. Dans G. CARRUS, F. FORNARA, C. PLAINO, e M. SCOPELLITI (Eds.), *Atti del II Convegno Italiano "La psicologia ambientale in Italia"-Roma, 6-7 Dicembre 2002*. Roma : ISTC-CNR.

SENSALES, G., CHIRUMBOLO, A., & ARENI, A. (2003). Representations of "Politics" : A pilot survey among students of "La Sapienza" university of Rome. *Ricerche di Psicologia*, 26 (3), 7-53.

SETBON, M. (2000a). Les risques sanitaires. *Médecine/Sciences*, 16, 1203-6.

SETBON, M. (2000b). La normalisation paradoxale du sida. *Revue Française de Sociologie*, 41 (1), 61-78.

SETBON, M. (2004). *Risques, sécurité sanitaire et processus de décision*. Paris : Elsevier.

SINGER, E., & ENDRENY, P.M. (1993). *Reporting on Risk*. New York : Russell Sage Foundation.

SLOVIC, P. (1987). Perception of risk. *Science,* 236 (4799), 280-285.

SLOVIC, P. (2000). Rating the risks. Dans P. SLOVIC (Eds.), *The Perception of Risk* (p. 104-120). London : Earthscan Publication Ltd.

STEG, L., & SIEVERS, I. (2000). Cultural theory and individual perceptions of environmental risks. *Environment and behavior,* 32 (2), 250-269.

STEINER, D., & NAUSER, M. (Eds.) (1993). *Human Ecology : Fragments of antifragmentary views of the world.* London : Routledge.

STERN, P.C., DIETZ, T., & KALOF, L. (1993). Value orientations, gender, and environmental concern. *Environment and Behavior*, 25 (3), 322-348.

STERN, P.C., & OSKAMP, S. (1987). Managing scarce environmental resources. Dans D. STOKOLS and I. ALTMAN (Eds.) *Handbook of Environmental Psychology* (p. 1043-1088). New York : Wiley.

SULTAN, S., & JOUVENT, R. (2001). Comparative risk judgments and risk-taking in sexual behaviours. *Revue Internationale de Psychologie Sociale*, 14 (4), 83-104.

SHUMAKER, S.A., & TAYLOR, R.B. (1983). Toward a clarification of people-place relationships : a model of attachment to place. Dans N.R. FEIMER & E.S. GELLER (Eds.), *Environmental psychology : directions and perspectives* (p. 219-256). New York : Preager.

SIDANUS, J., & PRATTO, F. (1999). *Social Dominance : An Intergroup Theory of Social Hierarchy and Oppression*. New-York : Cambridge University Press.

SJÖBERG, L. (1998). Risk perception : Experts and the public. *European Psychologist,* 3 (1), 1-12.

SLOVIC, P., FISHHOFF, B., & LICHTENSTEIN, S. (1982). Why study risk perception. *Risk Analysis,* 2, 83-93.

SMITH, S. G. (1994). The essential Qualities of a home. *Journal of Environmental Psychology*, 14, 31-46.

STEG, L., & SIEVERS, I. (2000). Cultural theory and individual perceptions of environmental risks. *Environment and Behavior,* 32 (2), 250-269.

STEWART, I., & FRAÏSSÉ, C. (2006). Liens entre maladie de la vache folle et viande de bœuf. Une pensée magique à l'œuvre dans les représentations sociales. Dans C. FRAÏSSÉ (Ed.) *Les représentations de la vache folle. Regards sur une crise* (p. 189-210). Paris : Zagros.

STEWART, I., & MARCHAND, D. (2006). Représentation d'une ville : aspects partagés et positions spécifiques. *Actes du 12e Colloque National de la Recherche en IUT.* Brest (1-2 juin).

STOCK, M. (2004). L'habiter comme pratique des lieux géographiques. *EspacesTemps.net,* Textuel, 18.12.2004 http://espacestemps.net/document1138.html.

STOCK, M. (2005). Les sociétés à individus mobiles : vers un nouveau mode d'habiter.
EspacesTemps.net, Textuel, 25.05.2005 http://espacestemps.net/document1353.html.

TAJFEL, H. (1972). La catégorisation sociale. Dans S. MOSCOVICI (éd.), *Introduction à la psychologie sociale* (Vol. 1, p. 272-302). Paris : Larousse.

TAJFEL, H., BILLIG, M.G., BUNDY, R.P., & FLAMENT, C. (1971). Social categorization and intergroup behaviour. *European Journal of Social Psychology,* 1, 149-178.

TAJFEL, H., & TURNER, J.-C. (1979). An integrative theory of intergroup conflict. Dans W.G. AUSTIN & S. WORCHEL (Eds).

The social Psychology of intergroup relations (p. 2-24). Belmont, CA : Wadsworth

TAJFEL, H., & TURNER, J.-C. (1986). The social identity theory of intergroup behaviour. Dans S. WORCHEL, & W.C. AUSTIN (Eds.) *Psychology of intergroup relations* (p. 7-24). Chicago, MI : Nelson-Hall.

TOGNOLI, J. (1987). Residential environments. Dans D. STOKOLS & I. ALTMAN (Eds.), *Handbook of Environmental Psychology* (p. 655-690). New York : John Wiley & Sons.

TORGERSON, D. (1999). *The promise of green politics*. London : Duke University press.

TURNER, J. (1976). *Housing by people : Towards autonomy in building environment.* New York : Pantheon Books.

TURNER, R. H., NIGG, J. M., & PAZ, D. H. (1986). *Waiting for disaster : earthquake watch in California*. Berkeley, CA : University of California Press.

TVERSKY, A., & KAHNEMAN, D. (1974). Judgment under uncertainty : Heuristics and biases. *Science,* 185 (4157), 1124-1131.

VALERA, S. (1993). *El simbolisme en la ciutat. Funcions de l'espai simbòlic urbà.* Thèse de doctorat, Université de Barcelone.

VALERA, S. (2000). Medio Ambiente y Representación Social : Una visita a la ciudad como representación social. Dans R. GARCÍA-MIRA, J.-M. SABUCEDO & J. ROMAY (Eds.), *Psicología y Medio Ambiente. Aspectos psicosociales, educativos y metodológicos* (p. 133-147). A Coruña : Universidad de A Coruña.

VALSINER., J. (2003) Beyond Social Representations : A theory of Enablement. *Papers on Social Representations/Textes sur les représentations sociales* (Vol. 12), http://www.psr.jku.at/

VAN KEMPEN, E. T. (1994). High-rise living : The social limits of design. Dans B. DANERMARK & I. ELANDER (Eds.) *Social rented housing in Europe : Policy, tenure and design* (p.159-180). Delft : Delft University Press.

VAN VLIET, W. (Ed.) (1998). *The Encyclopedia of housing*. Newbury CA : Sage Publications.

VERGER, P., HUNAULT, C., ROTILY, M., & BARRUFFOL, E. (2000). Facteurs de variation des symptômes de stress post-traumatique cinq années après l'inondation de 1992 dans le Vaucluse. *Revue d'Epidémiologie et de Santé Publique*, 48 (2), 2544-53.

VERGER, P., & ROTILY, M. (2003). Assessment of exposure to a flood disaster in a mental-health study. *Journal of Exposure, Analysis and Environmental Epidemiology*, 13 (6), 436-42.

VERGÈS, P. (1992). L'évocation de l'argent : une méthode pour la définition du noyau central d'une représentation. *Bulletin de Psychologie*, XLV (405), 203-209.

VIAUD, J. (2006). Singularités de la vulgarisation scientifique. De la transgression de l'interdit aux figures de l'écrivain. Dans C. FRAÏSSÉ (éd.), *Les représentations de la vache folle. Regards sur une crise* (p. 15-56). Paris : Zagros.

VIDAL, T., & POL, E. (2005). La apropiación del espacio : Una propuesta teórica para comprender la vinculación entre las personas y los lugares. *Anuario de Psicología, 36* (3), 281-297.

VLEK, C. (2000). Essential psychology for environmental policy making. *International Journal of Psychology,* 35, 153-167.

WAGNER, W. (1996). The social representation paradigm. *Japanese Journal of Experimental Social Psychology, 35,* 247-255.

WAGNER, W. (1998). Sócio-Gênese e Características das Representações Sociais. Dans A.S.P. Moreira, & D.C. Oliveira (Eds.), *Estudos Interdisciplinares de representação Social* (p. 3-25). Goiânia : AB.

WAGNER, W., & HAYES, N. (2005). *Everyday Discourse and Common Sense – The Theory of Social Representations*. Basingstoke : Palgrave-Macmillan.

WAGNER, W., & KRONBERGER, N. (2002). Mémoire des mythes vécus. Représentations de la technologie génétique. Dans S. LAURENS & N. ROUSSIAU (éd.). *La mémoire sociale. Identités et représentations sociales* (p. 83-93). Rennes : PUR.

WAGNER, W., KRONBERGER, N., BERG, S., & TORGERSEN, H. (2006). The monster in public perception. Dans G. GASKELL & M. BAUER (Eds.), *Genomics : Ethical, Legal and Social Dimensions*. London : Earthscan.

WAGNER, W., KRONBERGER, N., NAGATA, M., & SEN, R. (2006). *The monstruosity effect across cultures : Affective entailments of cognizing violations of animal kind essence*. Unpublished manuscript, Johannes Kepler Univer-sität, Linz, Austria.

WAGNER, W., KRONBERGER, N., & SEIFERT, F. (2002). Collective symbolic coping with new technology : Knowledge, images and public discourse. *British Journal of Social Psychology,* 41, 323-343.

WERNER, K. (1992). Appropriation de l'espace public : Introduction. *Architecture & Comportement*, 8 (1), 7-10.

WEINSTEIN, N. D. (1984). Why it won't happen to me : Perception of risk factors and illness susceptibility. *Health Psychology*, 3, 431-457.

WEISS, K. (2005). Adaptation et transitions en milieux inhabituels : le cas des hivernages dans les bases polaires françaises. Dans ROBIN, M. & RATIU, E. (éd.), *Transitions et rapports à l'espace* (p. 47-74). Paris : L'Harmattan

WHITE, L., Jr. (1967). The historic roots of our ecological crisis. *Science*, 55, 1203-1207.

WILLIAMS, B.L., BROWN, S., & GREENBERG, M. (1999). Determinants of trust perceptions among residents surrounding the Savannah River Nuclear Weapons Site. *Environment and Behavior,* 31, 354-371.

ZAJONC, R.B. (1980). Feeling and thinking : preferences need no inference. *American Psychologist,* 35, 151-175.

ZELEZNY, L.C., CHUA, P.P., & ALDRICH, C. (2000). Elaborating on gender differences in environmentalism. *Journal of Social Issues*, 56 (3), 443-457.

TABLE DES MATIÈRES

Deuxième partie : Risques environnementaux : enjeux médiatiques et politiques

Troisième partie : Risques sanitaires et incertitudes sociales : vers de nouveaux rapports à la nature

Achevé d'imprimer sur les presses de l'Imprimerie BARNÉOUD
B.P. 44 - 53960 BONCHAMP-LÈS-LAVAL
Dépôt légal : octobre 2006 - N° d'imprimeur : 609098
Imprimé en France